布朗区域麻醉解剖图谱

Brown's Atlas of Regional Anesthesia

第 6 版

主　编　Ehab Farag

Loran Mounir-Soliman

David L. Brown

绘　图　Joe Kanasz

Jo Ann Clifford

主　译　严　敏

人民卫生出版社

·北　京·

图书在版编目（CIP）数据

布朗区域麻醉解剖图谱 /（美）埃哈布·法拉格
（Ehab Farag），（美）罗兰·穆尼尔–索利曼
（Loran Mounir–Soliman），（美）大卫·L. 布朗
（David L. Brown）主编；严敏主译. — 北京：人民卫
生出版社，2024.2
　　ISBN 978–7–117–36012–8

　　Ⅰ.①布… 　Ⅱ.①埃…②罗…③大…④严… 　Ⅲ.
①麻醉学 – 人体解剖学 – 图谱 　Ⅳ.①R614–64②R322–64

　　中国国家版本馆 CIP 数据核字（2024）第 048471 号

人卫智网	www.ipmph.com	医学教育、学术、考试、健康，购书智慧智能综合服务平台
人卫官网	www.pmph.com	人卫官方资讯发布平台

图字：01-2022-3748 号

布朗区域麻醉解剖图谱
Bulang Quyu Mazui Jiepou Tupu

主　　译：严　敏
出版发行：人民卫生出版社（中继线010-59780011）
地　　址：北京市朝阳区潘家园南里 19 号
邮　　编：100021
E - mail：pmph @ pmph.com
购书热线：010-59787592　010-59787584　010-65264830
印　　刷：北京华联印刷有限公司
经　　销：新华书店
开　　本：710×1000　1/8　　印张：38
字　　数：485 千字
版　　次：2024 年 2 月第 1 版
印　　次：2024 年 4 月第 1 次印刷
标准书号：ISBN 978-7-117-36012-8
定　　价：298.00 元

打击盗版举报电话：010-59787491　E-mail：WQ @ pmph.com
质量问题联系电话：010-59787234　E-mail：zhiliang @ pmph.com
数字融合服务电话：4001118166　E-mail：zengzhi @ pmph.com

布朗区域麻醉解剖图谱

Brown's Atlas of Regional Anesthesia

第 6 版

主　编　Ehab Farag

　　　　Loran Mounir-Soliman

　　　　David L. Brown

绘　图　Joe Kanasz

　　　　Jo Ann Clifford

主　译　严　敏

译　者（按姓氏笔画排序）

文杰琼　叶秀颖　孙　娜　李　阳　李秋余　杨　潜　张　扬

张　红　张美峰　张海航　陈京奇　明　月　金宏宇　周凤至

姜　泽　徐浩然　徐超锋　高　媛　高荣青　陶家春　戚　博

彭心怡　黎　佳

审　校（按姓氏笔画排序）

王　宁　王竹立　王烈菊　朱佳莉　伍　颖　孙静静　何玉婷

周来影　夏苏云　郭　进　黄　琪　曹艳楠　曾结婷　潘　薇

人民卫生出版社

·北 京·

ELSEVIER

Elsevier（Singapore）Pte Ltd.

3 Killiney Road

#08-01 Winsland House I

Singapore 239519

Tel：（65）6349-0200

Fax：（65）6733-1817

主 编

Ehab Farag MD, FRCA, FASA
Professor of Anesthesiology
Cleveland Clinic Lerner College of Medicine
Case western University
Director of Clinical Research,
Department of General Anesthesia and Outcomes
Research, Anesthesiology Institute,
Cleveland Clinic
Cleveland, Ohio

Loran Mounir-Soliman, MD
Staff Anesthesiologist
Director, Acute Pain Service
Director, Regional Anesthesiology and Acute Pain Medicine Fellowship
Institute of Anesthesia, Critical Care & Comprehensive Pain Management
Cleveland Clinic
Cleveland, Ohio

David L. Brown
Emeritus Professor of Anesthesiology
Cleveland Clinic Lerner College of Medicine
Former Chairman of Anesthesiology Institute
Cleveland Clinic
Cleveland, Ohio

绘图
Joe Kanasz (fifth and sixth edition)
Jo Ann Clifford (fourth edition)

编　委

Sanchit Ahuja, MD
Department of Anesthesiology
Pain Management and Perioperative Medicine
Henry Ford Health System
Detroit, Michigan

Wael Ali Sakr Esa, MD, PhD, MBA
Assistant Professor of Anesthesiology and Pain Management
CCLCM, Case Western Reserve University
General Anesthesiology, Pain Management
Section Head Orthopedic Anesthesia
Staff Outcome Research Anesthesiology Institute
Cleveland Clinic
Cleveland, Ohio

Kenneth C. Cummings III, MD, MS, FASA
Associate Professor of Anesthesiology
CCLCM, Case Western Reserve University
General Anesthesiology, Pain Management
Staff Outcome Research Anesthesiology Institute
Cleveland, Ohio

Rajeev Krishnaney Davison, MD
Anesthesiology Institute
Cleveland Clinic
Cleveland, Ohio

Hesham Elsharkawy, MD, MBA, MSc
Associate Professor of Anesthesiology
Case Western Reserve University
Outcomes Research Consortium
Anesthesiology Institute
Cleveland Clinic
Cleveland, Ohio

Jacob Ezell, MD
Fellow
Pain Management
University of California - San Diego
La Jolla, California

Ibrahim Farid, MD, FASA
Professor of Anesthesia, NEOMED
Director, Pediatric Pain Center
Pediatric Anesthesiologist
Akron Children's Hospital
Akron, Ohio

Mauricio Forero, MD, FIPP
Associate Professor
Department of Anesthesia
McMaster University
Hamilton, Ontario, Canada

Rami Edward Karroum, MD
Staff, Department of Pediatric Anesthesiology
Akron Children's Hospital
Assistant Professor of Anesthesiology, NEOMED
Akron, Ohio

Sree Kolli, MD
Assistant Professor
Department of General Anesthesiology & Regional
Anesthesiology
Cleveland Clinic
Cleveland, Ohio

Kamal Maheshwari, MD, MPH
Anesthesiologist
Department of General Anesthesiology and Outcomes
Research
Anesthesiology Institute
Cleveland Clinic Foundation
Cleveland, Ohio

Mohammed Faysal Malik, MD
Clinical Fellow
Regional Anesthesia & Acute Pain Management
Cleveland Clinic
Cleveland, Ohio

Junaid Mukhdomi, MD, MS
Resident
Pain Management
Cleveland Clinic Foundation
Cleveland, Ohio

Vicente Roqués-Escolar, MD
Anesthesiologist
Anesthesia and chronic pain treatment,
Hospital Universitario Virgen de la Arrixaca
Murcia, Spain

Ana Isabel Sànchez-Amador, MD
Anesthesiologist
Anesthesia and chronic pain treatment
Hospital Universitario Virgen de la Arrixaca
Murcia, Spain

John Seif, MD
Department of General Anesthesiology
Department of Pediatric Anesthesiology
Anesthesiology Institute
Cleveland Clinic
Cleveland, Ohio

Samantha Stamper, MD
Associated Professor
Anesthesiology and Acute Pain Management
Cleveland Clinic Foundation
Cleveland, Ohio

Chihiro Toda, MD
Clinical Fellow
Regional Anesthesia & Acute Pain Management,
Cleveland Clinic,
Cleveland, Ohio

Cynthia A. Wong, MD
Professor and Chair
Department of Anesthesia
University of Iowa
Iowa City, Iowa

Maria Yared, MD
Assistant Professor
Anesthesiology and Perioperative Medicine
Medical University of South Carolina (MUSC)
Charleston, South Carolina

致　谢

感谢我伟大的妻子 Abeer 以及两个女儿 Monica 和 Rebecca，感谢她们不断的支持、鼓励和安慰。

Ehab Farag

谨以此书献给一位了不起的女性，我的妻子 Dalia，她不懈的支持是我力量的源泉；Natalie、Krista 和 Nicole，她们是我生命中真正的快乐；同样重要的是，我母亲的祈祷，护佑着我的每一步。

Loran Mounir-Soliman

（徐超锋 译，王烈菊 校）

前　言

Richard W. Rosenquist, MD

非常荣幸，收到共事 8 年余的《布朗区域麻醉解剖图谱》主编 Ehab Farag 博士和 Loran Mounir-Soliman 博士的邀请撰写这篇前言。我与 David L. Brown 博士初见于 1988 年的 ASRA 会议。当时未曾想过，他会在未来几年成为我的同事、导师和朋友，并对我的学术、医疗职业选择和个人发展产生巨大的影响。多年来，我一直在努力收集有影响力书籍的主要作者的签名，其中最珍贵的一本是由 David L. Brown 签名的第 1 版《区域麻醉解剖图谱》。这本书非常实用，继第 1 版后，我还以消费者和作者的身份阅读了后续各期的迭代版本，并乐此不疲。

第 1 版的《区域麻醉解剖图谱》由时任明尼苏达州罗彻斯特市梅奥医学院麻醉学副教授的 David L. Brown 博士撰写，于 1992 年出版。当时，区域麻醉被认为是艺术和科学的融合，全美各地的从业人员根据他们受培训的地方或他们追崇的人分为不同的阵营，由于在实际操作中存在很大的差异，在 ASRA 会议上常有许多热烈的讨论。那些深受 Daniel Moore 博士影响的人提倡使用多次注射和感觉异常来判断针尖位置，不认同 Alon Winnie 博士所提倡的筋膜鞘入路方法。Brown 博士创建这本区域麻醉图谱的目标是"掺杂使用大量的'艺术'（即插画）"，以期"这些图像能够帮助医生们更好地理解解剖结构和成功实施区域麻醉所需的技术细节"。

第 1 版共有 40 章，其中 1 章是关于局部麻醉药和设备的，6 章是关于解剖学的，33 章是关于神经阻滞的。这一版本被广泛使用，并被公认为成功地完成了其使命。它不仅提高了人们对相关解剖知识的理解，而且，在那个解剖知识靠回忆、实施神经阻滞仍有争议的年代，它还促进了区域麻醉应用于慢性疼痛和癌痛领域。

1999 年出版的第 2 版也由单一作者撰写，包括 1 章关于局部麻醉药和设备的内容，6 章关于解剖学的内容，和 10 章新的内容。在新的内容中，1 章介绍并展望了慢性疼痛和癌性疼痛的照护；其余 9 章介绍了新的阻滞技术或者对现有技术的更新修订，包括连续周围神经阻滞、锁骨下阻滞、椎旁阻滞、面神经阻滞、骶髂阻滞、上腹下神经丛阻滞、颈椎和腰椎的经椎间孔注射、脊髓药物传递系统植入和脊髓电刺激，在腘窝阻滞一章增加了隐神经阻滞。

2006 年出版的第 3 版增加了几位编者，分别是 André P. Boezaart 博士、James P. Rathmell 和 Richard W. Rosenquist 博士，还有一位新艺术家，Joanna Wild。第 3 版与第 2 版拥有相同数量的章节，但对既有的章节内容进行了更新修订，引入了新的章节，包括颈椎和腰椎经椎间孔注射。

2010 年的第 4 版带来了更多的变化，启用了另外三名编者——Ursula A. Galway、Brian D. Sites 和 Brian C. Spence。这一版首次指出超声引导下神经阻滞技术正在快速发展。全书增至 51 章，引入了腹横肌平面阻滞作为一个新的章节，其在线版还提供了超声引导下区域麻醉的教学视频。

2017 年的第 5 版对文本和重点进行了大量的修改，书名也更改为《布朗区域麻醉解剖图谱》。该版主要的作者是 Ehab Farag、Loran Mounir-Soliman 和 David L. Brown 以及七位新的撰稿人。章节总数增加到 56 章,新章节包括儿童局麻药药理学、收肌管阻滞、三叉(Gasserian)神经节阻滞、肋下腹横肌平面阻滞、腰方肌阻滞,以及关于超声引导下的小儿区域麻醉的 4 章:骶管阻滞、髂腹股沟和髂腹下神经阻滞、颈浅丛阻滞和儿童腹直肌鞘阻滞。对现有的解剖学章节进行了补充,增加了计算机断层扫描(CT)和磁共振成像(MRI)等常用横断面技术的图像。所有关于慢性疼痛和癌性疼痛的章节均被删除,并加入了第二位插画家 Joe Kanasz。最后,视频也进行了更新,提供了在临床实际操作的视频,以期为读者提供更好的理解。

Leonardo da Vinci 的这句话被收录在这本书的前四版中:

如果你想用文字去描述一个四肢以不同姿态安放的人,打消你的想法,因为你花费越多的时间去描述,就越容易混淆读者的思维、将他的认知带离你所描述的事物。因此,你有必要去展现和描绘。

达芬奇

(1452—1519)

The Notebooks of Leonardo da Vinci, Vol. I, Ch. Ⅲ

尽管这句话问世以来已经过去了好几个世纪,但其告诫至今仍举足轻重。这本书的主要目标是"掺杂使用大量的'艺术'(即插画)",以期"这些图像能够帮助医生们更好地了解解剖结构和成功实施区域麻醉所需的技术细节"。这本书的每一个版本都继承了这一主要目标并对其进行了不断优化。计划于 2020 年出版的第 6 版有十位新的编者,并且将总章节数减少到 48 个,重点仍聚焦于区域麻醉和镇痛。第 6 版扩展了超声引导下神经阻滞的类型,引入了关于产科区域麻醉的内容。当我回顾撰稿人名单时,我看到有些是曾经跟 Brown 博士合作过的故人,有些是在新编辑培养和影响下的新人,我相信 Brown 博士开创的"传统"仍然基础稳固。我坚信这本书将是区域麻醉领域中极有价值的一本参考书籍,它不仅展现了区域麻醉是"艺术与科学"的完美结合,还将不断指导后辈对区域麻醉的成功应用。我期待能将这个新版添加到我的藏书阁中,并收集到主要作者的亲笔签名。

(徐超锋 译,王烈菊 校)

第 6 版序言

还有什么比正确引导新生代成长更高尚，对人类更有价值呢？

西塞罗（Cicero）

在最新版的《布朗区域麻醉解剖图谱》中，我们尽最大努力将西塞罗的这句话作为我们的座右铭。自上一版以来，几种新的神经阻滞方式，特别是筋膜平面阻滞，包括前锯肌平面阻滞、PECS、竖脊肌平面阻滞等，已经用于我们的临床实践中。因此，在第 6 版中，我们尽最大努力进行了深入研究，并尽可能地完善该领域所有的细枝末节。此外，第 6 版中我们还增加了一个新的章节，该章节由世界知名产科麻醉医生 Cynthia Wong 博士撰写。为了丰富此书的内容，我们从美国和欧洲招募了很多位精通区域阻滞麻醉的作者。在这一版中，我们继续保持第 1 版的主旋律，即纳入在日常临床实践中常规使用、简单、易用的技术。与第 5 版一样，第 6 版的所有视频都是在真实患者身上拍摄的，其目的就是为了方便读者们能够将这些视频图集转化为一场虚拟的 workshop，以供医生在临床实践中使用。另外，我们这本解剖图谱不仅提供了迄今为止最大的视频库，几乎涵盖了目前所有的神经阻滞技术，还添加了 Seif 博士的介绍性视频，该视频就平时常用的神经阻滞技术及细节进行了讨论。我们希望这个新版能够适用于所有对区域麻醉感兴趣的人，从新手到该领域的大师。

我们要感谢 John Seif 博士和 Vicente Roqués-Escolar 博士在制作新版视频方面提供的宝贵帮助。我们要感谢 Joe Kanasz 先生和 Brandon Stelter 先生出色的医学插图和视频制作，以及我们的编辑助理 Tanya Smith 女士，以及爱思唯尔的 Laura Klein 和 Sarah Barth 在新版制作过程中给予的慷慨帮助和支持。

编者

Ehab Farag, MD, FRCA, FASA

Loran Mounir-Soliman, MD

（明月 译，郭进 校）

第 5 版序言

区域麻醉是现代麻醉的基本支柱之一。自 1991 年第 1 版以来，David L. Brown 博士的《布朗区域麻醉解剖图谱》已成为区域麻醉领域中的经典教科书。自 2010 年第 4 版出版以来，超声的使用彻底改变了区域麻醉的临床实践。在第 5 版，即《布朗区域麻醉解剖图谱》中，我们将原始图谱中的经典技术与超声引导下的新技术相结合。我们相信，眼睛看不到大脑无法识别的东西。因此，我们认为提供一些好的超声和数字化图片是非常重要的，尤其是那些能够确定针尖最佳位置，以及展现操作过程中患者和麻醉医生最佳体位的图片。我们试图通过一些简单明了的数字和一些有意向性的操作要点来展现神经阻滞的操作，以尽量保留原始图谱的简洁性。我们试图提供在临床实践中最常用、接受度最广的技术。另外，为了帮助读者更好地理解，我们这一版中还新增了在患者身上实操的视频。这些视频不仅展现了实时的神经阻滞操作过程，还使用了先进的周围神经置管技术。我们的目的是尽可能地使用图集模拟一场 workshop，让读者在阅读文本或观看视频后快速上手操作。在第 5 版中，我们对所有的神经阻滞技术都使用了超声，并且增加了一些新的技术，如肋下、腰方肌、椎旁、收肌管神经阻滞等等。我们还增加了一些新的章节，如局麻药的药理学以及超声引导下的小儿区域麻醉。我们希望这个新版对任何有兴趣学习区域麻醉的人都有用。

我们要感谢 Joe Kanasz 先生出色的医学插图；我们的编辑助理，Mariela Madrilejos 女士；爱思唯尔的 Carole McMurray 女士和 William Schmitt 先生在本版的制作过程中给予我们的帮助和支持。

编者

Ehab Farag, MD, FRCA

Loran Mounir-Soliman, MD

（明月 译，郭进 校）

第 4 版导论

将麻醉方法分为区域麻醉和全身麻醉是有必要的,但亦属人为,这往往会让人产生误解,认为这两种麻醉技术不应该或不能联合应用,事实却远非如此。为了提供全面的区域麻醉管理,麻醉医生必须精通各种麻醉方法。这一概念并非首创:20 世纪 20 年代,John Lundy 在提出"平衡麻醉"的理念时就已经提及。甚至早在 John Lundy 推广这一概念之前,George Crile 就已经写了大量关于"休克防止法"的文章。

通常人们会追溯某门学科的演化历程,这个过程很有趣,且相当人性化。我们在追溯区域麻醉的发展史时,Louis Gaston Labat 博士常常因为他在这一发展过程中发挥的核心作用而获得赞誉。然而,Labat 博士对区域麻醉的兴趣和专业技能是由法国巴黎的 Victor Pauchet 博士培养的,因为 Labat 博士是他的助手。区域麻醉发展的核心推动者是那些愿意将区域麻醉技术整合到早期外科手术实践中的医生。在 Labat 博士 1922 年的首版《区域麻醉技术及其临床应用》中,William Mayo 博士在前言中这样写道:

年轻的外科医生应该不断完善自己的区域麻醉技能,区域麻醉的应用价值会随着技术的推广而逐渐增加。技术精湛的外科医生必须时刻作好准备为患者实施个体化的麻醉或联合麻醉方法。我并不认为区域麻醉将完全取代全身麻醉;但毫无疑问,它将在外科实践中拥有极高的地位。

如果当代的外科医生和麻醉医生都能牢记 Mayo 的理念,那么患者将从中受益。

这些早期的外科医生之所以能够将区域阻滞技术融入他们的实践中,是因为他们并没有将区域阻滞技术视为"终点和全部"。相反,他们将其视为对患者有益的综合治疗方案的一部分。那个时期的外科医生和麻醉医生能够避免普遍存在于当今区域麻醉中的问题。他们在区域阻滞效果不够完善时会毫不犹豫地加用镇静药物或全身麻醉药物;因为他们并不认为任何一种区域阻滞技术会达到"100%"阻滞的完美效果。当麻醉学发展成为一门独立的学科时,就开始出现了这样一个概念,即除非在没有任何辅助用药的情况下区域麻醉可以提供完美的麻醉效果,否则即认为阻滞失败。要想成功开展区域麻醉技术,我们必须接受前辈们的理念,即在区域阻滞效果不够完善时及时加用其他辅助药物。讽刺的是,如今一些医生认为,如果初始剂量不能达到理想的麻醉效果,那么这次区域阻滞就是失败的;然而,同样是这些医生,与以麻醉滴定概念作为目标的"全麻医生"成为互补。总的来说,我们需要将这两种观点融合在一起,从而为所有患者提供全面的、滴定式的麻醉管理。

正如 Mayo 医生在 Labat 博士的文章中强调的那样,区域麻醉是否会"完全取代全身麻醉"仍值得怀疑。同样,全身麻醉可能也永远无法完全取代区域麻醉。多年以来,避免使用区域麻醉的一个主要理由是,从手术室和医生的时间角度而言,区域麻醉"代价较高"。但当我们仔细思考时,一些常理往往值得反思。令人惊讶的是,人们对区域麻醉的重新关注很大程度上源于对医疗费用的关注，以及对缩短住院时间和降低住院费用的需求。

如果要将区域麻醉技术成功地应用到临床实践中，就必须有时间让麻醉医生和患者对即将进行的手术和麻醉用药方案进行讨论。同样，如果想要有效地实施区域麻醉，在患者进入手术室之前，医生在手术室必须有固定区域来进行阻滞操作。在该区域，必须具备麻醉和复苏设备（如区域阻滞套包）以及满足不同麻醉时长的局麻药物。在成功实施区域麻醉后，麻醉医生的工作才刚刚开始：术中使用适当的镇静药物与实施区域麻醉阻滞时的术前镇静同样重要。

（明月 译，夏苏云 校）

目　录

第一篇

导言

第1章
药理学

Kamal Maheshwari 和 David L. Brown
感谢 Brian D. Sites 和 Brian C. Spence 的贡献

摘要：本章简要回顾了局部麻醉药（local anesthetic，LA）（后文全部简称为"局麻药"）的药代动力学及药效学，包括了佐剂的作用，以期帮助读者成功地实施区域麻醉技术。在本章中，我们也介绍了局麻药全身毒性的治疗方法。

关键词：局麻药，药理学，LAST，局麻药的全身毒性反应

区域麻醉是一个快速发展的领域，在各类外科手术中都得到应用，这得益于超声引导下更精湛的技术，更安全的局麻药以及更精准的麻醉持续给药系统。很多时候，不熟悉区域麻醉的人认为它很复杂，因为可用的局麻药很多，而且技术也多种多样。本书的目标是通过提供决策制定过程中所涉及的各种要素的具体信息来简化区域麻醉。

简化区域麻醉的第一步是了解该技术实施的两个关键点：第一，根据病人、外科手术以及医生的情况选择合适的区域麻醉技术；第二，根据病人、外科手术以及医生的情况选择合适的局麻药和辅助用药。这本书将详细介绍如何将这些概念结合到临床实践中。

药物

临床上有多种局麻药可供使用，可以使用不同的浓度，也可与不同的辅助用药联合使用。选择何种局麻药受到病人因素、手术因素和可用资源（如费用）的影响。并不是所有手术的时长都是相等的，而且疼痛的严重程度或性质也会有所不同。如果麻醉医师要有效地使用区域阻滞技术，他们必须能够选择一种持续时间适当并能提供有效麻醉和镇痛的局麻药。为了做到这一点，他们需要了解各种局麻药的作用时长，从短效药物到长

	普鲁卡因	氯普鲁卡因	利多卡因	甲哌卡因	丁卡因	罗哌卡因	依替卡因	布比卡因
局部浸润	45~60		75~90					180~360
+epi	60~90		90~180					200~400
周围神经阻滞			90~120	100~150		360~480		480~780
+epi			120~180	120~220		480~600		600~900
蛛网膜下腔阻滞*	60~75		60		70~90			90~110
+epi	75~90		75~100		100~150			100~150
去氧肾上腺素†	90~120				200~300			
硬膜外		45~60	80~120	90~140		140~200	120~200	165~225
+epi		60~90	120~180	140~200		160~220	150~225	180~240

图 1-1　局麻药的时间线（以手术麻醉分钟为单位）。epi，肾上腺素（epinephrine）
*蛛网膜下腔阻滞；†下肢手术

效药物（图 1-1）以及佐剂的影响。此外，他们还需要了解成功的持续神经阻滞受到哪些因素的影响。

所有的局麻药都具有芳香基末端、中间链和胺基末端的基本结构（图 1-2）。根据结构的不同，局麻药可分为两类：氨基酯类和氨基酰胺类。氨基酯类即在芳香基末端和中间链之间有一个酯链连接，这些药物包括可卡因、普鲁卡因、2-氯普鲁卡因和丁卡因（图 1-3，图 1-4）。氨基酰胺类即在芳香基末端和中间链之间有一个酰胺链连接。这些药物包括利多卡因、丙胺卡因、依替卡因、甲哌卡因、布比卡因和罗哌卡因（图 1-3，图 1-4）。

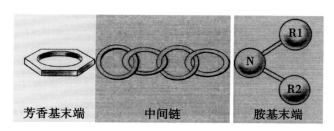

图 1-2　局麻药的基本结构

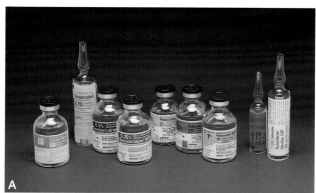

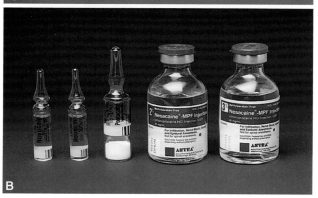

图 1-3　美国常用的局麻药。A.酰胺类。B.酯类

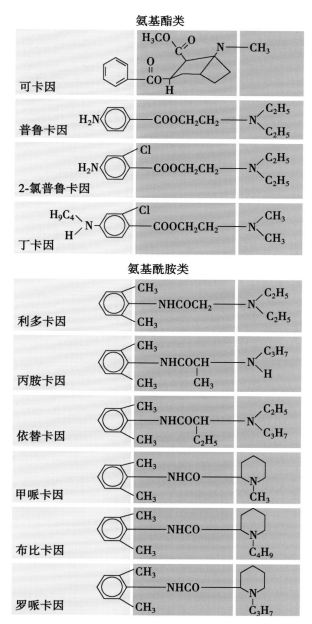

图 1-4　常用的氨基酯类和氨基酰胺类局麻药的化学结构

氨基酯类

可卡因是第一个应用于临床的局麻药，主要用于气道表面麻醉。与其他局麻药不同的是，它是一种血管收缩剂，而不是一种血管扩张剂。由于担心可能被滥用，一些麻醉科限制了可卡因的使用，这些机构使用利多卡因和去氧肾上腺素的混合物而不是可卡因来

1

麻醉气道黏膜和收缩黏膜。

$$H_2N-\bigcirc-COOCH_2CH_2-N\begin{matrix}C_2H_5\\C_2H_5\end{matrix}$$

普鲁卡因是 Einhorn 在 1904 年合成的，当时他正在寻找一种优于可卡因及其他溶液的药物。目前，普鲁卡因由于效能低，起效慢，作用时间短，组织穿透能力有限等因素，很少用于周围神经或硬膜外阻滞。但是，它是一种很好的局部浸润麻醉药，10% 的普鲁卡因可以作为短效的（持续时间＜1h）脊髓麻醉（脊麻）药物。

$$H_2N-\bigcirc\overset{Cl}{}-COOCH_2CH_2-N\begin{matrix}C_2H_5\\C_2H_5\end{matrix}$$

氯普鲁卡因起效快，作用持续时间短。其主要应用于短小手术的硬膜外麻醉（持续时间＜1h）。20 世纪 80 年代初有多篇文章报道，如果意外将硬膜外剂量的氯普鲁卡因注入蛛网膜下腔，将导致病人长期的感觉和运动障碍，这导致其使用有所限制。氯普鲁卡因的不良反应与低 pH 和使用防腐剂焦亚硫酸钠有关。新的药物配方已经使用 EDTA 作为防腐剂。尽管如此，大剂量（＞30ml）硬膜外注射 3% 氯普鲁卡因后仍可能会出现短暂的背痛，可能是由于 EDTA 与钙结合所致。对于脊麻，30mg 和 60mg 的 1%～2% 2- 氯普鲁卡因的作用时间可持续长达 60min，但其使用仍然有限。

$$H_9C_4\overset{}{\underset{H}{N}}-\bigcirc\overset{Cl}{}-COOCH_2CH_2-N\begin{matrix}CH_3\\CH_3\end{matrix}$$

丁卡因于 1931 年被首次合成，在美国已被广泛用于脊麻。它可以被配制成等比重、低比重或高比重溶液进行脊麻。在没有肾上腺素合用的情况下，它通常可持续 1.5～2.5h，加入肾上腺素后对于下肢手术，其作用时间可持续长达 4h。丁卡因也是一种有效的气道表面麻醉剂，但因其潜在的全身毒性反应需谨慎使用。丁卡因可被制成 1% 的溶剂用于鞘内给药，或者无水晶体状态，仅在使用前加入无菌水配制成丁卡因溶液。丁卡因在溶液中并不像普鲁卡因或利多卡因那样稳定，而且其晶体液会随着时间的推移而变质。因

此，当丁卡因应用于脊麻无效时，在"指责"药物本身前，人们更应该质疑的是配制技术。

氨基酰胺类

$$\bigcirc\begin{matrix}CH_3\\\\CH_3\end{matrix}-NHCOCH_2-N\begin{matrix}C_2H_5\\C_2H_5\end{matrix}$$

利多卡因是临床上第一个使用的酰胺类局麻药，由 Lofgren 于 1948 年推出。利多卡因因其起效迅速、组织穿透性好等内在特性，已成为全世界应用最广泛的局麻药，可有效应用于局部浸润麻醉、周围神经阻滞、硬膜外麻醉和脊麻。应用于周围神经阻滞时，1%～1.5% 的利多卡因溶液就可产生有效且可接受的运动阻滞效果；而应用于硬膜外麻醉时，2% 的浓度是最有效的。应用于脊麻时，最常用的是 5% 的利多卡因葡萄糖溶液，尽管如此，6～8ml 0.5% 的低比重利多卡因溶液也可用于脊麻。另外，2～3ml 2% 的利多卡因还可以作为短效溶液使用。有关于利多卡因应用于脊麻可导致不可接受的神经毒性的说法，在长时间的临床实践中不断受到质疑。我们认为基础的科学研究可能并不能反映临床的实际情况。无论如何，我们还是将单次腰麻情况下，利多卡因在蛛网膜下腔的应用总量限制在 75mg 以下，加快了注药速度，并且不再使用持续的蛛网膜下腔阻滞技术。病人经常反映，利多卡因最容易导致局麻药过敏。然而，许多报道的过敏仅仅是肾上腺素反应，由肾上腺素混合物血管内注射引起，且通常发生在牙科注射期间。

$$\bigcirc\begin{matrix}CH_3\\\\CH_3\end{matrix}-NHCOCH\underset{CH_3}{}-N\begin{matrix}C_3H_7\\H\end{matrix}$$

丙胺卡因在结构上与利多卡因相关，然而它引起的血管舒张反应明显弱于利多卡因，因此可以在没有肾上腺素的情况下使用。丙胺卡因可用于局部浸润麻醉、周围神经阻滞和硬膜外麻醉。它的麻醉特性与利多卡因

相似,除了血管舒张作用更弱以外,它在相同剂量下引起全身毒性反应的可能性也更小。这一属性使其特别适用于静脉区域麻醉。但是,丙胺卡因的使用并不广泛,因为其可代谢产生邻甲苯胺和硝基甲苯胺,促使高铁血红蛋白形成。

依替卡因与利多卡因在化学上相关,是一种长效酰胺类局麻药。依替卡因有显著的运动阻滞效果,临床上主要利用其这一特性。它比布比卡因起效更快,但使用的频率较少。那些使用依替卡因的临床医生经常将其用于硬膜外初始给药,随后使用布比卡因进行硬膜外维持。

甲哌卡因在结构上与利多卡因有关,这两种药物的作用也相似。总体来说,甲哌卡因的作用时间略长于利多卡因,当加入肾上腺素时,这种持续时间的差异更明显。

布比卡因是一种长效局麻药,可用于局部浸润麻醉,周围神经阻滞,以及硬膜外麻醉和脊麻。该药物的有效浓度范围为 0.125%～0.75%。通过改变布比卡因的浓度,可实现感觉运动分离。较低的浓度主要提供感觉阻滞,随着浓度的增加,运动阻滞的效果随之增加。如果麻醉医师必须选择一种单一浓度的药物,0.5% 的布比卡因是一个合适的选择,因为在这一浓度下布比卡因可用于周围神经阻滞,蛛网膜下腔阻滞以及硬膜外阻滞。20 世纪 80 年代,布比卡因全身毒性反应中的心脏毒性受到人们的关注。虽然布比卡因比利多卡因更显著地改变心肌传导,需强调的是在任何全身毒性反应中都需要适当的快速复苏。左旋布比卡因是布比卡因的单一对映体(L-异构体),似乎具有与罗哌卡因相似的全身毒性,临床上其作用类似于外消旋的布比卡因。

罗哌卡因是类似于布比卡因的另一种长效局麻药,它于 1996 年在美国被引入。它可能比布比卡因有优势,因为实验表明它的心脏毒性更小。最初的研究也表明,在类似的镇痛作用下罗哌卡因可能产生比布比卡因更少的运动阻滞,罗哌卡因的作用时间也可能比布比卡因稍短,有效的药物浓度在 0.25%～1% 之间。许多医生认为,罗哌卡因可能在术后镇痛和产科镇痛方面有特殊的优势。

左旋布比卡因是布比卡因的一种纯 S 对映体,具有较低的心脏毒性但也有类似的药代动力学特征。左旋布比卡因的效力低于布比卡因,大于罗哌卡因,它可用于所有周围神经阻滞和椎管内麻醉。

布比卡因脂质体注射混悬液(Exparel 脂质体注射混悬液)是利用 DepoFoam 技术开发的一种新药。布比卡因被包裹在多泡脂质体中,使得药物在局部浸润区域的持续释放长达 72h。Exparel 适用于单次剂量下成人的局部浸润术后局部镇痛,也适用于肌间沟臂丛神经阻滞时的区域术后镇痛。如果需要更大的容量,可以将 20ml 的 Exparel 与生理盐水或者普通布比卡因混合。

血管收缩剂

局麻药中常加入血管收缩剂,以延长其作用时间,提高局麻药阻滞的质量。虽然目前还不清楚血管收缩剂是否真的能延长局麻药的阻滞时间,还是通过 α- 肾上腺素能作用产生额外的镇痛作用,但它们的临床效果毋庸置疑。

1

肾上腺素是最常用的血管收缩剂,总的来说除了脊麻,最有效的浓度是 1∶200 000。当在商业生产中将肾上腺素添加到局麻药中时,需添加稳定剂,因为肾上腺素暴露在空气和光线下时就会迅速失效。添加的稳定剂可将局麻药溶液的 pH 降低到 3～4,并且由于局麻药的 pKa 值较高,延迟了有效区域阻滞的失效。因此,如果往局麻药中添加肾上腺素,最好在实施神经阻滞前即刻添加,至少应在首剂量中添加。对于连续硬膜外阻滞,后续的追加药物使用局麻药 - 肾上腺素液的商业成品制剂可能会效果更佳。

$$\text{(benzene ring)}-\underset{\underset{OH}{|}}{CH}-CH_2-NH-CH_3$$

去氧肾上腺素也被用作血管收缩剂,主要用于脊麻。通过在脊麻药物中加入 2～5mg 去氧肾上腺素,可以有效延长其阻滞时间。去甲肾上腺素也被用作脊麻的血管收缩剂,尽管它不像肾上腺素那样作用持久或者比它更有优势。由于大多数局麻药都是血管扩张剂,所以肾上腺素的添加通常并不会像许多人担心的那样减少血流量,相反,局麻药和肾上腺素合用时组织血流与应用前相似。

局麻药毒性

局麻药可引起直接的神经损伤和 / 或全身毒性。如果怀疑有全身毒性,应迅速用脂肪乳剂治疗。局麻药全身毒性(local anesthetic systemic toxicity, LAST)管理方案见表 1-1。

表 1-1   美国区域麻醉和疼痛医学协会局麻药全身毒性治疗管理清单

LAST 的药物治疗不同于其他心脏骤停的处理

- 获取帮助
- 初期的重点
  - 气道管理:纯氧通气
  - 控制癫痫:苯二氮䓬类药物是首选;对于有血流动力学不稳定的病人避免使用丙泊酚
  - 准备最近距离的体外循环设备
- 心律失常的管理
  - 基础和高级心脏生命支持(advanced cardiac life support, ACLS),需要进行药物调整和长时间的支持
  - 避免使用抗利尿激素、钙通道阻滞剂、β 受体阻滞剂或局麻药
  - 将单次肾上腺素剂量减少至 1μg/kg
- 脂肪乳剂(20%)治疗(括号内的值适用于 70kg 病人)
  - 静脉推注首剂量 1.5ml/kg(去脂体重),>1min (～100ml)
  - 连续输注 0.25ml/(kg·min)(约 18ml/min;通过滚轮夹来调节)
  - 持续存在心血管衰竭,可重复 1～2 次单次注射
  - 如果血压持续较低,输注速率加倍至 0.5ml/(kg·min)
  - 待循环稳定后,继续输注至少 10min
  - 推荐的上限剂量为:在前 30min 内使用超过 10ml/kg
- LAST 事件登记网站 www.lipidrescue.org,使用脂肪乳剂的可登记网站 www.lipidregistry.org

摘自 American Society of Regional Anesthesia and Pain Medicine Checklist for Managing Local Anesthetic Systemic Toxicity:2012 Version。

(叶秀颖 译,何玉婷 校)

第2章
小儿局麻药的药理学

Ibrahim Farid 和 Rami Edward Karroum

要点

- 与年龄较大的儿童和成人相比，新生儿和婴儿更容易对局麻药产生全身毒性反应，尤其是酰胺类局麻药。这是由于体内 α_1-酸性糖蛋白的血浆浓度降低，未结合部分升高，酰胺类局麻药的清除率降低。

- 与成人相比，新生儿和婴儿的心率较高，对布比卡因导致心脏毒性的敏感性更强。布比卡因与快钠通道有很强的亲和力，心脏传导系统中这些通道被长久地阻滞，心室传导速率会显著下降。

- 氯普鲁卡因是新生儿和小婴儿硬膜外输注的首选局麻药。因为和酰胺类局麻药相比，在婴幼儿组其全身毒性和蓄积的风险很低，并且更容易进行给药和泵编程。

- 小儿区域麻醉通常在全身麻醉下进行，这可能掩盖局麻药全身毒性的早期征象，特别是中枢神经系统症状。因此，顽固的心血管系统衰竭可能是小儿局麻药中毒最早、也是唯一的体征。

- 建议所有的小儿区域阻滞，在给予总量之前，先使用含肾上腺素的试验剂量。当给混合肾上腺素的试验剂量时，判断儿科病人局麻药误入血管内的体征，其敏感性从高到低依次为：
T 波波幅增加和 ST 段改变＞收缩压升高超过 10%＞心率比基线增加 10%～15%。

- 局麻药的总剂量在任何情况下都不应超过最大允许剂量。剂量应基于去脂体重，而不是实际体重，尤其是肥胖病人。

简介

局麻药主要分为两类：酰胺类和酯类。

酰胺类局麻药仅在肝脏中通过细胞色素 P450 酶代谢。这些酶在出生后 9 个月至 1 岁时达到成人水平。因此，新生儿和婴儿对酰胺类局麻药的清除率低。酰胺类局麻药与血清蛋白结合。α_1-酸性糖蛋白是结合酰胺类局麻药的主要血清蛋白。白蛋白与酰胺类局麻药的亲和力非常低。然而，作为血清中含量最丰富的蛋白质，白蛋白与酰胺类局麻药的结合能力并非微不足道。

婴儿体内的 α_1-酸性糖蛋白和白蛋白水平低。蛋白质结合大约在 1 岁时达到成人水平。因此，由于存在更多的游离型局麻药及低清除率，新生儿和婴儿更容易出现酰胺类局麻药中毒。心脏毒性会随着心率增加而增加。由于其较高的基础心率，新生儿和婴儿对酰胺类局麻药导致的心脏毒性比成年人更敏感。

与成人相比，新生儿和婴儿具有相对较大的酰胺类局麻药分布容积（volume of distribution，VD）。重复给药或连续输注后更容易发生毒性反应。这是因为较大的 VD 可以防止在缓慢递增注射单剂量酰胺类局麻药后出现高的血清药物浓度。

儿童常用的酰胺类局麻药包括利多卡因、罗哌卡因、布比卡因、左旋布比卡因和低共熔混合物局麻药（eutectic mixture of local anesthetics，EMLA）乳膏。

酯类局麻药在血浆中被胆碱酯酶降解。尽管新生儿和婴儿的胆碱酯酶水平较低，但这尚未被证明具有临床意义。儿童常用的酯

1

类局麻药包括丁卡因和 2%～3% 氯普鲁卡因。氯普鲁卡因具极低的全身毒性发生率，它在新生儿和婴儿持续硬膜外镇痛的使用率一直在上升。

酰胺类局麻药

布比卡因

布比卡因是小儿区域阻滞麻醉中最常用的酰胺类局麻药。它的作用持续时间长与其血浆蛋白的高结合有关。添加肾上腺素不会导致作用时间的进一步延长。然而，肾上腺素会降低布比卡因的全身吸收率和血浆峰值浓度。由于其 pKa=8.1，因此它的起效较慢。它是左旋和右旋对映体的外消旋混合物；左旋对映体是生物活性形式，而右旋对映体有毒性。布比卡因的毒性反应可能很严重，从中枢神经系统兴奋到心血管系统衰竭。直接心脏毒性是由于长期阻断心脏传导系统中的钠通道，导致心室传导速度显著下降。由于

布比卡因对快速钠通道的强亲和力，当心动过速，其心脏毒性将更加明显。然而，钠通道在开放状态下的立体选择性目前还不清楚。

布比卡因的毒性阈值为 2～4μg/ml。布比卡因的最大剂量为 2.5～3mg/kg。周围神经阻滞和骶管硬膜外阻滞单次注射最常用的浓度为 0.25%（表 2-1）。单次给药后，镇痛作用通常持续 3～4h。当进行硬膜外置管时，负荷剂量为 0.05ml/（kg·脊柱节段）或 0.5～1ml/kg，最大剂量不超过 2.5mg/kg。对于连续硬膜外输注，使用的浓度范围为 0.0625%～0.125%，输注速率通常为 0.2～0.4mg/（kg·h）（表 2-2）。

布比卡因脂质体

最近，一种布比卡因脂质体已被美国食品药品监督管理局（Food and Drug Administration，FDA）批准用于成人，可以在手术部位注射，用于缓解术后疼痛。布比卡因脂质体包含脂质体包裹的布比卡因和少量脂质体外布比卡因。脂质体包裹部分可以保证

表 2-1　单次骶管阻滞的局麻药用量

局麻药种类	浓度	剂量 /（mg/kg）	剂量 /（ml/kg）
布比卡因	0.25%（2.5mg/ml）	2.5	1
罗哌卡因	0.2%（2mg/ml）	2	1

表 2-2　小儿椎管内阻滞药物的推荐浓度和输注速率

局麻药种类	最大输注速率以及推荐的输注浓度		
	新生儿和小于 6 个月的婴儿	6 个月到 1 岁的婴儿	大于 1 岁的儿童
氯普鲁卡因[a]	浓度：2%；速率：5～15mg/（kg·h）	N/A[c]	N/A[c]
布比卡因	浓度：0.0625%；速率：0.2mg/（kg·h），不超过 48h	浓度：0.0625%～0.125%；速率：0.3～0.4mg/（kg·h）；48h 后降低 30% 的输注速率，72h 后停止	浓度：0.0625%～0.125%；速率：0.4mg/（kg·h）
罗哌卡因[b]	浓度：0.1%；速率：0.2mg/（kg·h），不超过 72h；48h 后降低 30% 的输注速率	浓度：0.1%～0.2%；速率：0.3～0.4mg/（kg·h），48h 后降低 30% 的输注速率	浓度：0.1%～0.2%；速率：0.4mg/（kg·h）

[a] 和酰胺类局麻药相比，由于其较低的全身毒性风险，氯普鲁卡因是新生儿椎管内麻醉的首选。
[b] 由于和布比卡因相比更小的中毒风险，罗哌卡因是新生儿椎管内麻醉的第二选择。
[c] 没有应用案例。氯普鲁卡因在这个年龄段不常使用，通常被酰胺类局麻药代替。

布比卡因较长时间的释放。脂质体外布比卡因则可以保证布比卡因的快速释放和快速起效。最近有一些研究评估了它在成人硬膜外阻滞中的应用效果，将其作为通过留置硬膜外导管连续输注布比卡因的替代方案。布比卡因脂质体尚未被批准用于儿童。如果获得批准，它可能为无法置管的患儿提供一种替代方案，因为布比卡因脂质体可提供较长时间的区域阻滞效果。

左旋布比卡因（布比卡因的 L- 对映体）

左旋布比卡因与外消旋体布比卡因具有几乎相同的阻滞特性和药代动力学。对心脏传导系统的影响是立体特异性的，左旋对映体的影响比右旋对映体小得多。因此，与布比卡因相比，左旋布比卡因的心脏毒性更低。它目前在美国不可用。

罗哌卡因

罗哌卡因以左旋对映异构体的形式存在。它在化学上与布比卡因相似，但在结构上不同，它具有丙基（三碳）侧链，而不是丁基（四碳）侧链。在同等剂量下，与布比卡因相比，它的心脏和神经毒性风险较低。这使得罗哌卡因在小儿中成为布比卡因的一种有力的替代品。从婴儿和儿童的研究中获得的数据并没有报道罗哌卡因相比布比卡因可以保留更多的运动功能。然而在这方面成人研究的结果却恰恰相反。

单次骶管阻滞和单次周围神经阻滞最常用的浓度为 0.2%（表 2-1）。对于硬膜外置管，负荷剂量为 0.05ml/（kg·脊柱节段）或 0.5～1ml/kg，不超过 3mg/kg 的最大剂量。对于连续硬膜外输注，浓度范围为 0.1%～0.2%，输注速率通常为 0.2～0.5mg/（kg·h）（表 2-2）。

利多卡因

利多卡因由于镇痛持续时间短，在小儿中不常用。酰胺类罗哌卡因和布比卡因更常用。

EMLA 乳膏

这是一种由等量 2.5% 利多卡因和 2.5% 丙胺卡因组成的低共熔混合物。它通常为儿科病人提供透皮贴剂局部麻醉。曾有使用 EMLA 乳膏引起高铁血红蛋白血症的报道。因此，应提前计算涂抹乳膏的最大总表面积，并且不得超过最大允许剂量（表 2-3），这对新生儿尤为重要。然而，也应密切注意婴幼儿使用的剂量。EMLA 乳膏应仅适用于完整的皮肤，如果用于黏膜，则应减少剂量。据报道，其副作用包括用药部位出现灼伤和皮疹。该乳膏的作用持续时间为 1～2h。

表 2-3　EMLA 乳膏的推荐剂量和使用体表面积

体重和年龄	最大剂量 /g	最大使用体表面积 /cm²
0～3 个月或体重＜5kg	1	10
3～12 个月，体重 5～10kg	2	20
1～6 岁，体重 10～20kg	10	100
7～12 岁，体重＞20kg	20	200

利多卡因丁卡因（SYNERA）透皮贴

这是利多卡因（一种酰胺类局麻药）和丁卡因（一种酯类局麻药）的组合。药物制剂是一种乳液，其中油相是 7% 利多卡因和 7% 丁卡因的 1:1 共晶混合物。每个贴片含有 70mg 利多卡因和 70mg 丁卡因，总皮肤接触面积为 50cm²，活性药物接触面积为 10cm²。共晶混合物的熔点低于室温，因此两种局麻药都以液态油的形式存在，而不是以晶体的形式存在。贴剂有一个加热的部件，当贴剂从袋中取出并暴露于空气中的氧气时可以加热。它可轻微提高皮肤温度，增加进入该区域的血液流量，并加快局麻药的输送，以提供近 7mm 深度的麻醉。它用于静脉穿刺、静脉置管和一些浅表皮肤科手术。它只适用于完整的皮肤。高铁血红蛋白血症已有报道，先

1

天性或特发性高铁血红蛋白症病人应慎用。假性胆碱酯酶缺乏症病人应谨慎使用，因为他们有更高的丁卡因毒性风险。

如果与含有局麻药的其他产品一起使用，则应考虑产生叠加效应。加热成分含有铁粉，必须在磁共振成像（magnetic resonance imaging，MRI）前去除。不建议使用时间超过推荐时间，也不推荐同时或连续使用多个贴剂，因为有增加药物吸收和潜在不良反应的风险。切割贴剂或移除顶盖可能会导致贴剂热损伤。另外，覆盖贴剂顶部的孔可能会导致贴剂不发热。最常见的副作用是局部皮肤反应，如皮肤发红和肿胀；这些反应通常是轻微的，并且在贴剂停用后缓解。该贴剂的安全性和有效性已在3岁及以上的病人中得到证实。静脉穿刺或静脉置管前，敷贴20~30min。对于浅表皮肤手术，如浅表切除或活检，可在手术前敷上贴剂30min。还有利多卡因和丁卡因的外用乳膏（pliaglis），但仅限于成人使用。

酯类局麻药

丁卡因

丁卡因是小儿脊麻最常用的局麻药。一些中心使用丁卡因作为唯一的麻醉药进行脊麻，用于早产儿的腹股沟疝修补术，在妊娠时间加出生时间不足60周的早产儿手术中最为流行。因为该人群有发生术后呼吸暂停的风险，使用椎管内麻醉可以降低这种并发症的发生率。

与成年人相比，新生儿的脑脊液总量更大（成人和新生儿分别为2ml/kg和4ml/kg）。此外，新生儿50%的脑脊液位于蛛网膜下腔，而成年人仅有25%。新生儿脑脊液循环也比成年人更快。因此，新生儿需要更多的局麻药进行椎管内麻醉，且阻滞时间更短。

1%（10mg/ml）的丁卡因与等体积的10%葡萄糖配置成高比重溶液，丁卡因的最终浓度为0.5%（5mg/ml）。用于体重不足5kg的新生儿腹股沟疝修补术，最大剂量为0.5~0.6mg/kg。对于5~15kg的婴儿，剂量为0.3~0.4mg/kg，对于15kg以上的儿童，剂量为0.2~0.3mg/kg（表2-4）。

阻滞持续时间为90~120min。通过添加1:100 000肾上腺素，作用时间可延长30%。如果新生儿需要更高的阻滞平面，剂量可以增加到最大1mg/kg。该剂量可导致阻滞范围达到胸中上部区域的水平。

表2-4　腹股沟疝修补术时蛛网膜下腔阻滞的丁卡因剂量

局麻药种类	年龄和体重	剂量/（mg/kg）	持续时间
1%丁卡因+10%葡萄糖（1:1稀释）（高比重）	新生儿，体重小于5kg[a]	0.5~0.6	90~120min[b]
	婴儿，体重5~15kg	0.3~0.4	
	儿童，体重大于15kg	0.2~0.3	

[a] 最大剂量1mg/kg可达到中高胸段皮支平面。
[b] 添加肾上腺素后持续时间可延长30%。

氯普鲁卡因

氯普鲁卡因越来越多地用于新生儿术后镇痛的持续硬膜外输注。它可被胆碱酯酶快速代谢，消除半衰期为几分钟。尽管与成年人相比，新生儿的血浆酯酶水平低，但这在临床上并不重要。因此，其全身毒性反应的发生率很低，蓄积的风险也很小。这种安全性为新生儿提供更好的镇痛，因为与酰胺类局麻药相比，它可以使用更高的输注速率，从而扩大阻滞范围。氯普鲁卡因由于其组织渗透性高，起效迅速（5~10min）。它的作用时间很短（45min），添加肾上腺素后可延长至70~90min。其效力是布比卡因或丁卡因的25%。硬膜外麻醉是通过给予高达1ml/kg的2%~3%氯普鲁卡因和1:200 000肾上腺素（氯普鲁卡因的最大剂量:20～30mg/kg)来实现的。持续硬膜外镇痛的输注速率见表 2-2。

局部麻醉药的毒性反应

直接神经毒性

所有局麻药都有可能产生直接的神经毒性。这种并发症是罕见的,仍然缺乏结论性的人体研究。然而,动物研究表明,发育中的神经系统的风险更高,并且与局麻药的浓度直接相关。因此,新生儿和婴儿的风险更大,因为他们的神经系统仍在发育中。建议在该年龄段避免使用高浓度的局麻药。

全身毒性

诱发因素

与年龄较大的儿童和成人相比,新生儿和婴儿更容易对局麻药产生全身毒性反应,尤其是酰胺类局麻药。这是由于:

- 该年龄段 α_1- 酸性糖蛋白的血浆浓度低,导致酰胺类局麻药的未结合部分增加,这是造成毒性的原因。
- 由于细胞色素 P450 酶在肝脏中的代谢低,新生儿和婴儿的酰胺类局麻药清除率降低。
- 区域麻醉通常在全身麻醉下进行,这可能掩盖全身毒性的早期征象,尤其是中枢神经系统症状。因此,顽固的心衰可能是首发也是唯一的体征。
- 与成年人相比,新生儿和婴儿的基础心率较高,使他们对布比卡因的心脏毒性的敏感性增加。

临床表现

- 全身毒性可能是由于局麻药误入血管或者阻滞部位局麻药的全身吸收引起的,特别是使用量超过最大推荐剂量时。
- 全身毒性与中枢神经系统和心脏毒性的体征一致。
- 小儿通常在全身麻醉下进行区域麻醉。尽

管吸入性麻醉药下的全身麻醉可提高癫痫发作的阈值,但也会降低心脏毒性的阈值。因此,全身麻醉可能会混淆全身毒性的诊断,首发征象可能是心衰。

- 在小儿中,布比卡因的心脏毒性阈值低于其中枢神经系统毒性。因此,在小儿中,心脏毒性的征象可能先于中枢神经系统毒性,或者可能是全身毒性的唯一征象。这与成年人不同,在成年人中,中枢神经系统毒性的征象通常先于心脏毒性。
- 全身麻醉下的全身毒性症状可能是非特异性的,包括肌肉强直,原因不明的低氧血症、原因不明的心动过速、心律失常和心血管系统衰竭。
- 当布比卡因与肾上腺素混合时(通常肾上腺素以 1∶200 000 稀释),误入血管内的最早和最可靠征象是 T 波振幅比基线增加 50% 以上,并伴有相关的 ST 段变化。这些心电图变化是非常敏感的,注射后 60s 内发生。如果只给试验剂量,这些变化是短暂的,不会发展成心血管系统衰竭。
- 在试验剂量的布比卡因和肾上腺素后,心动过速不是小儿局麻药误入血管内的敏感征象。
- 小儿局麻药误入血管内的征象,灵敏度从高到低依次为:
T 波升高和 ST 段变化＞收缩压升高超过 10%＞心率比基础心率增加 10%～15%。
- 8 岁后,T 波的变化对局麻药误入血管的检测敏感性降低。
- 如果大剂量的布比卡因误入血管,心律失常和随后的心血管系统衰竭会迅速发生发展。

预防/降低风险

- 仔细计算使用局麻药的总剂量。
- 局麻药的总剂量在任何情况下都不应超过最大剂量(表 2-5)。
- 剂量应基于瘦体重(即去脂体重)而不是实际体重,尤其是在肥胖病人中。通过了解实际体重和理想体重,可以推断出去脂体重。

1

表 2-5　常见局麻药的最大推荐剂量

局麻药种类	剂量 /（mg/kg）
布比卡因	2.5～3
罗哌卡因	3
左旋布比卡因	3
利多卡因 / 利多卡因＋肾上腺素	4/7
2- 氯普鲁卡因	20

- 对于患有相关并发症的小儿，如肝衰竭或充血性心力衰竭（congestive heart failure, CHF）的患儿，应减少剂量。
- 对于小于 6 个月的婴儿，酰胺类局麻药的单次剂量减少 30%。
- 对于小于 6 个月的婴儿和新生儿，酰胺类局麻药布比卡因和罗哌卡因的输注持续时间分别限制在不超过 48h 和 72h（表 2-2）。
- 氯普鲁卡因是新生儿和小婴儿硬膜外输注的首选局麻药，因为与该年龄组的酰胺类局麻药相比，其全身毒性和蓄积的风险非常低。
- 当混合两种不同的局麻药时，其毒性相加。因此当混合等量的两种不同局麻药时，每种局麻药的最大剂量应减少 50%。
- 使用罗哌卡因或左旋布比卡因代替布比卡因可以降低心脏毒性的风险。
- 当进行硬膜外阻滞时，通过针头或导管回抽到血液或脑脊液可能分别表明尖端在血管内或蛛网膜下腔内。然而，在儿科病人中，抽吸试验假阴性往往会经常发生。这是因为儿童血管壁特别薄，即使施加最小的负压也很容易将血管壁抽吸塌陷。
- 建议所有阻滞区域在使用全量前，均使用含肾上腺素的试验剂量。如前所述，这将有助于及时发现局麻药误入血管内。
- 使用含肾上腺素的试验剂量的唯一例外是涉及动脉末端的阻滞，如阴茎和指节阻滞。
- 局麻药总量应在几分钟内缓慢间歇注射。快速注射可能导致全身毒性，即使没有超过最大允许剂量并且没有误入血管内。这是由于血液中局麻药的快速激增，超过了新生儿和婴儿的蛋白携带能力。
- 局麻药从区域阻滞部位的吸收从高到低为：肋间＞骶管＞腰段硬膜外＞臂丛＞股神经＞坐骨神经。
- 髂腹股沟 / 髂下腹神经阻滞，尤其是在 15kg 以下的儿童中，即使使用了最大推荐剂量一半的剂量，也可能出现血液中布比卡因水平极高的情况。因此，该阻滞应在超声引导下进行，因为它可以减少阻滞所需的局麻药量。用 0.2% 的罗哌卡因进行阻滞，相比较解剖标志法的需要量可高达 1ml/kg，超声引导下的需要量仅为 0.2ml/kg。
- 当对儿科病人进行区域阻滞时，所有复苏设备应配备到位。

治疗

有效的心肺复苏 CPR

- 这是与输注脂肪乳剂结合的一线治疗。
- 包括保证气道通畅，通过高质量的胸部按压确保呼吸和循环。

20% 脂肪乳剂

- 建议将其作为布比卡因和罗哌卡因引起的心脏毒性的后续治疗。
- 在进行心肺复苏的同时给药，不得延误。
- 促进布比卡因从心肌中解离，起到"脂质库"的作用，从而缩短布比卡因导致心脏停搏的持续时间。
- 儿童剂量与成人剂量相似，1.5ml/kg 注射时间大于 1min。可在 3～5min 内重复一次剂量，最大剂量为 3ml/kg。随后进行 0.25ml/（kg·min）的维持输注，直到循环恢复。

癫痫的预防和治疗

- 应在确保气道通畅并保证充分的呼吸和氧合后进行，因为绝大多数癫痫相关并发症的发生都与气道有关，如误吸和缺氧。
- 首选 0.05～0.2mg/kg 的咪唑安定静脉注射。
- 丙泊酚 1～2mg/kg 也可用于控制癫痫发作，但应在没有低血压或循环稳定的情况下谨慎使用。

- 轻度过度通气可通过诱导呼吸性碱中毒来提高癫痫发作阈值。
- 一些病例报告建议使用 20% 的脂肪乳剂治疗局麻药的中枢神经毒性反应，即使在没有心脏毒性的情况下也是如此，并建议将其作为这种情况下的一线治疗。

循环支持

- 静脉给 10～20ml/kg 等渗液，如乳酸林格液。
- 以 0.1μg/(kg·min) 的速率开始输注去氧肾上腺素以支持血管张力，拮抗局麻药导致的血管舒张。
- 也有采用体外循环成功的报道。

（孙娜　译，何玉婷　校）

参考文献

Amory C, Mariscal A, Guyot E, et al. Is ilioinguinal/iliohypogastric nerve block always totally safe in children? *Paediatr Anaesth.* 2003;13:164–166.

Bardsley H, Gristwood R, Baker H, et al. A comparison of the cardiovascular effects of levobupivacaine and rac-bupivacaine following intravenous administration to healthy volunteers. *Br J Clin Pharmacol.* 1998;46:245–249.

Berde CB. Toxicity of local anesthetics in infants and children. *J Pediatr.* 1993;122:S14–S20.

Cook DR. Paediatric anaesthesia: pharmacological considerations. *Drugs.* 1976;12:212–221.

Coté CJ, Lerman J, Todres ID. Regional anesthesia. In: *A Practice of Anesthesia for Infants and Children.* 5th ed. Philadelphia: Saunders Elsevier; 2013.

Gorfine SR, Onel E, Patou G, Krivokapic ZV. Bupivacaine extended-release liposome injection for prolonged postsurgical analgesia in patients undergoing hemorrhoidectomy: a multicenter, randomized, double-blind, placebo-controlled trial. *Dis Colon Rectum.* 2011;54:1552–1559.

Gourrier E, Karoubi P, el Hanache A, et al. Use of EMLA cream in a department of neonatology. *Pain.* 1996;68:431–434.

Hodgson PS, Neal JM, Pollock JE, Liu SS. The neurotoxicity of drugs given intrathecally (spinal). *Anesth Analg.* 1999;88:797–809.

Krane EJ, Haberkern CM, Jacobson LE. Postoperative apnea, bradycardia, and oxygen desaturation in formerly premature infants: prospective comparison of spinal and general anesthesia. *Anesth Analg.* 1995;80:7–13.

Litz RJ, Roessel T, Heller AR, Stehr SN. Reversal of central nervous system and cardiac toxicity after local anesthetic intoxication by lipid emulsion injection. *Anesth Analg.* 2008;106:1575–1577.

Mauch JY, Spielmann N, Hartnack S, Weiss M. Electrocardiographic and haemodynamic alterations caused by three different test solutions of local anaesthetics to detect accidental intravascular injection in children. *Br J Anaesth.* 2012;108:283–289.

McCloskey JJ, Haun SE, Deshpande JK. Bupivacaine toxicity secondary to continuous caudal epidural infusion in children. *Anesth Analg.* 1992;75:287–290.

Mirtallo J. State of the art review: intravenous fat emulsions: current applications, safety profile, and clinical implications. *Ann Pharmacother.* 2010;44:688–700.

Rice LJ, DeMars PD, Whalen TV, et al. Duration of spinal anesthesia in infants less than one year of age. Comparison of three hyperbaric techniques. *Reg Anesth.* 1994;19:325–329.

Ward RM, Mirkin BL. Perinatal/neonatal pharmacology. In: Brody TM, Larner J, Minneman KP, eds. *Human Pharmacology: Molecular to Clinical.* 3rd ed. St Louis: Mosby-Year Book; 1998:873–883.

Weinberg GL. Treatment of local anesthetic systemic toxicity (LAST). *Reg Anesth Pain Med.* 2010;35:188–193.

Weinberg G, Lin B, Zheng S, et al. Partitioning effect in lipid resuscitation: further evidence for the lipid sink. *Crit Care Med.* 2010;38:2268–2269.

Willschke H, Marhofer P, Bosenberg A, et al. Ultrasonography for ilioinguinal/iliohypogastric nerve blocks in children. *Br J Anaesth.* 2005;95:226–230.

第3章
设备与超声

Kamal Maheshwari 和 Loran Mounir-Soliman

关键词：针，神经刺激器，超声，物理学

设备

针、导管和注射器

麻醉医生在进行完善有效的局部麻醉时，需要全面了解将局麻药注射到目标位置使用的器械包括针、注射器和导管。早年，局部麻醉方法的应用促使人们发现了许多针与注射器的连接方法。大约在世纪之交，Schneider 根据 Hermann Wülfing-Luer 注射器开发了一种全玻璃注射器。一般认为 Luer 发明的是一种简单的圆锥形尖端，便于更换注射器上的针头，但是现今最常用的 "Luer-Lok" 是由 Dickenson 在 20 世纪 20 年代中期设计的。Luer 接头几乎是通用的，Luer 针头和 "Luer-Lok" 都在 1955 年实现了标准化。

几乎所有用于局部麻醉的一次性和可重复使用的针头，其斜面均在三个平面上被切割。理论上，这种设计与早期的样式相比，产生组织破口的较小且较为舒适，并减少组织堵塞。许多在区域阻滞时用于深部注射的针在针柄中包含一个安全珠，这样在出现针头接口与针柄分离的罕见情况时，针可以很容易地被取回。图 3-1 对比了 25G 钝角针与 25G "皮下注射" 针。传统理论认为，短斜面针对神经结构的创伤较小，但几乎没有临床证据证明如此。关于是尖锐还是钝的针尖可最大限度地减少神经损伤的实验数据也是模棱两可。

图 3-2 显示了各种常见的脊麻穿刺针。成功使用的关键是找到合适的大小和尖端斜面，便于轻松置入蛛网膜下腔，而不会造成重复的无效穿刺。在型号相同条件下，扩张硬膜纤维的圆形针尖与切割硬膜纤维的斜面针相比，圆形针尖导致的头痛发生率更低。既往对可控性持续脊麻技术中采用小号导管以减少脊麻后头痛发生率的兴趣，随着利多卡因神经毒性的争论而逐渐被淡化了。

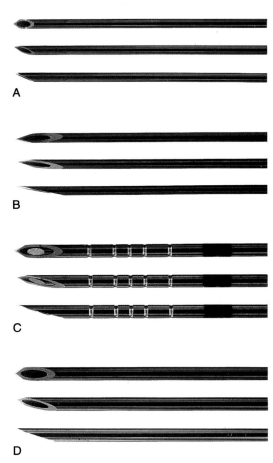

图 3-1　区域阻滞针的前、斜和侧面观。A. 钝斜面，25G 腋窝阻滞针。B. 长斜面，25G（"皮下"）阻滞针。C. 22G 超声 "成像" 针。D. 短斜面，22G 区域阻滞针（摘自 Brown DL：Regional Anesthesia and Analgesia. Philadelphia：WB Saunders，1996. Used with permission of Mayo Foundation for Medical Education and Research. All rights reserved）

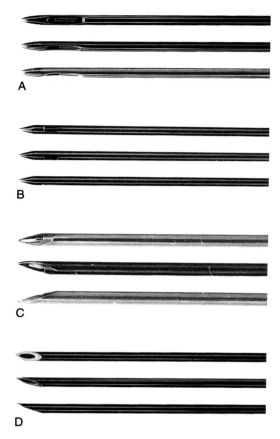

图 3-2 常见脊麻穿刺针的前、斜和侧面观。A. Sprotte 针。B. Whitacre 针。C. Greene 针。D. Quincke 针（摘自 Brown DL：Regional Anesthesia and Analgesia. Philadelphia：WB Saunders，1996. Used with permission of Mayo Foundation for Medical Education and Research. All rights reserved）

图 3-3 为硬膜外穿刺针。由于硬膜外置管技术的需要，所以对针尖进行了特殊的设计。图 3-4 显示了两种可用于蛛网膜下腔或硬膜外腔的导管。二者各有利弊，单独远端开孔的导管在注药时可提供最为精确的导管尖端定位，而多侧孔导管则适用于连续镇痛技术。

连续输液剂量随着超声技术的出现而不断优化，越来越多连续神经阻滞导管的出现为病人带来福音。目前的做法是限制持续输液在 0.4mg/（kg·h）（布比卡因 / 罗哌卡因）。具体的阻滞建议详见表 3-1。

神经刺激器

近年来，神经刺激器的使用频率逐步上升，并且时常起到至关重要的作用。人们越

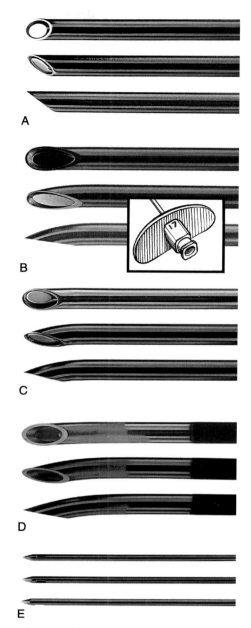

图 3-3 常见硬膜外针的前、斜和侧面观。A. Crawford 针。B. Tuohy 针；插图显示翼状片使普通针变翼状针。C. Hustead 针。D.18G 弯硬膜外针。E. Whitacre，27G 脊麻针（摘自 Brown DL：Regional Anesthesia and Analgesia. Philadelphia：WB Saunders，1996. Used with permission of Mayo Foundation for Medical Education and Research. All rights reserved）

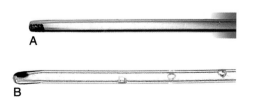

图 3-4 硬膜外导管的设计。A. 末梢单孔。B. 针尖封闭的多侧孔导管（摘自 Brown DL：Regional Anesthesia and Analgesia. Philadelphia：WB Saunders，1996. Used with permission of Mayo Foundation for Medical Education and Research. All rights reserved）

表 3-1   连续周围神经阻滞输注的常用剂量及泵的设置

阻滞类型	局部麻醉药*	维持速率/（ml/h）	单次剂量/ml	锁定间隔/min	每小时内单次剂量的次数
肌间沟	0.25% 布比卡因或 0.2% 罗哌卡因	8～10	8～12	60	1
锁骨上	0.25% 布比卡因或 0.2% 罗哌卡因	8～10	8～12	60	1
腘窝	0.25% 布比卡因或 0.2% 罗哌卡因	8～10	8～12	60	1
股神经或收肌管**	0.12% 布比卡因或 0.1% 罗哌卡因	6～8	0	—	—

*任何 4h 内局麻药的总累积剂量都应小于毒性剂量。老年和虚弱病人推荐保守剂量。

**建议使用较低的剂量以避免股四头肌无力。

来越重视所使用的技术，无论是在单个神经附近进行多次注射或放置刺激导管，都推动了这一变化。尽管有一些设备允许使用脚控制刺激仪的电流，需要三只手或者双人操作仍是临床实践中使用神经刺激器时的主要障碍（图 3-5）。在需要第二双手的这种情况

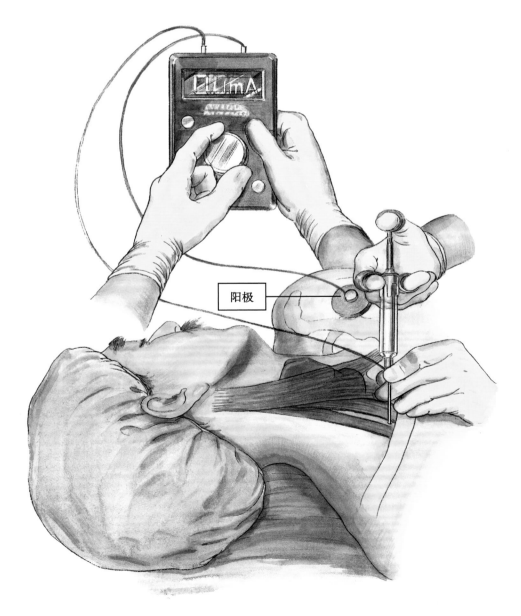

阳极

图 3-5   神经刺激器技术

下，当代外周刺激仪的正确操作非常简单，在神经阻滞的过程中很容易学会。在很多情况下，使用神经刺激器是有帮助的，如对麻醉状态下的儿童和成人实施神经阻滞，对不能准确表达麻痹感的病人，对某些特殊神经实施阻滞时，以及为了麻醉或术后镇痛放置刺激导管时。使用神经刺激器的另一个受益群体是慢性疼痛病人，对他们进行准确的针刺和电刺激以再现疼痛，或通过精准使用少量局麻药消除疼痛，有利于改善诊断和治疗。

局部神经阻滞时使用神经刺激器，绝缘针是最合适的，因为绝缘针的电流仅在针尖部位呈球形播散，而非绝缘针则在针尖及沿针杆发散电流，导致针的定位不准确。周围神经刺激器应当输出 0.1～10mA 的脉冲电流，脉冲持续大约 200ms，脉冲频率为 1 次 /s。周围神经刺激器应该有一个清晰的读数，显示何时存在完整的电路，在其整个范围内具有稳定和准确的电流输出，并在每次脉冲时显示电流数字。这有助于使用 2mA 电流进行神经的大致定位，然后减少到 0.5～0.1mA 进行精准定位。神经刺激器还应有明确的末端极性标志，因为周围神经刺激针为负极时刺激最为有效。如果针为正极，则刺激电流需要增加大约 4 倍。所以，刺激器的正导应通过连接普通心电图电极片放在远离刺激的部位（图 3-5）。

使用神经刺激器不能替代全面的解剖知识和准确的针刺部位选择；事实上，无论是否使用神经刺激器，解剖和相关的技术都应当引起重视。相较于小的无髓鞘运动纤维，大的有髓鞘运动纤维受到刺激所需的电流更少，肌肉收缩通常在病人感到不适之前产生。针头应该小心地被放置到可以用 0.5～0.1mA 电流即可引出肌肉收缩的位置。如果阻滞一个纯粹的感觉神经，过程基本相近，但定位时需要病人报告感觉神经分布区皮肤是否有"刺痛或烧灼"的感觉。一旦针尖到达仅需 0.5～0.1mA 电流即可产生刺激的最终位置，注射 1ml 局部麻醉药。如果针头定位准确，这些药应该能迅速消除脉冲电流引起的肌肉收缩和 / 或皮肤感觉。

超声

在过去十年中，图像引导的周围神经阻滞已成为局部麻醉创新前沿的麻醉医师的日常操作。最主要的成像方法即是超声。超声成像设备具有无创、便携和价格适中的优点。大多数扫描探头使用频率在 5～10MHz 的声波进行工作。这些设备能够识别血管和骨性结构，但不能识别神经。使用高分辨率探头（12～15MHz）和复合成像的当代设备可以清晰地显示神经、血管、导管和局麻药注射，并且可能改善超声辅助周围神经阻滞技术。这些设备的使用受限于成本、需要培训和对超声图像解剖学的熟悉程度，以及需要额外的助手。超声对浅表神经丛的显影效果最好，同时受到过度肥胖或解剖上深部结构的限制。有效使用这项技术的关键之一是对超声波背后的物理学原理有深入的了解。为了研究和领会相关的人体解剖学，对物理学的理解是必须的。

美国局部麻醉医师协会的建议

以下是美国局部麻醉医师协会进行超声引导下神经阻滞的建议：

1. 显示出关键的标志性解剖结构，包括肌肉、筋膜、血管和骨骼。
2. 通过短轴成像识别神经或神经丛，深度设置为距目标结构 1cm。
3. 确认正常的解剖结构或识别解剖结构的变异。
4. 设计最安全、最有效的进针路径。
5. 使用无菌针头穿刺技术。
6. 在实时可视化下确保针头向目标前进。
7. 考虑联合使用第二种确认技术，例如神经刺激器。
8. 当针尖位置正确时，注射少量的试剂。
9. 进行必要的针头调整，以获得局部麻醉在神经周围最佳的扩散。
10. 遵循传统的安全操作准则，包括回抽、监测、病人的反应和对注射阻力的评估。

1

波长和频率

　　超声波是声能的一种形式,定义为压力变化的纵向进展(图3-6)。这些压力变化包括粒子在给定介质中的压缩和松弛区域。为简单起见,超声波通常被建模为正弦波。每

个超声波可被定义为以距离为单位的特定波长(λ),以分贝(dB)为单位的振幅(h),以赫兹(Hz)或每秒周期为单位的频率(f)。超声波的定义是超过 20 000Hz 的频率。用于超声引导下局部麻醉的电流传感器产生 3~13MHz(或 30 000~130 000Hz)范围内的波。

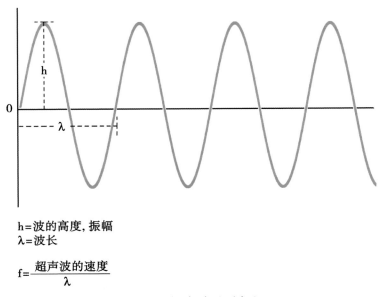

h=波的高度,振幅
λ=波长

$$f = \frac{\text{超声波的速度}}{\lambda}$$

图 3-6　超声波基础知识

超声波生成

　　当传感器内的多重压电晶体响应交流电快速振动时,就会产生超声波。随后超声波进入人体,在与各种组织接触时,它可以反射、折射和散射(图3-7)。

　　为了生成一个对临床有用的图像,超声波必须反射出组织并返回到传感器。传感器在发射波后,切换到接收模式。当超声波返回到传感器时,压电晶体会再次振动,把声能重新转化为电能。这个传输和接收的过程每秒可以重复超过 7 000,当与计算机处理相结合时,就形成看似无缝衔接的二维图像。按照惯例,较白的(高回声)的物体代表较大程度的反射和较高的信号强度,而较暗的(低回声)图像代表较少的反射和较弱的信号强度。

与物理学相关的临床问题

　　分辨率　分辨率是指能够区分两个相邻结构的能力。虽然有几种不同类型的分辨

率,但麻醉医师主要关注的是横向分辨率(左右区分)和轴向分辨率(前后区分)。更高频率的超声机器具有更好的分辨率,可以有效地区分近距离的周围神经结构。然而,由于衰减的存在,高频超声不能穿透深层组织(图3-8)。衰减是指超声波能量在周围组织中的散失,主要是以热能的形式。对于深度为 1~4cm 的浅表神经阻滞,首选大于 10MHz 的频率。对于深度大于 4cm 的组织,小于 8MHz 的频率能够做到足够的组织穿透,但是可以预计分辨率会下降。

　　焦点　虽然轴向分辨率仅仅与超声波的频率有关,但横向分辨率也取决于波束的厚度。任何产生窄波束的移动都将增加横向分辨率。大多数超声机器都有一个电子焦点,它可以产生一个焦点(光束中最窄的部分),可以直接放置在感兴趣的目标之上。然而,这增加了声束在焦点区域之外(远场)的散射,导致了在这个焦点之外图像结构的衰减。因此,声束焦点应放置在被评估物体的水平面上,以提供最清晰的目标图像(图3-9)。

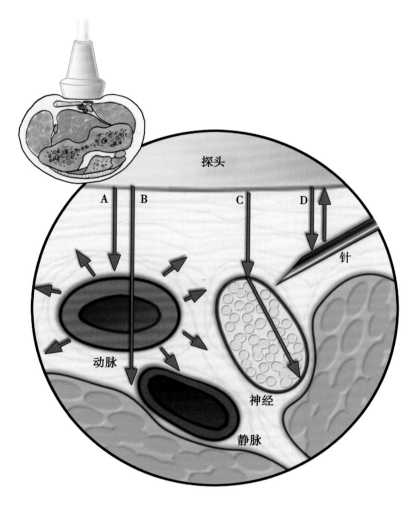

图 3-7 超声波图像的产生。这个图显示了超声波在穿过不同组织时所产生的不同反应。A. 散射：超声波在几个随机方向上偏转，可以朝向或者背离探头。散射发生在小的或不规则的物体上。B. 穿透：超声波穿透组织，远离探头。C. 折射：当一束超声波接触两种传播速度不同的介质的界面时，波的折射（弯曲）在一定程度上取决于速度的差异。D. 镜面反射：当一个光滑、大的物体（如针）垂直于超声波束时，会将超声波反弹（反射）回探头

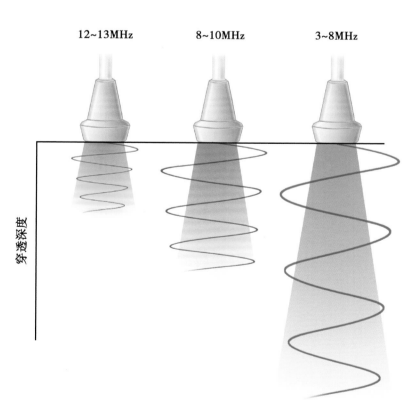

图 3-8 探针的频率与穿透深度。高频超声能提供更多的图像细节，但其在很浅的深度即产生很大程度的衰减

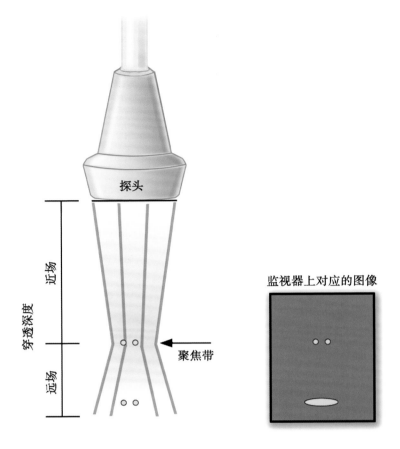

图 3-9　超声波探头聚焦的基础知识

增益总体增益控制允许操作者为较暗或较亮的图像增加或减少信号强度。时间增益补偿（time gain compensation，TGC）在图像的特定深度处调整增益。TGC 的目标是补偿由于深度而导致的信号衰减。因此，适当的 TGC 调整可以使具有相似反射特征的结构呈现出相近的亮度而不受深度的影响。不恰当的低增益设置可能导致现有结构的显影缺失（即"缺失的结构"伪影），而不恰当的高增益设置则可以很容易模糊现有结构。

反射声波在具有不同声阻抗（反射）的组织界面处反射回传感器。反射的能量决定了所处理图像的振幅（亮度），这主要取决于组织本身的性质，骨组织的阻抗最高，空气的阻抗最低。光滑的大表面可以比周围组织更有效地反射声束，这被称为镜面反射。当两个镜面反射器彼此靠近时，这些表面之间可能会发生声束地混响。在临床上，它显示为平行、等距的线（混响伪影）。当扫描两层胸膜时，当他们之间没有液体或空气时，彗星

尾伪影就是这种混响的一个例子。高回声混响是由空心块针的两个壁引起的另一个伪影实例。

彩色多普勒

彩色血流多普勒超声的原理是，如果发出的超声脉冲撞击到移动的红细胞，反射回传感器的超声将具有与原始频率不同的频率。这种频率的变化被称为多普勒频移。正是这种频率变化，使之可以用于心脏和血管，用来计算血流速度和血流方向。多普勒方程式：

$$频移 = 2 \times V \times F_t \times \cos \Phi / c$$

其中，V 为运动物体的速度，F_t 为发射频率，Φ 为超声波束和血流方向的夹角，c 为超声波在介质中的速度。血流方向对于局部麻醉来说并不像对于心血管麻醉那么重要。最重要的是能够通过可视化的颜色流动来明确识别血管。在进行阻滞时，寻找针的轨迹显

得尤为重要。通过将彩色血流多普勒放置在预期的进针路径上，临床医生应该能够筛查和避开任何未预料到的血管。

超声引导下的神经阻滞的一般原则

在超声引导时，大部分神经在横截面（短轴）上成像。或者将换能器从短轴视图转动90°，则生成长轴视图。短轴视图通常是首选的，因为它允许操作者评估目标神经的后内侧视角，而长轴视图没有这一点（图3-10）。

基于针相对于超声波束的方向，形成了两种技术（图3-11）。平面内入路产生针的长轴视图，允许完全显示针的轴和尖端。平面外入路生成针的短轴视图。需要用非常薄的超声束保持针的成像是平面内方法的一个缺点，或者说是一个挑战。平面外视图的一个局限性是，它生成了一个阻滞针的短轴视图，这可能很难可视化。通过平面外视图，操作者无法确认针尖（而不是轴的一部分）正在被成像，因此针的位置通常是通过组织运动或

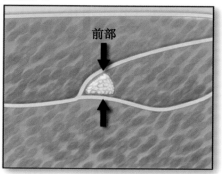

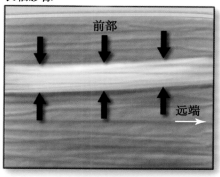

图 3-10　正中神经的短轴（上）和长轴（下）成像

少量溶液注射推断的。

两种主要的超声探头用于局部麻醉：

1. 线阵探头（通常是高频率探头），其具

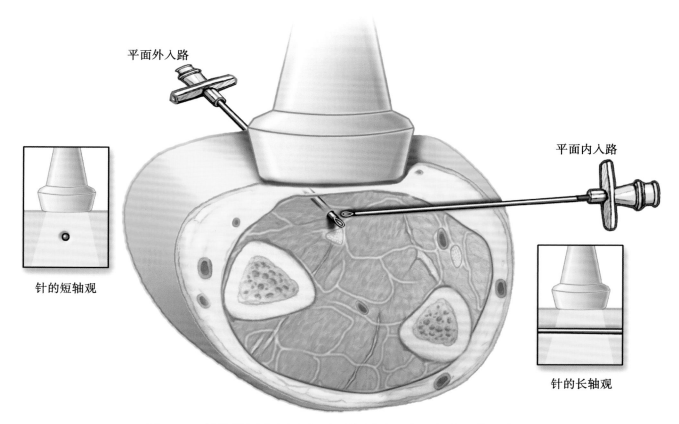

图 3-11　针的平面内（右）和平面外（左）入路和超声显像示意图

1

有更窄的超声窗口，可以获得更好的分辨率和更准确地识别目标结构边缘的能力。

2. 凸阵探头（通常频率较低），其更适用于深部结构，为检测靶神经附近的重要结构提供了更广阔的视野。使用凸阵探头的缺点是其分辨率较低（图 3-12，图 3-13A、B）。

无论选择哪种机器或探头，都遵循四种基本的探头操作技巧，即"PART"扫描技巧：

按压（P）：不同程度的压力被施加到传感器上，这些压力会被转换到皮肤上。

滑动（A）：通过滑动探头可确定目标神经的长度、走行以及其周围的参考结构。

旋转（R）：传感器按顺时针或逆时针方向旋转，可优化神经和针的图像（长轴或短轴）。

倾斜（T）：传感器在两个方向上倾斜，可最大程度地提高超声波束与目标神经的入射角，从而最大限度地提高反射率和优化图像质量。

PART 操作的主要目标是优化从物体反射并返回到传感器的超声波量（图 3-14）。

由于各向异性，持续和频繁的操作探头，主要是旋转和倾斜，可以更好地了解解剖结

 高频设置(12~13MHz)

 中频设置(8~10MHz)

平面内技术(in-plane technique, IP)
平面外技术(out-of-plane technique, OP)

 低频设置(3~8MHz)

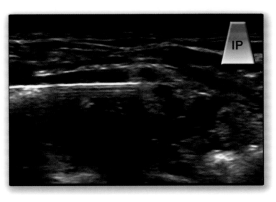

图 3-12　超声针引导系统的建议。我们建议使用平面内（IP）技术进行高频设置进行阻滞时，平面内会显示有"IP"的红色扫描平面。使用平面外（OP）技术使针显影时可使用低频设置，我们显示了一个平面上有"OP"的绿色扫描平面。中频设置由一个蓝色的扫描平面表示。在图的右上方进行了举例。在这种情况下，我们建议从高频探头设置和平面内技术开始进行针的显影

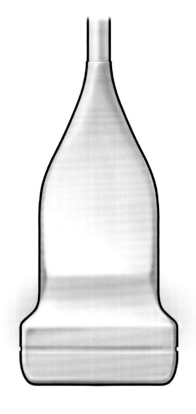

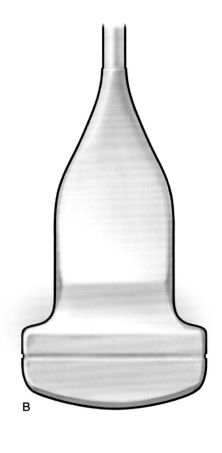

A

B

图 3-13　A.线阵探头。
B.凸阵探头

1

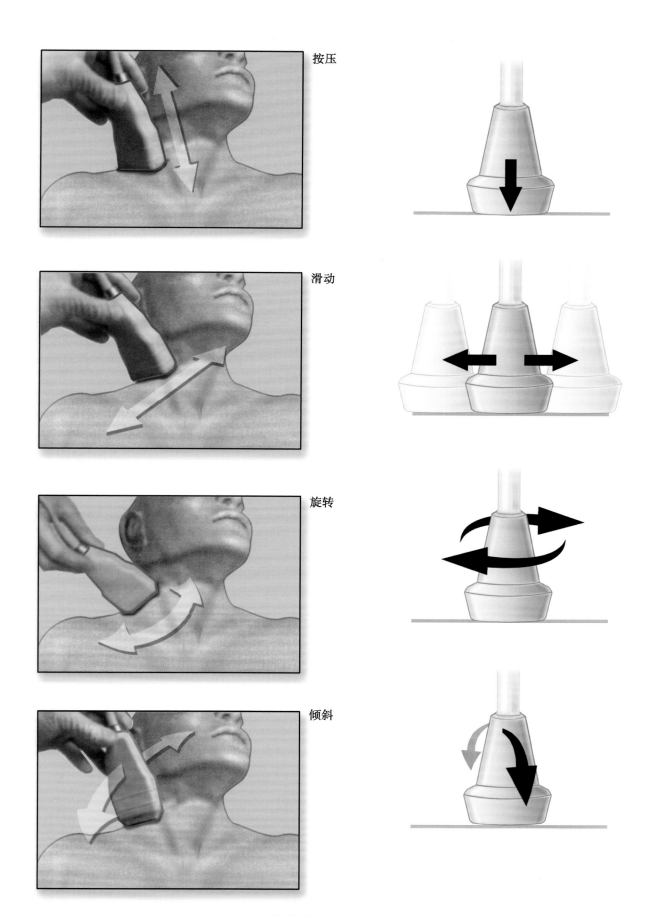

按压

滑动

旋转

倾斜

图 3-14　PART 操作技巧：按压、滑动、旋转、倾斜

1

构,特别是神经和肌腱。

　　这一特性主要反映了反射信号基于波束入射角的振幅的变化。波束撞击物体的角度的微小变化会导致反射图像的振幅显著不相等(各向异性),在短轴视图中,当该角度垂直于结构的长轴时,振幅最大。目标结构的清晰可视与完全没有显现可能是由于入射角不同造成的,这就要求操作者要熟练掌握这一技能。

　　　　　　　　　　(徐超锋　译,何玉婷　校)

第二篇

上肢区域阻滞

第4章
上肢区域阻滞解剖学

David L. Brown

关键词：臂丛，斜角肌，锁骨下动脉，胸膜顶

要点

- 臂丛神经沿着锁骨上方由前斜角肌和中斜角肌中间发出。这两块肌肉构成了斜角肌三角，其顶点为颈椎横突，底部为第1肋。
- 膈神经位于臂丛神经的前方，被前斜角肌分隔。膈神经与臂丛之间的距离在斜角肌三角的顶点处为几毫米，在三角的底部该距离可达到几厘米。
- 椎动脉离开颈椎时位于臂丛神经根的前方。
- 支配上肢腹侧功能的神经起源于形成内侧束和外侧束的臂丛神经干的前索。
- 支配上肢背侧部分功能的神经起源于形成后束的臂丛神经干的后索。
- 臂丛神经是根据其在标准解剖位置（手臂内收，平行于躯干延伸）与腋动脉第二段的关系而得名。

> 人类不断地使用他的手臂和双手……结果，他的胳膊和手经常受伤……人类也会不断地进食……人的胃从来都不是空的……人的动手倾向与他们坚持不懈的食欲相结合，就造成了上肢受伤和胃部饱胀的病人源源不断地涌入医院急诊室。这就是为什么麻醉医师如此偏爱臂丛神经的原因。

经典的麻醉档案，David Little，1963

David Little 的观察报告并没有将所有的麻醉医师引向选择区域神经阻滞进行上肢手术的方向。然而，那些选择区域阻滞的麻醉医师认识到有多个部位可以进行臂丛神经阻滞。如果麻醉医师要全面地做好麻醉就应当熟悉各种臂丛神经阻滞技术。熟悉这些技术就需要了解臂丛神经的解剖学。但是"了解"臂丛解剖学的一个问题是传统的臂丛线条示意图太过复杂。

图 4-1 示臂丛神经由第 5 至第 8 颈神经的腹侧支和大部分第一胸神经分支组成。此外，还有一小部分颈 4 和胸 2 神经参与其构成。解剖学上的复杂性在于这些腹支神经穿出前、中斜角肌并最终形成 4 个支配上肢的末梢分支：肌皮、正中、尺、桡神经的过程。对于麻醉医师来说，神经根是怎样变成周围神经的过程一般没有太多的临床意义。有一些主要的概念可以帮助临床医生理解臂丛的解剖学，这一章的目标是简化这一解剖学。

神经根在斜角肌之间穿过后，重组为上、中、下三个神经干。神经干继续向第 1 肋延伸。在第 1 肋的外侧缘，这些神经干形成初始的解剖学神经股，分为腹股和背股。这部分也是臂丛解剖学上最复杂难懂的地方。这种解剖学神经股很重要，因为在此将要支配上肢腹侧的神经与支配背侧的神经相分离。这些股进入腋窝后就变成神经束。三个神经干的后股合并形成后束；上干和中干的前股形成外侧束；内侧束为单独的下干前股。这些名称是根据它们与腋动脉第二段的关系命名的。

在胸小肌（喙突）的外侧，三个神经束重组，形成支配上肢的周围神经。简而言之，将外侧束和内侧束归为上肢的"腹侧"神经。与此对应，后束提供全部上肢的"背侧"神经支

2

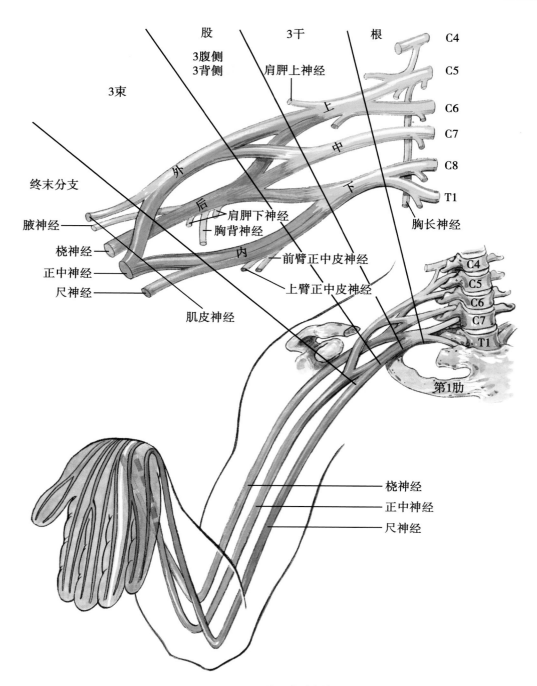

图 4-1　臂丛解剖学

配。因此，桡神经支配肩部以下上肢的所有背侧肌肉组织。肌皮神经支配上臂肌肉及前臂的皮肤。与此对应，正中神经和尺神经在上臂只是神经通路，但在前臂和手，它们支配腹侧肌肉组织的运动。这些神经可以进一步分类：正中神经主要支配前臂，而尺神经主要支配手部。

有些作者将麻醉医师的注意力集中到臂丛神经的筋膜覆盖上。臂丛神经根离开横突时，穿过椎前筋膜。许多人认为，臂丛全程被椎前筋膜以管状包绕，因此可以将针头放置在"鞘"内，使臂丛神经阻滞更容易。毫无疑

问，臂丛神经是被椎前筋膜包裹；然而筋膜覆盖并不是连续的，隔膜将鞘分隔成室，在临床上这些室会妨碍局麻药的充分扩散。在超声下观察臂丛注射区附近证实了我们关于筋膜不连续的早期临床观点，即当从横突移动到腋窝时，"鞘"的不连续性会增加。

大多数上肢手术的体位都是病人仰卧在手术台上，手臂外展于托板上。因此，麻醉医生必须能够理解并清楚将病人处于这种体位下时上肢的神经支配可视化。图 4-2～图 4-7 分别显示了手臂处于旋后和旋前位置，上肢神经支配、皮肤范围和骨骼范围的特征。

2

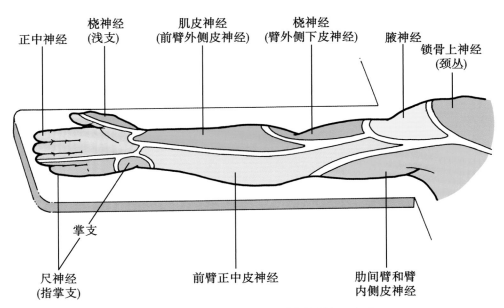

图 4-2   外旋状态下的上肢周围神经支配

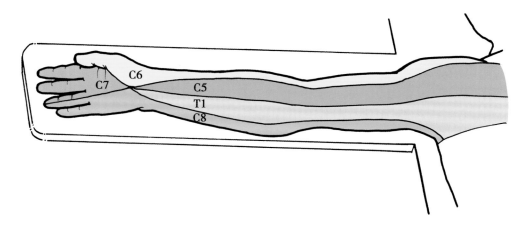

图 4-3   外旋状态的上肢皮节分布

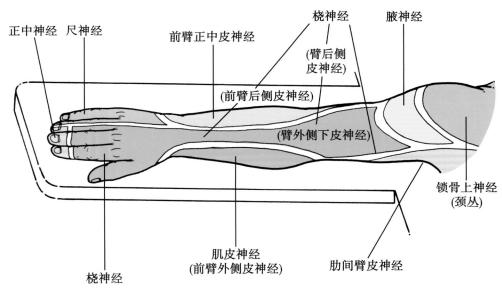

图 4-4   内旋状态下的上肢周围神经支配

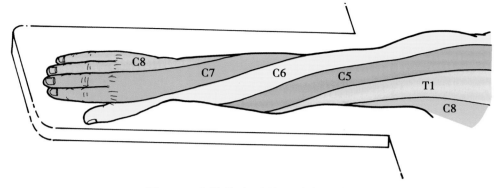

图 4-5　内旋状态下的上肢皮节分布

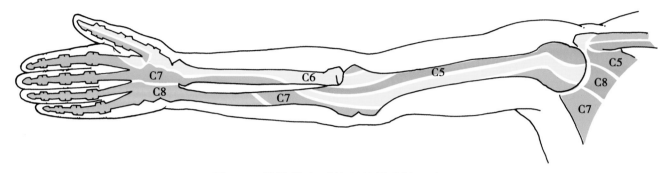

图 4-6　外旋状态下的上肢骨骼神经支配

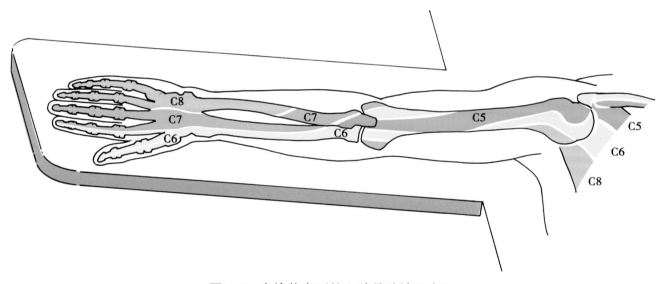

图 4-7　内旋状态下的上肢骨骼神经支配

一个有助于麻醉医师在手术前检查臂丛神经阻滞效果的临床"小技巧"是"4P"。图 4-8 显示了"推、拉、捏、捏"（push, pull, pinch, pinch, 4P）帮助麻醉医师记住如何检查与臂丛阻滞有关的四个周围神经。通过让病人抵抗麻醉医师将其前臂从上臂拉开的动作，可以评估肱二头肌的运动神经支配。如果这种肌力减弱，可以确定局麻药已经到达肌皮神经。同样，让病人尝试通过收缩肱三头肌来伸展前臂，可以评估桡神经。最后，分别捏尺神经或正中神经分布的手指，即第五指或第二指指根部分，有助于麻醉医师判断尺神经和正中神经的阻滞是否满意。通常如果这些动作是在臂丛神经阻滞后不久进行的，那么在感觉阻滞前运动无力会很明显。事实上，这种检查上肢的技术是在第二次世界大战期间发明的，目的是让医护人员能够快速分辨臂丛神经损伤。

尽管已经简要介绍了麻醉医师感兴趣的一些臂丛神经解剖结构，但仍有一些解剖细

2

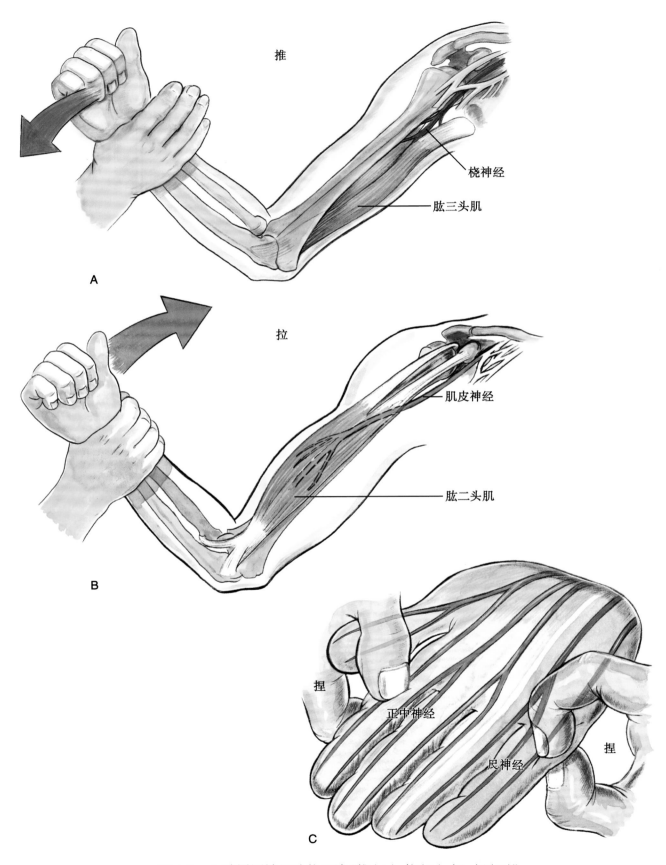

推

桡神经

肱三头肌

A

拉

肌皮神经

肱二头肌

B

捏

正中神经

尺神经

捏

C

图 4-8　上肢周围神经功能口诀"推（A），拉（B），捏，捏（C）"

节需要强调（图 4-9）。在颈神经根离开横突形成臂丛的过程中，它们从紧邻椎动脉后方的横突沟内穿出。椎动脉在右侧和左侧分别发自头臂动脉和锁骨下动脉，向头移行在第 6 颈椎（C6）或更高水平进入横突内的骨性通道。因此，必须时刻注意针尖与椎动脉的关系。需要记住当臂丛神经离开颈椎时，椎动脉位于臂丛神经根的前面。

臂丛神经解剖学中另一个令人感兴趣的结构是膈神经。它由第 3、4 和 5 颈神经的分支形成，在前斜角肌腹侧面上经过颈部进入胸腔。在肌间沟阻滞时膈神经几乎都会被阻滞，而在锁骨上阻滞或颈椎旁阻滞时则不太常见。避免膈神经阻滞仅对一小部分病人很重要，

即肺功能明显下降的病人，即日常活动因肺损害而受限的病人，应牢记膈神经的位置。

关于臂丛神经解剖另一个需要强调的细节是臂丛神经穿过第 1 肋时的排列形式。教科书常描述这部分神经呈堆积样排列。然而，放射学、临床、超声和解剖学研究表明，神经在这一点上并不是严格的"堆积状"，而是与锁骨下动脉呈向后和向头侧的位置关系（图 4-10）。这点在进行锁骨上神经阻滞，并将肋骨作为解剖标志时很重要。神经与动脉的关系意味着，如果操作时仅贴着第 1 肋进针，则不容易引起感觉异常，因为神经与第 1 肋的关系更向头侧。

另一个需要强调的解剖细节是在旁矢状

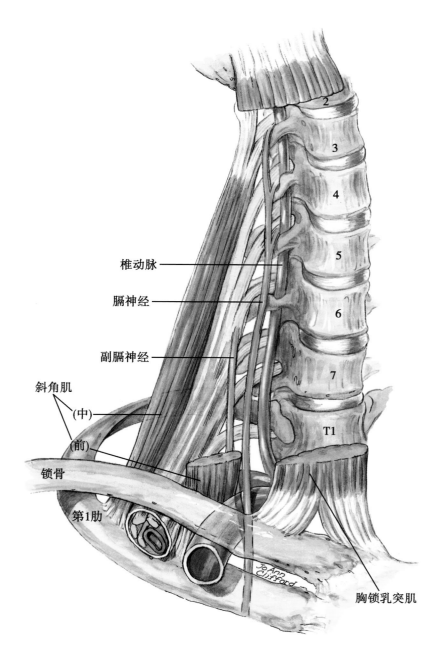

椎动脉

膈神经

副膈神经

斜角肌

（中）

（前）

锁骨

第 1 肋

胸锁乳突肌

图 4-9　锁骨上臂丛阻滞：功能解剖

2

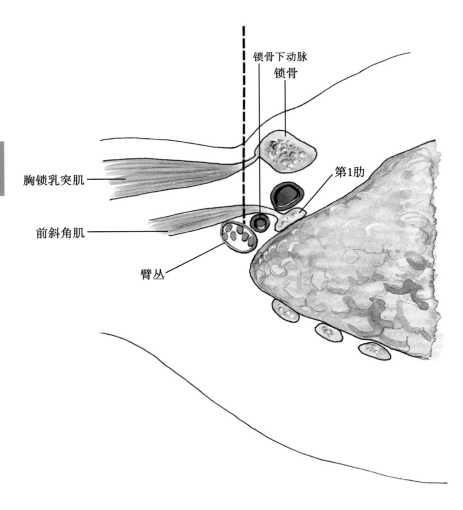

图 4-10　锁骨上阻滞解剖:臂丛,锁骨下动脉和第 1 肋的功能解剖

面通过喙突的近腋窝部位解剖。在这个过渡部位,臂丛神经正从神经束变为周围神经,并包绕锁骨下和腋动脉(图 4-11)。这个旁矢状面近腋窝部位的边界由以下解剖结构组成:

前部:胸小肌后缘和肱二头肌肱骨头

后部:肩胛骨和肩胛下肌、背阔肌和大圆肌

内侧:胸壁的外侧,包括肋骨、肋间肌和前锯肌

外侧:上臂内侧

这些解剖学关系在连续锁骨下阻滞技术中比较重要。

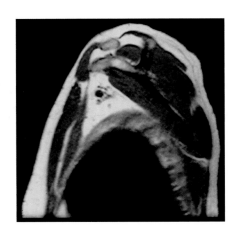
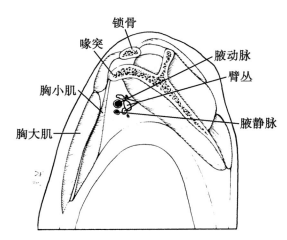

图 4-11　锁骨下阻滞重要解剖的磁共振矢状面图像和线条图(摘自 Brown DL: Regional Anesthesia and Analgesia. Philadelphia: WB Saunders, 1996. Used with permission of Mayo Foundation for Medical Education and Research. All rights reserved)

(孙娜 译,何玉婷 校)

第5章
肌间沟臂丛阻滞

Ehab Farag 和 David L. Brown

引言

肌间沟臂丛阻滞(经典前入路法)易于阻滞臂丛神经根,可有效用于肩部及上臂手术。通常情况下手部的尺神经是阻滞不全的,除非特别地向尾侧进针在有异感的地方注射局麻药。肌间沟臂丛神经阻滞是肩关节脱位复位术的首选麻醉方式,仅 10~15ml 局麻药即可达到满意的麻醉效果。该进针方式可在病人手臂处于任何体位下完成,该技术特别适用于长时间上肢手术需要反复臂丛阻滞时。

病人选择 肌间沟臂丛阻滞几乎适用于所有病人,即使是肥胖病人的肌间沟和椎体解剖位置也较容易定位。但是肺功明显受损的病人应避免行该项阻滞。不过这个观点仍存在争议,接受肌间沟臂丛阻滞的病人术中联合全身麻醉,则可通过控制通气保证其足够氧供。选择长效局麻药行肌间沟阻滞时,虽易阻滞膈神经,但手术结束时,病人的肺功能也会恢复到可耐受水平。

药物选择 肌间沟臂丛阻滞大多选择酰胺类局麻药。单纯使用利多卡因和甲哌卡因可提供 2~3h 的麻醉效果,加入肾上腺素后可延长至 3~5h,这两种局麻药物可用于简单手术及门诊手术。对于需要住院治疗的长时间外科手术,可以选择长效局麻药,如布比卡因或罗哌卡因。复杂的肩部手术通常需要一定的肌松作用,布比卡因的浓度至少为 0.5%。布比卡因的作用时间可维持 4~6h,加入肾上腺素后可维持 8~12h,此外,罗哌卡因的作用时间较布比卡因稍短。

传统阻滞技术

操作

解剖 麻醉医生需要掌握的重要体表解剖标志,包括:喉、胸锁乳突肌和颈外静脉。肌间沟臂丛阻滞通常在 C6 椎体水平进行,即环状软骨水平。从环状软骨向侧方画线,在此水平手指划过胸锁乳突肌就可触及前斜角肌肌腹,随后滑动至肌间沟处。施加压力,大多数人可以触及 C6 横突,有些病人通过深部按压可引发异感。颈外静脉通常在 C6 水平走行于肌间沟上,但不能依此定位(图 5-1)。

肌间沟臂丛阻滞成功的关键是能否正确识别斜角肌肌间沟,可以通过手指触诊构建其解剖结构。图 5-2 让我们看到体表下面的解剖,并使我们了解前斜角肌侧缘与胸锁乳突肌边缘平行的结构。这个解剖特点要时刻铭记在心。虽然前斜角肌纤维与胸锁乳突肌平行,但斜角肌间沟却与胸锁乳突肌的长轴呈斜角。图 5-3 中移除了前斜角肌,重点突出了 C6 水平,椎动脉依次穿过椎体横突孔通向颅底。

体位 病人仰卧,颈部中立位,头稍偏向对侧。嘱病人抬头,使胸锁乳突肌收缩,以暴露其外侧边界。将手指划到前斜角肌腹上,然后进入斜角肌间沟。这个手法应当垂直于环状软骨——即在 C6 水平。为了有效划动手指(图 5-4),术者应站在病人的一侧。

穿刺 当斜角肌间沟被定位后,术者的手指紧紧压在斜角肌间沟内,然后进针,如图 5-5 所示,进针方向略微向尾、向后。为进一步确定进针方向,如果用于阻滞的针很长并且穿刺足够深,则针应当大约在颈后中线C7到T1棘突水平穿出。如果进针过程没有引出异感或肌肉收缩反应,则在连接环状软骨到C6横突的平面内,保持图5-4所示的相同的进针角度移针。因为这个平面内臂丛以一个实际固定的角度通过颈部,所以如果重新进针时所用的"步幅"足够小就可以保证能

引出异感或肌肉收缩。如果这个阻滞用于肩部手术,大剂量局麻药加单个位置臂丛阻滞即可实现有效麻醉。肩部手术可以注射25～35ml利多卡因、甲哌卡因、布比卡因或罗哌卡因。如果肌间沟阻滞用于前臂或手部手术,则需要第二个、更向尾侧的针位,另外注入10～15ml局麻药,使之向尾侧方向的神经根蔓延。

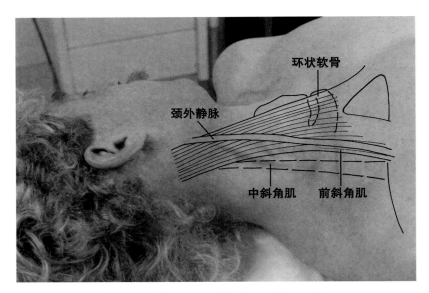

图 5-1　肌间沟阻滞:体表定位解剖

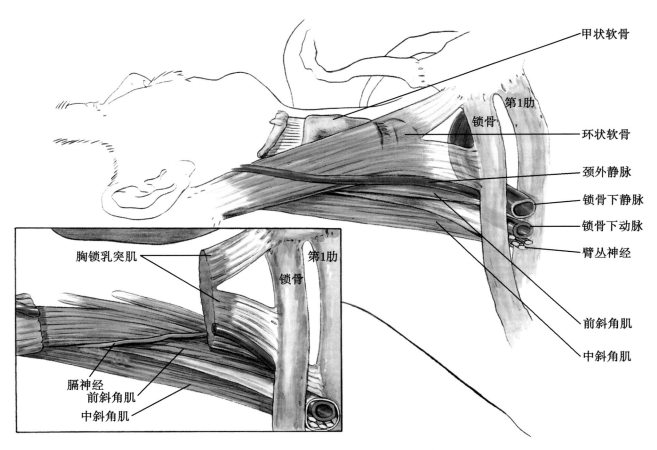

图 5-2　肌间沟阻滞:斜角肌功能解剖

2

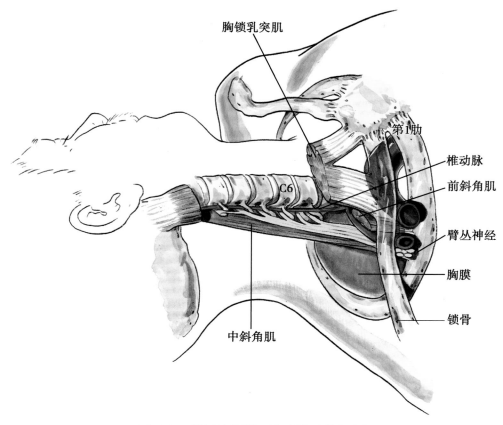

胸锁乳突肌

第1肋

椎动脉

前斜角肌

臂丛神经

胸膜

锁骨

C6

中斜角肌

图 5-3　肌间沟阻滞：椎动脉功能解剖

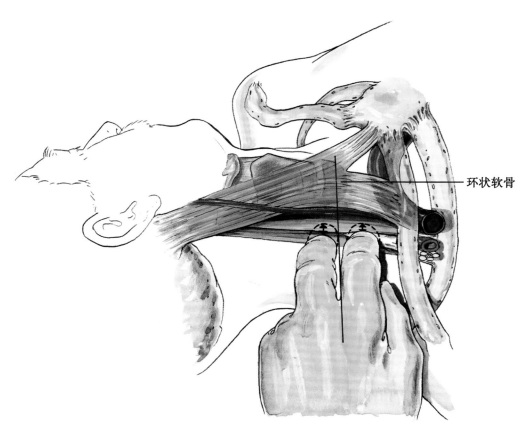

环状软骨

图 5-4　肌间沟阻滞技术：触诊

2

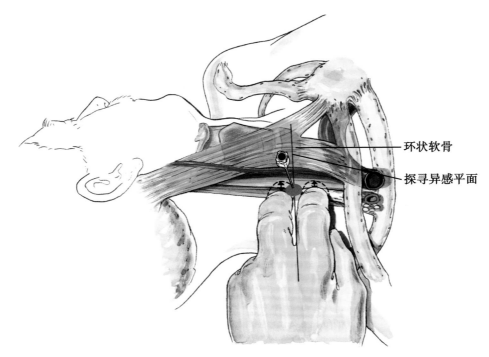

环状软骨

探寻异感平面

图 5-5　肌间沟阻滞技术：探寻异感平面

潜在问题

肌间沟臂丛阻滞可引起的并发症包括蛛网膜下腔阻滞、硬膜外阻滞、血管内注射（特别是椎动脉）、气胸和膈神经阻滞。

经验

肌间沟臂丛阻滞最适用于肩部手术，也有麻醉医生会采用肌间沟阻滞联合腋窝阻滞用于前臂和手部手术中，以达到近似锁骨上臂丛阻滞的效果。对于肌松要求较高的肩部手术，

调整局麻药浓度可提供足够运动神经阻滞（例如，1.5% 甲哌卡因和利多卡因，0.5% 布比卡因，0.75% 罗哌卡因）。由于肌间沟臂丛神经阻滞通常采用单次注射，并且依赖于局麻药的扩散，所以在注射后往往需要 20～35min 的起效时间。

如果定位前斜角肌存在困难，另一种方法是在触诊颈部时嘱病人最大限度地深吸气。在这个过程中，前斜角肌会先于胸锁乳突肌收缩，有助于我们在颈部触诊困难时鉴别前斜角肌的位置。此外，如果操作者在阻滞过程中很难发生异感或产生肌肉收缩，通常是因为进针位点过于靠后。如图 5-6 所示，

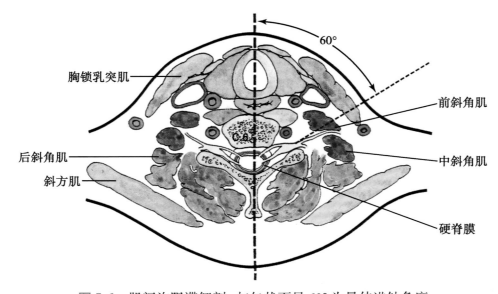

60°

胸锁乳突肌

后斜角肌

斜方肌

前斜角肌

中斜角肌

硬脊膜

图 5-6　肌间沟阻滞解剖：与矢状面呈 60° 为最佳进针角度

如果将右侧颈部分为 180°，进针角度应与矢状面呈 60° 左右，可以优化阻滞效果。

　　肌间沟臂丛阻滞是较为表浅的神经阻滞，明确了这一概念，多数因穿刺困难导致的并发症则可以避免，触诊时手指施加适当的压力，进针深度不超过 1～1.5cm 即可触及神经丛。当进针过深时，必须警惕蛛网膜下腔、硬膜外腔和血管内注射的发生。对于需要完善尺神经阻滞的手术，不应选择肌间沟臂丛阻滞。尺神经起源于第 8 颈神经，肌间沟入路难以阻滞完全。最后，对于有严重肺损伤的病人应谨慎应用此法，因为肌间沟入路几乎都会阻滞膈神经。

超声引导下肌间沟臂丛阻滞

关键点

- 小号线阵探头（20～25mm）是肌间沟阻滞的首选。
- 最易成功的方法是先显露在锁骨上臂丛神经，然后探头向头侧扫描以识别前中斜角肌之间的臂丛神经根。
- 在 C5、C6 或 C6、C7 之间穿刺置管，有助于正确固定导管，确保肩部手术后良好的镇痛。

超声解剖学

　　肌间沟臂丛阻滞位于胸锁乳突肌后缘和斜方肌之间的后三角区（图 5-7～图 5-9），毗邻 C6 和 C7 颈椎。在肌间沟阻滞中，臂丛神经由神经根（C5、C6、C7）或神经干组成。超声成像中表现为低回声结节（由于该区域的神经/非神经组织比例高），位于椎前筋膜下的前斜角肌和中斜角肌之间。臂丛神经的分支肩胛背神经和胸长神经常位于臂丛后方不足 1cm 的中斜角肌内，表现为包含低回声中心的高回声结构。

适应证

- 肌间沟臂丛阻滞的主要适应证是肩部手术。阻滞后局麻药可扩散至锁骨上其他神经（非臂丛神经）（C3-C4），该神经支配肩胛角感觉。
- 肌间沟臂丛阻滞可用于肱骨颈手术，但不能满足手部手术要求，因为不能阻滞到臂丛神经的下根/干。

技术要点

　　病人常取仰卧位，头偏向对侧，或呈侧卧

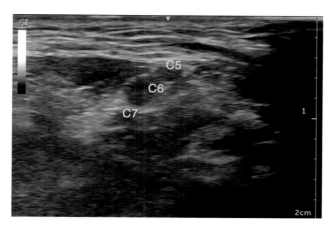

图 5-7　肌间沟超声解剖

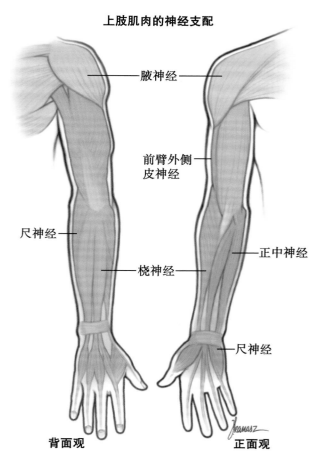

图 5-8　上肢肌肉的神经支配

上肢骨骼的神经支配

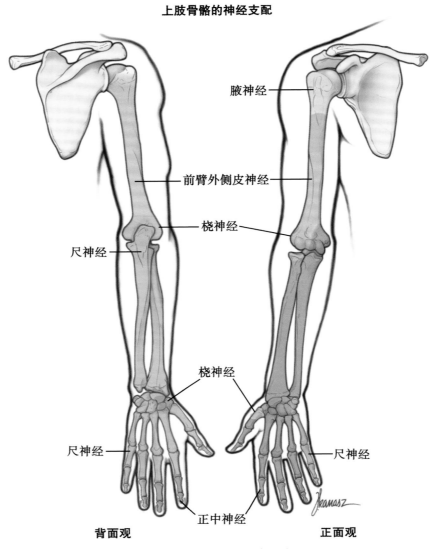

图 5-9　上肢骨骼的神经支配

位。我们推荐侧卧位阻滞，特别是在需要连续阻滞置管时。探头扫描锁骨上区域识别锁骨下动脉和外侧的臂丛神经，然后继续向头侧追踪臂丛神经，在前、中斜角肌之间的肌间沟找到臂丛神经根。在神经丛的横向短轴平面中，平卧位时采用平面内技术从外向内进针，侧卧位时采用平面内技术由后向前进针。针尖应位于 C5 和 C6 之间或 C6 和 C7 之间，以实现肩部手术的合理阻滞。在需要连续阻滞置管时，我们推荐将 Tuohy 针穿过肩胛背神经和胸长神经下方的中斜角肌，使导管更好地锚定到臂丛神经中。当针穿透中斜角肌筋膜以达到斜角肌间隙时，有较明显穿透筋膜的突破感（图 5-10 ～图 5-17）。

经验

- 在环状软骨水平，膈神经和臂丛神经相距在 2mm 以内，每向尾端靠近 1cm，二者之间的距离就增加约 3mm。因此，在环状软骨尾侧 1～2cm 处穿刺有助于减少肌间沟阻滞后的膈神经麻痹。

- 在目标注射位置有时可见颈横动脉和肩胛背动脉，使用彩色多普勒可有效区别血管和神经结构。

- 穿刺针经过中斜角肌时应低于肩胛背神经和胸长神经平面水平。肩胛背神经损伤的特点是沿肩胛骨内侧边缘出现钝痛，斜方肌和 / 或肩胛提肌无力及萎缩。胸长神经损伤将导致肩部慢性疼痛综合征和不同程度的前锯肌无力。

2

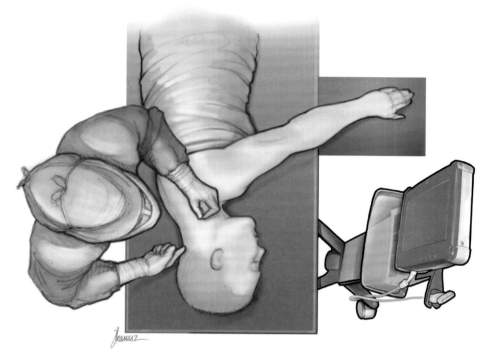

图 5-10　侧卧位行肌间沟阻滞（后路）

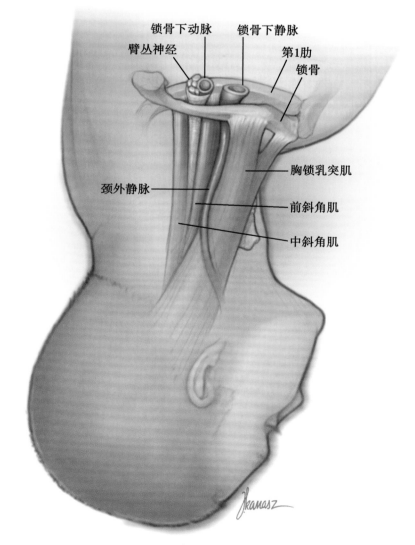

图 5-11　侧卧位肌间沟阻滞解剖

2

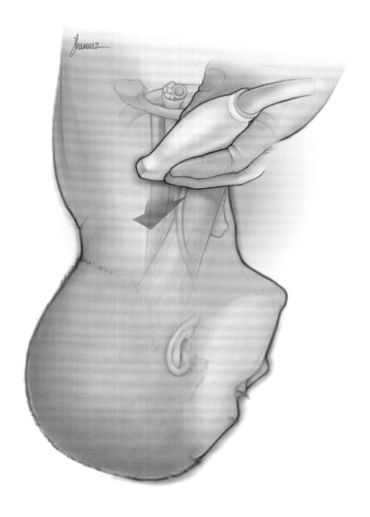

图 5-12 从锁骨上区向头端扫查以识别前中斜角肌之间的臂丛神经

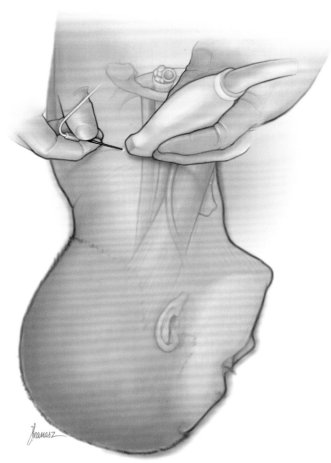

图 5-13 侧卧位由后向前进针的肌间沟阻滞平面内技术

2

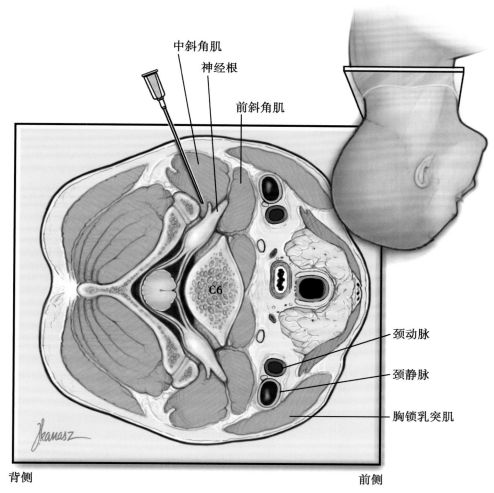

图 5-14　穿刺针需穿过中斜角肌以达到肌间沟处的臂丛神经根

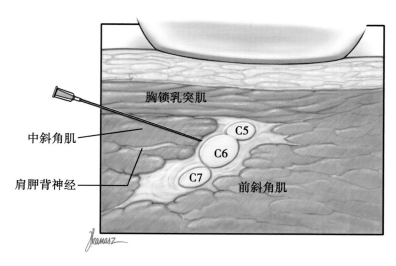

图 5-15　穿刺针位于臂丛神经的 C5 及 C6 神经根之间

2

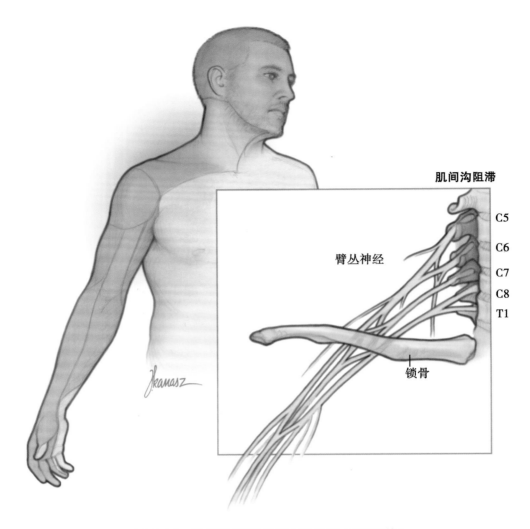

图 5-16   肌间沟阻滞解剖（神经根水平阻滞）

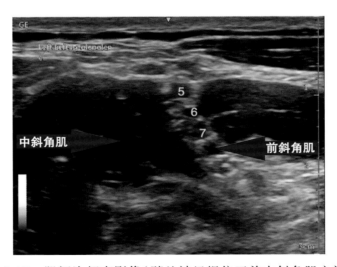

图 5-17   肌间沟超声影像（臂丛神经根位于前中斜角肌之间）

（姜泽 译，王竹立 校）

第6章
锁骨上臂丛阻滞

Ehab Farag 和 David L. Brown

引言

在所有入路的臂丛神经阻滞中，锁骨上神经阻滞是提供整个上肢手术麻醉最一致、最有效的方式。锁骨上神经阻滞是在臂丛的"股"水平上进行的，它能有效阻滞掉整个上肢的所有部位。这也是为什么如果有"足够"的异感就几乎没有阻滞不全发生的原因。如果这种阻滞用于肩部手术应当辅以颈浅丛阻滞。

病人选择 除了无法配合的患者，锁骨上神经阻滞几乎适用于所有的病人。对于经验较少的麻醉医生来说，这种阻滞可能不适合门诊病人。虽然气胸是该阻滞不常见的并发症之一，但这种并发症往往延迟到阻滞后几小时才表现，而此时门诊病人可能已在家中。此外，由于锁骨上神经阻滞主要依赖于骨骼和肌肉等体表标志进行定位，因此不适用于肥胖病人，因其锁骨上常有较多的脂肪堆积而影响解剖定位。

药物选择 与其他入路的臂丛阻滞一样，影响药物选择的主要因素是手术时长和所需运动阻滞的程度。甲哌卡因（1%～1.5%）、利多卡因（1%～1.5%）、布比卡因（0.5%）和罗哌卡因（0.5%～0.75%）都适用于臂丛神经阻滞。单纯利多卡因和甲哌卡因的阻滞时间是2～3h，加入肾上腺素可长达3～5h。这些药物可以用于不复杂的或门诊外科手术。对于需住院较长时间的手术，可以选择布比卡因之类的长效局麻药。单纯布比卡因可维持4～6h的麻醉效果，加入肾上腺素可延长至8～12h，而罗哌卡因的作用时间比布比卡因稍短。

传统阻滞技术

操作

解剖 与该阻滞有关的解剖结构是臂丛神经与第1肋、锁骨下动脉及肺尖的关系（图6-1）。既往经验表明，该阻滞比其他区域神经阻滞更难教学，我们在此展示了两种锁骨上神经阻滞的方法：经典的Kulenkampff入路和"铅锤（plumb bob）"入路。铅锤径路是为了克服掌握经典径路的困难和时间而发展起来的。如果能熟练掌握这两种方法，对临床都很有用。由于锁骨下动脉和臂丛神经都在前、中斜角肌与第1肋相接处之间穿过第1肋（图6-2）。神经位于锁骨上动脉头侧后方的位置，所以在针尖触及第1肋骨前即可产生异感。在动脉和神经穿过第1肋的点，第1肋平且宽，其方向在从后向前移行过程中指向骶部。虽然肋骨是弯状结构，但在与旁矢状面平行的方向仍有1～2cm的距离可供前后方向移针。记住，紧邻肋骨内缘的是肺尖；当进针角度过于内侧时，可能会导致气胸。

体位 经典锁骨上阻滞。病人去枕仰卧，头偏向对侧。手臂自然摆在身体两侧，操作者可以站在病人头端，或床边待阻滞的手臂侧。

穿刺 经典锁骨上阻滞。进针点位于锁骨中点上方约1cm处（图6-3）。需要强调，这个进针位置比其他教科书上经常描述的中内1/3交界处更接近锁骨中点。此外，如果在锁骨上窝摸到动脉，也可以作为体表标志。从这一点沿与病人头颈平行的平面进针，注意

2

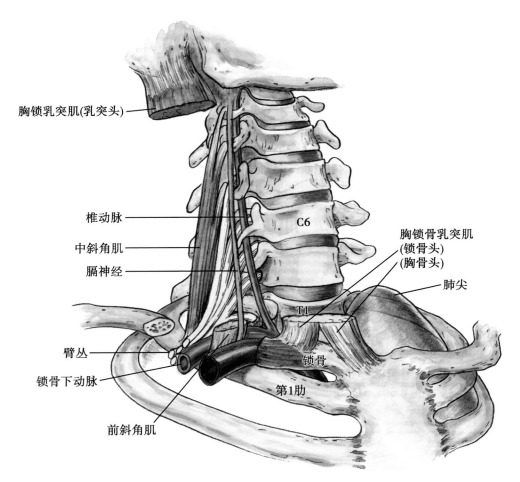

图 6-1　锁骨上臂丛神经阻滞：解剖学

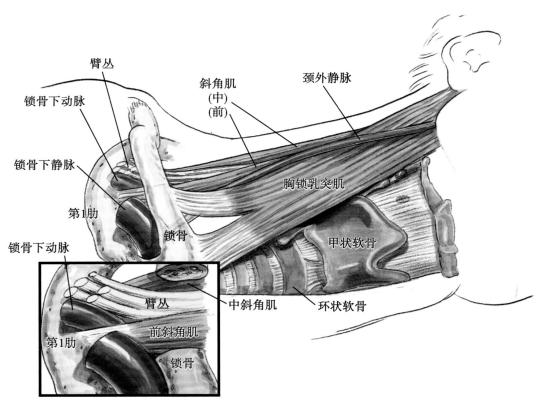

图 6-2　锁骨上臂丛神经阻滞：功能解剖（附详图）

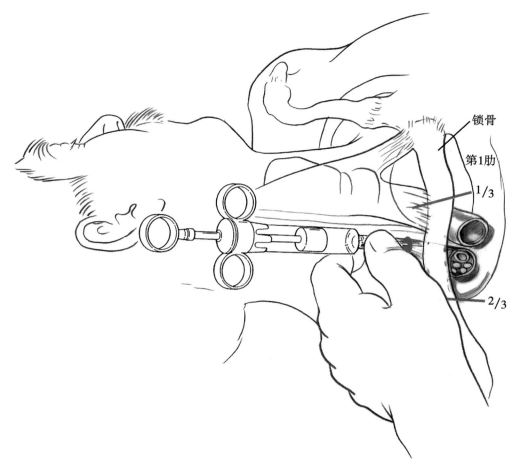

图 6-3　锁骨上臂丛神经阻滞（经典径路）: 穿刺点

针的方向不能向内指向病人的肺尖。穿刺一般应该选择 22G、5cm 长的穿刺针，通常进针深度在 3～4cm 处碰到第 1 肋，但是有时体型较大的病人穿刺深度可达 6cm。开始进针时，在前后平面内仔细寻找，没有确认第 1 肋之前，针的深度不能超过 3～4cm。进针过程中，应当注意用手控制针及固定注射器，如图 6-4 所示。手可以轻轻放在病人的锁骨上窝，因为在诱发异感时，病人的肩头往往会动。

　　体位　铅锤法锁骨上阻滞法。锁骨上阻滞的铅锤法的发展源于简化阻滞所需病人的体位与经典法相似，去枕仰卧位，头略微偏向对侧。操作者站在病人的外侧上臂水平。这个阻滞方法针与注射器的方向与经典法大约呈 90°。

　　穿刺　铅锤法锁骨上阻滞法。要求病人稍抬起头，这样可以确定胸锁乳突肌外缘起于锁骨上一点，从这一点，可以确定一个通过该位置的旁矢状平面（图 6-5）。这种阻滞方法之所以称之为"铅锤法"，是因为如果假设在图 6-6 所示的进针点上悬一铅锤，通过该点进针，大多数病人都可能碰到臂丛。图 6-6 还提示完成这种阻滞所需要的从矢状面磁共振扫描得到的旁矢状切面。同时还提示在第 1 肋水平，臂丛位于锁骨下动脉的后方偏向头侧的位置。一旦确认了锁骨上方与胸锁乳突肌交汇点，就在这个旁矢状面上以与台面垂直 90° 的角度进针。如第一次进针未引出异感，则重新向头端以大约 20° 的角度逐步进针。如仍未引出异感，则重新以 20° 的角度向尾端逐步进针（图 6-7）。

　　由于臂丛在穿过第 1 肋时位于锁骨下动脉的头后位，所以一般在触及动脉或第 1 肋前往往能引出异感。如果引出异感，则在这个位置单次注射大约 30ml 局麻药。

　　如未引出异感，但针头已抵到第 1 肋，则按经典法路径一样沿着第 1 肋"行走"，直到异感被引出。与经典法路径相同，注意针的方向不能向内指向肺尖。

2

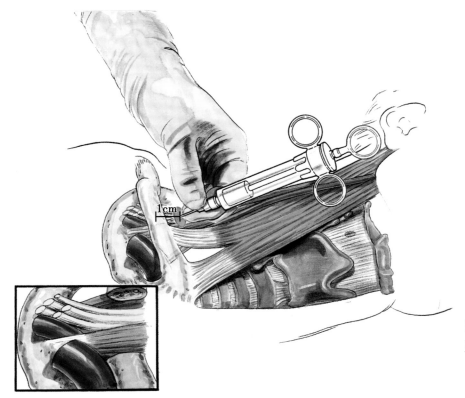

图 6-4　锁骨上臂丛阻滞（经典入路）：持针手法

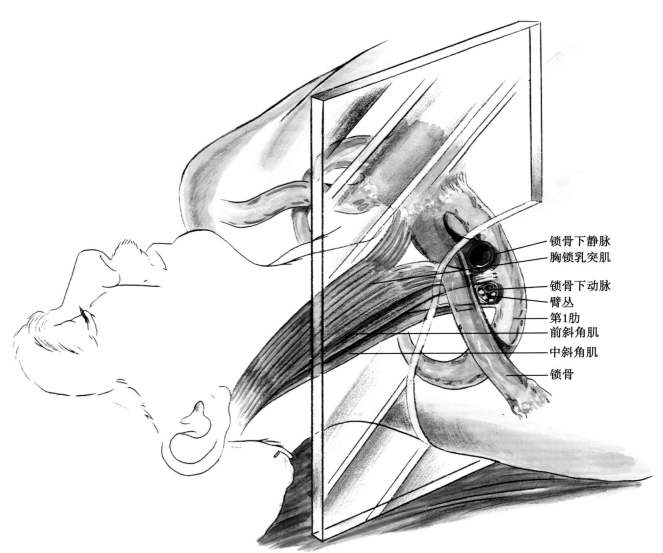

锁骨下静脉
胸锁乳突肌

锁骨下动脉
臂丛
第1肋
前斜角肌
中斜角肌
锁骨

图 6-5　锁骨上臂丛阻滞（铅锤法）：功能解剖学

2

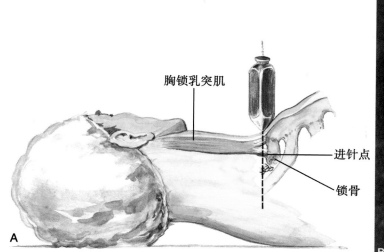

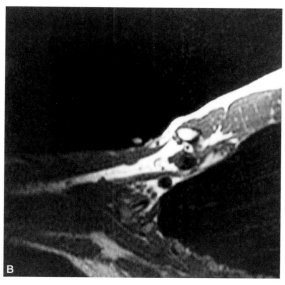

胸锁乳突肌

进针点

锁骨

A

B

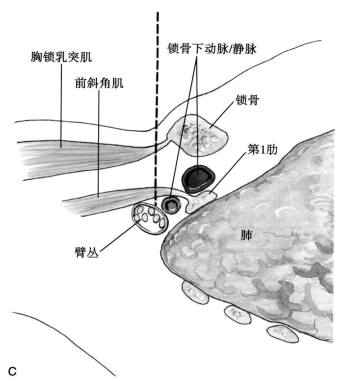

胸锁乳突肌

前斜角肌

锁骨下动脉/静脉

锁骨

第 1 肋

肺

臂丛

C

图 6-6　锁骨上臂丛阻滞（铅锤法）：矢状旁解剖。A. 示意图，显示铅锤和进针路径。B. 核磁共振图像。C. 进针路径

2

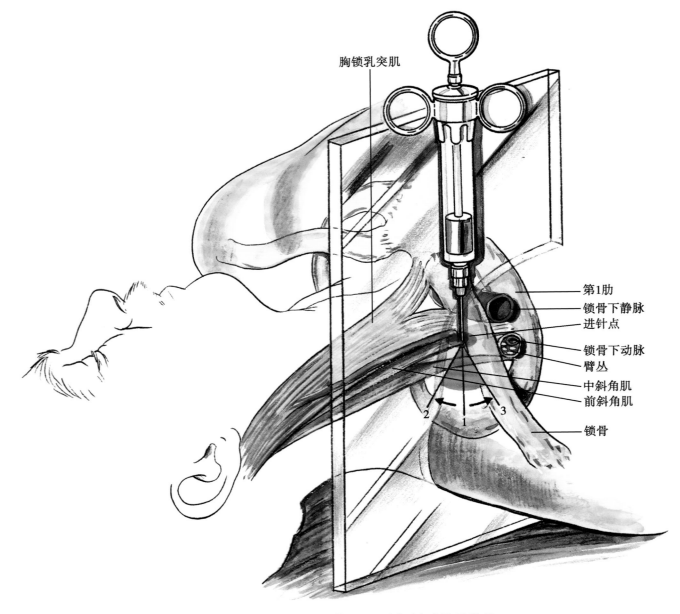

胸锁乳突肌

第1肋
锁骨下静脉
进针点
锁骨下动脉
臂丛
中斜角肌
前斜角肌
锁骨

2   1   3

图 6-7   锁骨上臂丛阻滞（铅锤法）：异感搜寻路径

潜在问题

该阻滞最值得警惕的并发症是气胸，其主要原因是针头/注射器的角度指向了肺尖，因此应特别注意严格按照前后方向"行走"针尖。气胸的发生率在 0.5%～5%，并且随着麻醉医师的技术熟练程度而降低。在瘦弱、虚弱的个体中气胸发生率更高，因为此类病人肺尖位置相对较高。气胸的发生常常需要数个小时，所以可能是针碰到肺继发的气胸，而不是由于穿刺时气体通过针进入胸膜腔。膈神经阻滞发生率为 30%～50%，所以有明显肺功能损害的病人，使用这种阻滞必须权衡利弊。锁骨上阻滞穿刺到锁骨下动脉引起的血肿通常只需要密切观察。

经验

该阻滞法的可预期性和快速起效的特点使麻醉医生可以跟上快速骨科手术。这一优点使局部麻醉在非常繁忙的医疗工作中也能用于手外科。与其他区域神经阻滞相比，麻醉医师需要花更多的时间才能熟练掌握，因此麻醉医师应该系统地学习该阻滞技术。"随心所欲"地在脖子根部进行试探并不是掌握这一阻滞的正确途径。同样，麻醉医生应该充分尝试经典法和铅锤法，在两者之间进行选择，而不要随意舍弃其中一种。

如果锁骨上阻滞后发生气胸，大多数情况下可以边安慰病人边观察。如果气胸量大，引起病人呼吸困难或不舒服，一般通过一个小号导管抽气就能解决。但是，需要正规、大管径胸管置入以使肺复张的病人例外，这些病人需要入院观察。麻醉医师在学习该阻滞法时，显然不应选择穿刺存在困难的病人作为对象。

部分麻醉医师将腋窝臂丛阻滞和肌间沟阻滞联合使用（称为"AXIS"阻滞）以达到经典的锁骨上阻滞所获得的效果。相应地，AXIS 阻滞局麻药的总剂量需要增加，不管何种药物一般需要用近 60ml。这种联合阻滞的效果是否优于锁骨上神经阻滞尚不明确。在 AXIS 阻滞中，应先进行腋窝部分的阻滞，然后进行肌间沟阻滞，以降低重复阻滞的危险。

超声引导技术

超声解剖学

锁骨上臂丛神经主要由上、中、下三干组成。这些干横跨在第 1 肋的上表面，行走于锁骨下动脉的后上方，到锁骨后方每干又分成前、后支。超声引导可看到这六个分支排列紧密，位于通过第 1 肋的锁骨下动脉的后上方。在臂丛锁骨上入路中，干和分支是一组紧凑的神经（像葡萄串一样）走行于动脉的后上方（图 6-8～图 6-10）。

适应证

- 锁骨上神经阻滞适用于上肢和手部手术。
- 该阻滞也可用于肩部手术；但无法阻滞支配肩关节感觉的肩胛上神经，因此可能无法在肩部手术术后提供足够的镇痛。

技术要点

病人可以采用半坐卧位（床头抬高 45°，沙滩椅位）或平卧，头偏向对侧。对于肥胖病人，半坐卧位更为理想。通常将探头放在锁骨中点后方的斜冠状平面上，以获得短轴视图。在短轴视图中扫描锁骨上窝，确定锁骨下动脉和臂丛结构，同时在此视图还应识别第 1 肋和胸膜顶。我们倾向于采用平面内进针法，针尖从后向前方向刺入（图 6-11～图 6-14）。

要点

- 首选小号的线阵探头（20～25mm）。
- 尽量识别胸膜顶，并保持进针方向与第 1 肋平行，以免损伤胸膜并防止气胸的发生。
- 需要放置导管时，通常使用 Tuohy 针。在肩关节手术中，导管一般放置到锁骨下动脉的上方；而在手部手术中，可将导管留置在锁骨下动脉和第 1 肋之间的间隙里。导管的正确位置可以在超声下通过导管注射局麻药或 1ml 空气，观察其相对于神经丛的分布来确认。

经验

- 对于手部手术，应在锁骨下动脉和第 1 肋之间的间隙中注射局麻药，以避免遗漏臂丛神经的下干、下分支，从而错过尺神经。
- 对于肩部手术，应从锁骨下动脉近端开始扫描来观察肩胛上神经。
- 如果病人在操作过程中出现胸痛和咳嗽，应警惕气胸的发生，立即停止操作，并行胸部 X 线检查以确诊。
- 行锁骨上神经阻滞后应通过超声检查前胸壁，通过观察胸膜的完整性（滑动征）来判断有无气胸。
- 锁骨上阻滞后肩胛上神经的损伤，通常表现为剧烈的肩痛，随后出现冈上肌和冈下肌肌力减退。为了预防此并发症，应避免在神经丛上方注射，从而避免将神经暴露在有毒性的高浓度局部麻醉药中。此外，避免在神经丛上方注射还可降低阻滞后膈

2

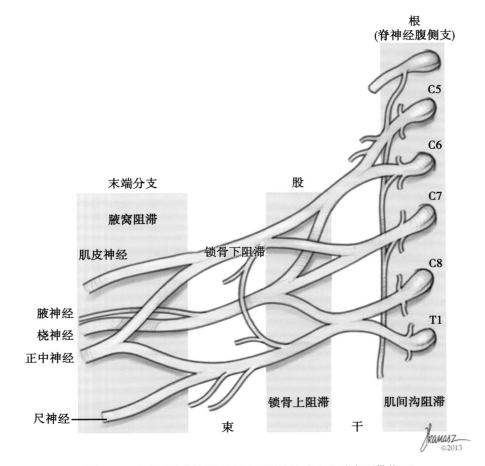

图 6-8　比较不同的臂丛神经阻滞技术的不同阻滞位置

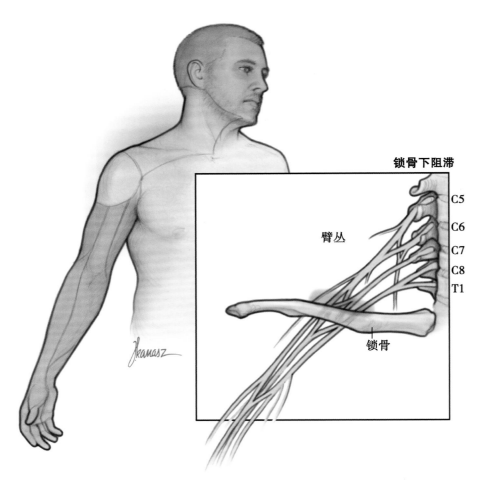

图 6-9　锁骨上阻滞解剖图（注意阻滞是在臂丛神经的干和股水平处进行的）

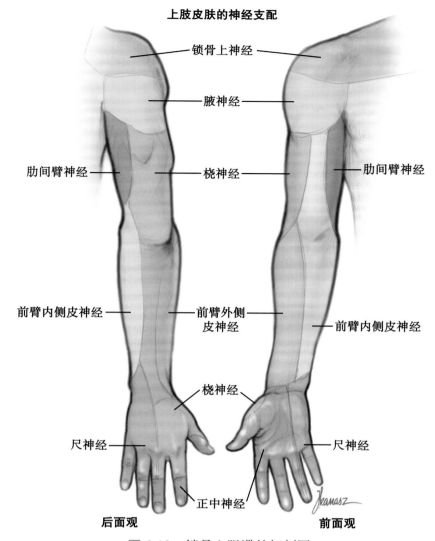

图 6-10　锁骨上阻滞的解剖图

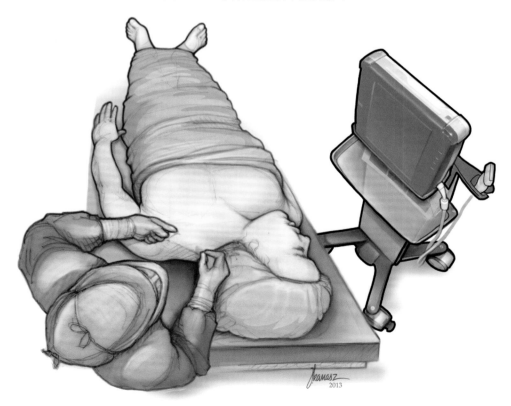

图 6-11　超声下锁骨上阻滞的病人体位及超声摆放位置

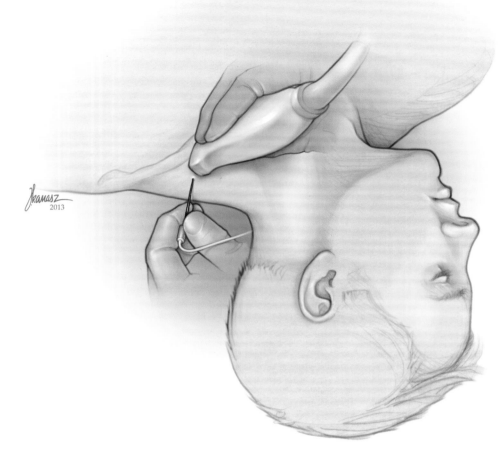

图 6-12   探头处于斜冠状面。注意平面内针的位置和针的走向（从后到前）

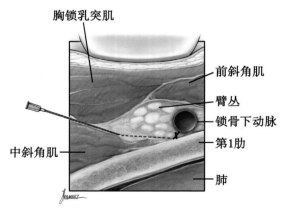

图 6-13   针位于臂丛的下方、平行于第 1 肋

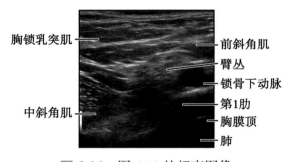

图 6-14   图 6-13 的超声图像

神经麻痹的发生率。
● Parsonage-Turner 综合征具有与肩胛上神经损伤相同的体征，然而 Parsonage-Turner 综

合征的病因通常是特发性的，发病可能与包括手术等的应激源有关。

（叶秀颖 译，王竹立 校）

第7章
肩胛上神经阻滞

Wael Ali Sakr Esa

关键词：*肩胛上神经，前入路，后入路*

要点

- 38mm 的高频线阵探头是肩胛上神经阻滞的首选。
- 通常选用 Tuohy 针置入连续导管。导管应置于肩胛上神经（suprascapular nerve, SSN）周围的肩胛横韧带下方。超声引导下经导管注入局麻药或 1ml 空气，观察其与 SSN 和肩胛横韧带的分布关系，以确定导管的位置。
- 有文献报道，与 SSN 阻滞相关的气胸发生率不足 1%，超声引导下平面内入路可显著降低这一风险。

超声解剖学

SSN 起源自 C5 和 C6 神经根，从臂丛上干分出，然后通过肩胛上横韧带下方的肩胛上切迹进入冈上窝。应用彩色超声多普勒可以看到 SSN 位于肩胛上动脉搏动的内侧，显示为椭圆形或圆形的略高回声结构。在棘上窝，神经与骨骼直接接触，并从肩胛上窝离开，位于肩胛下窝和棘关节臼切迹外侧（图 7-1）。

适应证

- 适用于关节后部的肩关节镜手术。SSN 支配 70% 的肩关节上部和背部皮肤。来自 SSN 的上关节支支配喙肱韧带、肩峰下囊和肩锁关节囊的后侧面，来自 SSN 下关节支支配后关节囊，而对肩部前部和下部区域没有神经支配。
- 适用于冻结肩、肩关节脱位、肩袖综合征和肩胛骨骨折。
- 可作为锁骨上臂丛神经阻滞的补充，用于肩关节置换术后肩关节后部疼痛。

技术要点

病人取坐位，操作者站在病人后方，超声机位于病人前方并面向操作者。这样一个体位有利于操作者全程看到超声影像。超声探头应与肩胛骨平行放置，横断面成像是超声引导 SSN 阻滞的最佳成像平面。通过向头侧移动探头，先确认肩胛上窝，当对冈上肌和其下方骨窝成像后，缓慢向外侧移动超声探头，以定位出肩胛上切迹。SSN 为肩胛切迹中肩胛横韧带下方的圆形、高回声结构。此外，通过超声多普勒可看到 SSN 位于肩胛上动脉搏动的内侧，呈椭圆形或圆形的、轻微高回声结构。我们倾向于使用平面内进针。使用从内侧到外侧的平面内方法进针，以显示针的全长（图 7-2）。针尖触及肩胛横韧带下方肩胛上切迹中的 SSN 即开始注射，冈上肌和肩胛骨冈之间的分离则证明局部麻醉药已充分扩散（图 7-3，图 7-4）。

经验

- 将焦点调整到肩胛上切迹以获得更好的图像。
- 可将病人手臂内收并向前移动，使神经更

2

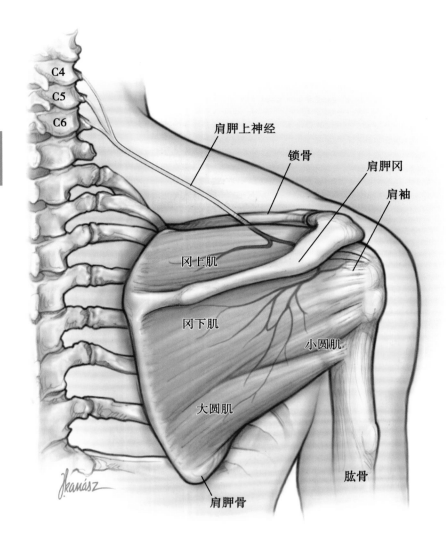

图 7-1   肩胛上神经的解剖

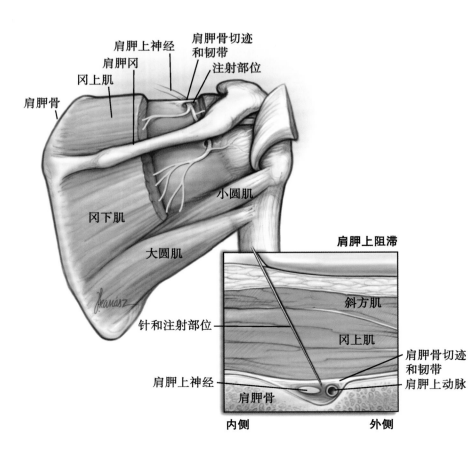

图 7-2   平面内肩胛上阻滞技术，进针方向由内向外

2

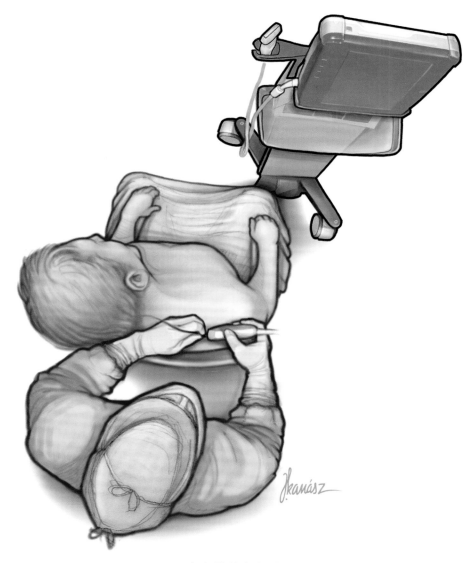

图 7-3　病人体位与超声机的位置

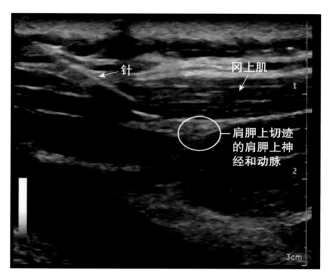

图 7-4　指向肩胛上神经的 22G 针头的超声图像

表浅且易于暴露。

● 使用彩色多普勒超声可更好地找到肩胛上神经，常位于肩胛上动脉的内侧。

● 当针穿过肌肉的时候有一定疼痛感，操作前备好局部麻醉药、咪达唑仑和芬太尼。

● 推荐使用回声针，因为在进行该阻滞时针和探头成角较大，因此很难看到针。也可以通过增加进针点与探头的距离来减少针与探头之间的角度，同时在阻滞过程中仍然保持整个针在平面内显像。

肩胛上阻滞前入路

　　该技术由 Siegenthaler 等人提出。SSN 起自臂丛神经的上干，继而向背侧、尾侧方向延伸，纵深穿过肩胛舌骨肌下腹，到达肩胛上窝。

　　病人稍侧卧位，使用高频线性超声探头，使用平面内技术，将 17G Tuohy 针进到肩胛

2

舌骨肌的下腹部和椎前筋膜的表面（前部），注入 5~10ml 局部麻醉药，使其在 SSN 周围扩散。通过 17G Tuohy 针置入一根 19G 导管，留置在 SSN 周围。如果 SSN 不能很好地显示，则将局麻药注射到肩胛舌骨肌下腹部深处和椎前筋膜浅部，即臂丛神经主体的外侧。推进针头时应小心，避免刺入舌骨肌。另外追踪 SSN 的起源（C5 神经根）有助于 SSN 的识别。置入 SSN 导管后，使用自动输注泵开始进行 0.2% 罗哌卡因的输注，背景速度为 5ml/h，单次剂量为 5ml/h，病人可在术后回家使用 5 天。

与肌间沟神经阻滞相比，SSN 阻滞的优点是显著降低霍纳综合征和膈神经阻滞的发生率。

（金宏宇 译，王竹立 校）

第8章
锁骨下臂丛阻滞

Kenneth C. Cummings III 和 Ehab Farag

关键词：神经阻滞，锁骨下，超声引导，上肢

引言

锁骨下臂丛神经阻滞既适用于单次阻滞，也适用于连续阻滞。与传统腋路阻滞相比，该方法亦可阻滞感觉和运动，且具有其特定的优势。因此，它对接受肘部、前臂或手部手术的病人效果最好。与腋路阻滞一样，该技术远离椎管内神经和肺，从而可以最大限度地降低与这些区域相关的并发症。

病人选择 行锁骨下神经阻滞不需要像腋路阻滞一样在肩部外展上肢，因此对于因疼痛或其他限制而不能外展手臂的病人，锁骨下神经阻滞可以替代腋路阻滞。然而，上肢在肩部外展可抬高锁骨并将臂丛向前牵拉，通常会降低锁骨下臂丛神经阻滞的难度。

药物选择 由于臂丛阻滞镇痛较手术麻醉所需的运动阻滞轻，因此术后镇痛方案中局麻药的浓度可以降低。合适的药物是0.1%～0.15%的布比卡因或0.2%的罗哌卡因，二者的初始给药速率均约为8～12ml/h。如果使用单次阻滞技术，合适的药物是利多卡因（1%～1.5%）、甲哌卡因（1%～1.2%）、布比卡因（0.5%）或罗哌卡因（0.5%～0.75%）。不加肾上腺素，利多卡因和甲哌卡因可产生2～3h的麻醉效果，加用肾上腺素可达3～5h。这些药物可用于短小手术或门诊手术。对于较复杂的住院病人手术（或需要更长的阻滞时间），可选择布比卡因或罗哌卡因等长效药物。单纯布比卡因和罗哌卡因可产生4～6h的麻醉效果，加用肾上腺素可延长至8～12h。在加用地塞米松等药物的情况下，较高浓度的罗哌卡因或布比卡因阻滞作用可延迟至18～24h。

传统阻滞技术

操作

解剖 锁骨下阻滞的部位为腋窝的近端水平，在这个水平腋窝呈梭形，由一个顶、一个底和四个侧面组成（图8-1A）。底是腋窝陷凹，前壁由胸大肌、胸小肌及它们相应的筋膜组成。腋窝的后壁由肩胛骨、肩胛肌、肩胛下肌和大圆肌组成。背阔肌与大圆肌毗连，构成腋窝后壁的下缘（图8-1B）。腋窝的内侧壁由前锯肌及其筋膜组成，外侧壁由内收肌和止于肱骨前后壁的肌腱组成（图8-1B）。腋窝的顶是一个三角形，由锁骨、肩胛骨和第1肋汇合而成。而上肢的神经血管就通过其顶点进入腋窝（图8-2A）。

腋窝的内容物是血管和神经，分别是腋动、静脉和臂丛，此外还有淋巴结和疏松组织。神经血管被封在一个解剖多变的、多种组成的腋鞘内，腋鞘是覆盖斜角肌的颈筋膜的延伸。腋鞘在胸小肌的后面与胸锁筋膜相连，并沿着神经血管结构走行，直到进入上臂的内侧肌间隔（图8-2B）。

臂丛在进入腋窝后分成神经束。臂丛三干的后股共同形成后束；上、中干的前股形成外侧束；下干的前股形成了内侧束。这些神经束是根据它们与腋动脉第二段的关系而命名（图8-3）。神经束发出神经到肩胛下肌、胸

2

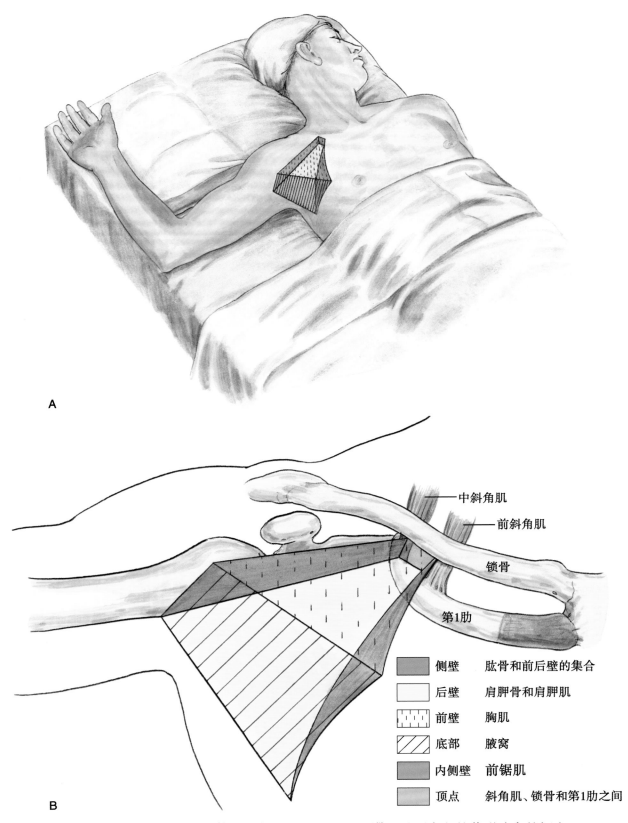

A

B

	侧壁	肱骨和前后壁的集合
	后壁	肩胛骨和肩胛肌
	前壁	胸肌
	底部	腋窝
	内侧壁	前锯肌
	顶点	斜角肌、锁骨和第1肋之间

中斜角肌

前斜角肌

锁骨

第1肋

图 8-1　A.锁骨下阻滞的体表解剖。B.对锁骨下阻滞具重要意义的菱形腋窝的概念

2

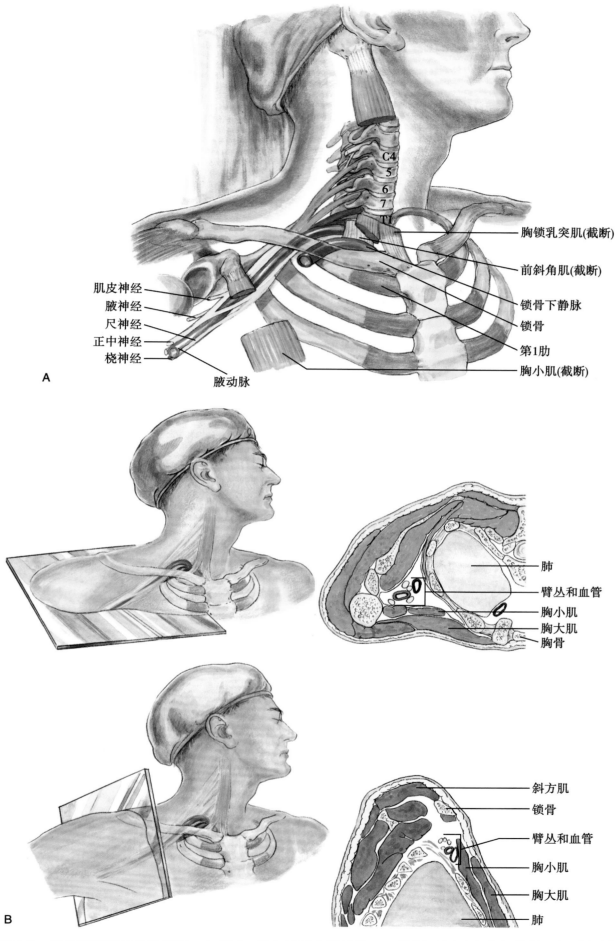

肌皮神经
腋神经
尺神经
正中神经
桡神经

腋动脉

胸锁乳突肌(截断)

前斜角肌(截断)

锁骨下静脉

锁骨

第1肋

胸小肌(截断)

A

C4
5
6
7
T1

肺
臂丛和血管
胸小肌
胸大肌
胸骨

斜方肌
锁骨
臂丛和血管
胸小肌
胸大肌
肺

B

图 8-2　锁骨下阻滞的重要解剖。A. 肌肉、骨和神经血管结构。B. 横断面(上)和旁矢状断面(下)解剖

2

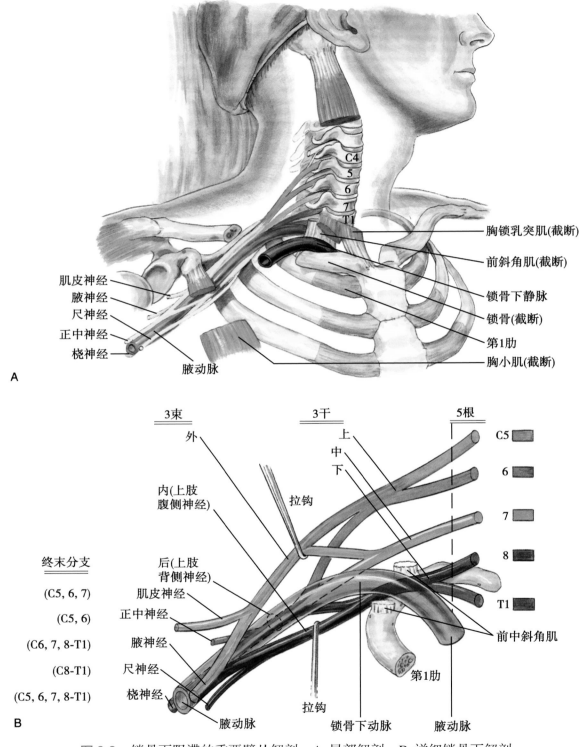

图 8-3　锁骨下阻滞的重要臂丛解剖。A.局部解剖。B.详细锁骨下解剖

大肌、胸小肌以及背阔肌。臂内侧皮神经、前臂内侧皮神经和腋神经也在神经束水平离开臂丛。

在胸小肌的外缘（止于喙突），臂丛三束重组形成上肢的周围神经。为了简化起见，外侧束和内侧束的分支组成上肢的"腹侧"神经，后束提供上肢的全部"背侧"神经支配。因此桡神经支配着肩部以下的上肢背侧肌肉，肌皮神经支配上臂的肌肉运动神经和前臂的皮肤感觉神经。正中神经和尺神经在上臂只是神经通路，但是在前臂和手部，它们为腹侧肌肉提供运动神经支配。这些神经可以进一步分类：正中神经侧重支配前臂，而尺神经则侧重支配手。

体位 病人仰卧位，如果可能上肢在肩部外展 90°。如果因为疼痛不能外展，可以将手臂放在病人身侧，并可以通过皮肤标记判断。根据麻醉医师的习惯和病人的体型，麻醉医师可以站在被阻滞手臂的同侧或对侧，一般习惯于站在病人被阻滞手臂的同侧较多。

传统入路喙突可通过触诊确定并在其最突出的部分做标记。在喙突的内侧向尾部 2cm 处皮肤穿刺点做标记（图 8-4A）。然后使用 25G、5cm 的穿刺针在此穿刺点进行逐层浸润，朝向垂直的旁矢状面。然后用一根 7～9.5cm 长，20～22G 的穿刺针沿浸润针的相同方向进针。如果使用异感技术，则上肢远端会有异感；如果使用神经刺激器技术，则可见上肢远端运动反应。如果需要改变针的方向以取得异感或运动反应，则针的方向应在头尾弧面内进针（图 8-4B）。为防止误入胸腔，应避免将针尖方向指向内侧。碰到臂丛神经的深度取决于身体条件和进针的角度。对于身材纤瘦的病人，进针深度约为 2.5～3cm，对于体型较为肥胖者其进针深度为 8～10cm。

一旦穿刺针达到适当的位置，在置入连续臂丛阻滞导管之前，可以选择注射单次剂量的局部麻醉药或者 20ml 的生理盐水（如果使用刺激导管，则注入 5% 葡萄糖）。实施单次阻滞技术的方法与锁骨上或腋窝阻滞相似。对于连续阻滞技术，目前常使用刺激导管装置来优化导管置入。

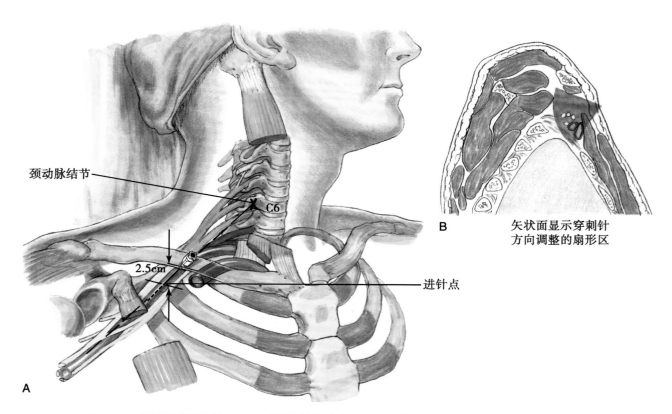

图 8-4 锁骨下阻滞技术。A. 阻滞的体表标记。B. 旁矢状面显示重新进针的弧面

2

潜在问题

锁骨下臂丛阻滞一般不会引起椎管内麻醉或肺并发症。虽然血管内穿刺的危险性（腋动脉或腋静脉穿刺）在理论上存在，但经验提示其发生率并不高，但如果选择连续导管置入技术，尽管开始针的位置正确，但置管后存在导管位置距离神经丛太远的可能性，从而导致无法完成有效地阻滞。然而，刺激导管的使用减少了这一问题的发生率。

超声引导技术

超声解剖学

锁骨下臂丛神经由三束组成，每束以其相对于腋动脉第二段的经典位置命名：内侧束、外侧束和后束，然而解剖学上位置变异很大。这些神经束和腋窝血管位于胸大肌和胸小肌的深处，在胸小肌筋膜的下方。超声探头应置于喙突尾侧的旁矢状位，大致垂直于锁骨，以便在超声短轴视图中切到臂丛神经束和腋窝血管。横切面上腋动脉是一个低回声、不可压缩的搏动组织，而腋静脉通常位于动脉的下方和 / 或浅部。在屏幕左侧朝向头侧时，外侧束、后束和内侧束分别在动脉的 9～10 点钟、6～7 点钟和 4～5 点钟方向。这些神经束通常难以明确识别，我们一般会将局麻药注射到胸肌筋膜深层以确保全部浸润（图 8-5）。根据探头放置的方式，可以在图像的下部识别肋骨或胸膜。

适应证

- 锁骨下阻滞对上肢、肘关节、前臂和手部手术非常有效。
- 单次和连续神经阻滞都是可行的，与其他技术相比，连续锁骨下神经阻滞的镇痛效果优于其他方法[1]。

技术要点

病人可取仰卧位或半卧位，头部偏向对侧。在锁骨下阻滞的经典技术中，手臂向侧面内收，因此该方法也被称为锁骨下外侧阻滞技术。为了改善神经束在超声中的成像，我们更倾向于选择锁骨下内侧入路，即手臂外展 110°，外旋，肘关节屈曲 90°。这样可使神经束更靠近彼此，且位于腋动脉表面，更靠近皮肤的位置。穿刺部位位于旁矢状面内的三角外槽顶点。建议从探头头端沿其长轴进行平面内进针。在置管时，一般使用 22G 针头置入导管，先将局麻药分别在三根神经束周围注射，然后使用 Tuohy 针将导管置于后束下方（图 8-6～图 8-8）。

替代方法

肋锁间隙阻滞

肋锁间隙位于锁骨的深处、第 2 肋的表面。在这个间隙内，臂丛神经束彼此的位置更靠近，一般位于在腋动脉的外侧。这样较低剂量的局部麻醉药（有报道称 20ml 可以达到有效剂量）就可以达到阻滞效果。病人仰卧位，手臂外展于肩部，头部稍偏对侧。在锁骨中线上，探头位于锁骨的尾部并与锁骨平行（图 8-9）。将探头向尾部略微倾斜，以引导超声束平面位于锁骨下方并朝向头侧。使用平面内技术时，从外向内进针，目标位置在三个束之间，刚好在腋动脉外侧（图 8-10）。原则上，这应该显示短轴上的神经血管结构。然而，探头可以相对于锁骨旋转以优化短轴视图。与任何接近胸腔的阻滞一样，该阻滞有发生气胸的风险。

锁骨后阻滞

有人提出了一种替代方法，即进针点在锁骨之上，而不是在锁骨和超声探头之间。由于相对于超声束，针头的方向更垂直，这使得针在接近神经丛时更容易被显示。但不推

2

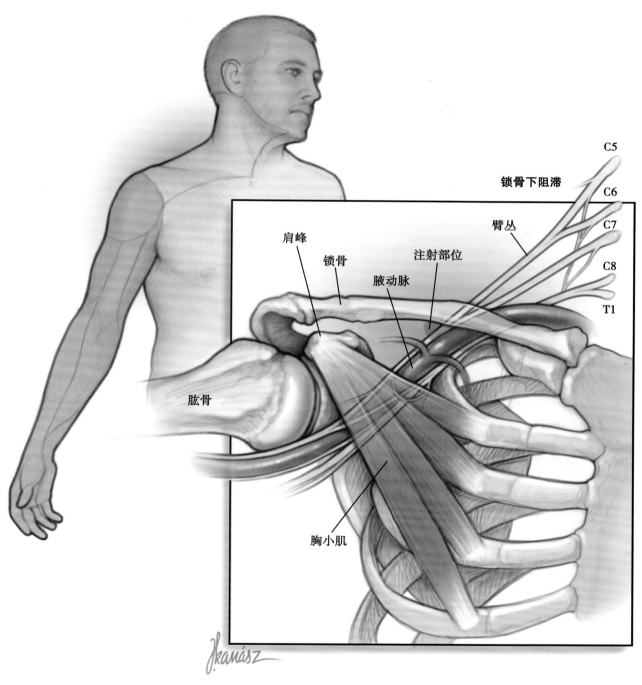

图 8-5　锁骨下阻滞的解剖

2

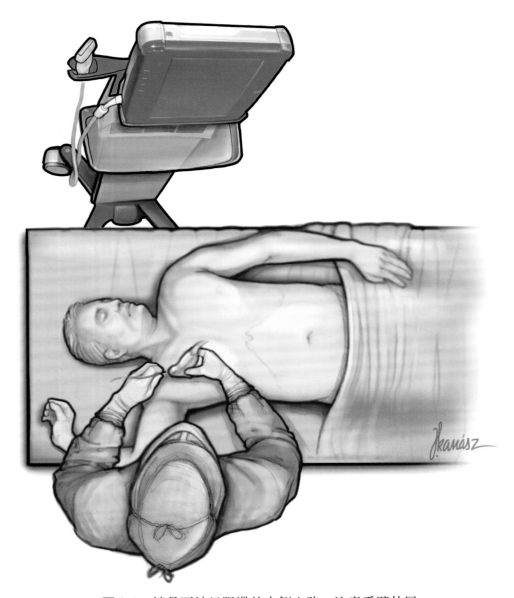

图 8-6　锁骨下神经阻滞的内侧入路。注意手臂外展

2

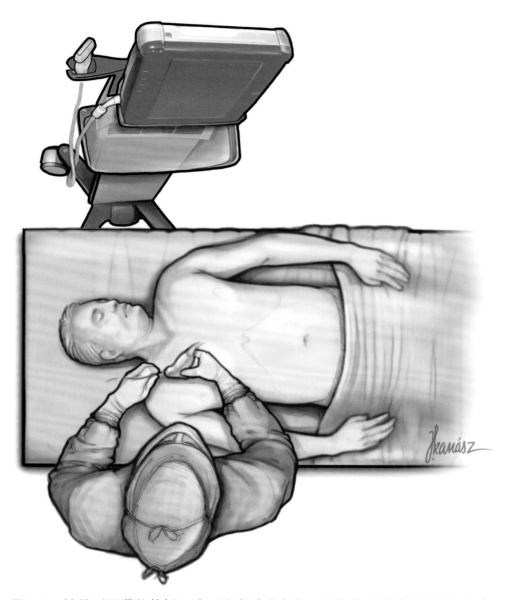

图 8-7　锁骨下阻滞的外侧入路。注意手臂内收。两种方法均采用平面内技术，针的方向是由近端到远端

2

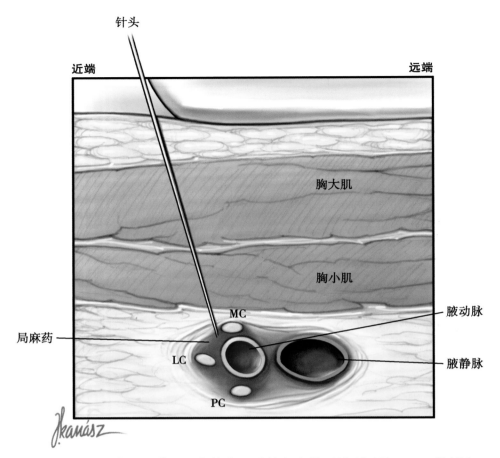

图 8-8　锁骨下神经阻滞平面内技术。进针方向从近端到远端。LC，外侧束；MC，内侧束；PC，后束

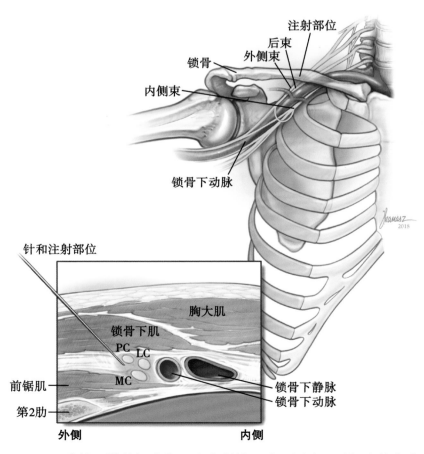

图 8-9　肋锁阻滞的探头位置和穿刺针入路。图片显示探头的角度和神经血管结构的相对位置

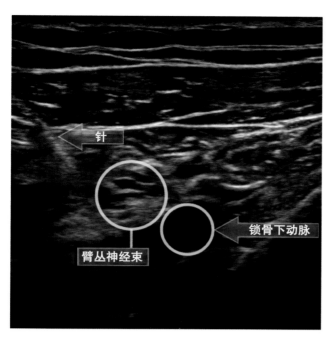

图 8-10　肋锁入路下臂丛神经及进针路径的超声图像（图片由英国皇家麻醉师学院院士 Ehab Farag 博士提供）

荐使用这种阻滞方法，因为穿刺针穿过锁骨后方时无法观察到穿刺针，而且肩胛上神经与针头路径非常接近[2]。

要点

- 线阵或小型凸阵的探头是该阻滞方法的首选，以最大限度地减少探头占用的面积。
- 一般情况下病人的腋动脉通常在皮肤下方 4～5cm 处。
- 由于进针角度相对于超声束较大，直接看到针可能比较困难。
- 15～30ml 的局麻药通常足以完全阻滞神经丛。通常在腋动脉 6 点钟方向单次注射就可达到满意的阻滞效果，也可通过多次注射以确保扩散到三条神经束周围。
- 与腋路阻滞不同，这种技术可以阻断前臂内侧皮神经和前臂皮神经。如果需要，可在臂下单独阻滞肋间臂神经（起源于 T2）。
- 通常使用 Tuohy 针进行连续导管置入。一般置管位置为腋动脉的后方，将导管推进到超出穿刺针尖端 2～3cm 处。超声引导下经导管注入局麻药或 1ml 空气，观察其相对于神经丛的分布情况，以确定导管的正确位置。

- 置入的导管通常盘绕在穿刺点的皮肤上，并用透明无菌敷料覆盖以达到无菌要求。

经验

- 如果无法同时看清三条神经束，通常需要确保局麻药在腋动脉周围呈 "U" 形扩散。局麻药注射后提供的对比度通常可以改善阻滞期间神经束的可视化。
- 来自腋动脉的超声伪影可能导致对动脉深层神经结构的错误判断。
- 由于针头与超声探头的角度很大，可能需要依赖针头位置的间接标志，如用生理盐水进行水分离或通过抖动针头观察组织的运动。使用这种方法，有纹理（"回声"）的针头可能更容易被看到。
- 探头压力过大可能会压闭静脉，增加意外静脉内注射或血肿形成的风险。
- 尽量向外侧放置超声探头（但仍在喙突内侧），以增加到胸膜的距离，提供更大的安全范围。
- 由于这一水平的神经丛结构之间的距离较大，与更近端的臂丛神经阻滞相比，通常需要更大量的局部麻醉药。为了提供足够的镇痛，还可以通过留置导管进行大剂量的病人自控或程序化单次注射（我们通常使用每小时 1 次，每次 8～12ml）。
- 锁骨下阻滞更适合使用连续阻滞的方式，因为穿刺置管部位远离病人头颈部，并且可穿过胸肌很好地固定导管。
- 与肌间沟入路或锁骨上入路相比，锁骨下入路不会引起膈神经麻痹。这一特点使锁骨下阻滞在肺功能受损病人中成为更好的选择。

（金宏宇 译，王竹立 校）

参考文献

1. Mariano ER, Sandhu NS, Loland VJ, et al. A randomized comparison of infraclavicular and supraclavicular continuous peripheral nerve blocks for postoperative analgesia. *Region Anesth Pain M*. 2011;36:26–31.
2. Sancheti SF, Uppal V, Sandeski R, Kwofie MK, Szerb JJ. A cadaver study investigating structures encountered by the needle during a retroclavicular approach to infraclavicular brachial plexus block. *Region Anesth Pain M*. 2018;3: 752–755.

第9章
腋路臂丛阻滞

Wael Ali Sakr Esa 和 David L. Brown

引言

腋路臂丛神经阻滞对肘部远端手术效果显著。部分行肘部或肱骨远端手术的病人也可用腋路神经阻滞的方法。但是，肱骨近端手术的病人，更推荐锁骨上神经阻滞。对超出阻滞范围的手术勉强"成功"地应用腋路阻滞的做法是不值得提倡的。该阻滞技术适用于手部和前臂区域的手术。在手外科繁忙的临床工作中，腋路阻滞通常是门诊病人最佳的阻滞技术。一些麻醉医师发现腋路阻滞适用于肘部手术，这些病人可能需要应用连续腋窝导管技术进行术后镇痛。因为该阻滞技术远离神经轴结构和肺组织，可避免与这些区域相关的并发症。

病人选择　病人必须能够外展手臂才可以接受腋路阻滞。随着操作者的经验增加，对手臂外展的需求减少，但该技术不能在手臂无法外展的情况下进行。由于该阻滞方法适用于前臂及手部手术，行该类手术而又不能外展手臂的病人数量极少。

药物选择　由于手和腕部手术通常比肩部手术需要更少的运动阻滞，腋路神经阻滞所需要的局麻药浓度通常略低于锁骨上或者肌间沟神经阻滞所需的浓度。合适的药物有利多卡因（1%～2%）、甲哌卡因（1%～2%）、布比卡因（0.5%）和罗哌卡因（0.5%～0.75%）。利多卡因和甲哌卡因在没有加入肾上腺素的情况下可产生2～3h的阻滞效果，加入肾上腺素可产生3～5h的阻滞效果。这些药物适用于不太复杂的手术或门诊手术。对于需要住院接受更复杂的外科手术，可以选择长效药物，如布比卡因。单独使用布比卡因和罗哌卡因能产生持续4～6h的阻滞效果，加入肾上腺素可将阻滞时间延长至8～12h。门诊病人行腋路阻滞时，必须考虑局部麻醉的阻滞时间，因为高浓度的布比卡因加入肾上腺素可引起长达18～24h的神经阻滞。用于术后镇痛或慢性疼痛综合征的连续导管阻滞术时，可使用0.25%布比卡因或0.2%罗哌卡因，甚至在试验剂量后可以使用更低浓度的药物。

传统阻滞技术

操作

解剖　在腋窝远端进行腋路阻滞（图9-1），腋动脉可被视作四象限神经血管束的中心。我们将这些神经所在象限看成钟面，因为腋路阻滞期间多部位注射比单一部位注射产生的麻醉效果更佳。肌皮神经位于9～12点钟方向的喙肱肌内；正中神经最常见于9～12点钟象限；尺神经位于2～3点钟象限，"低于"正中神经；桡神经位于5～6点钟象限。阻滞不需要在腋窝正中进行，可以在腋毛区域的中下部或更远的地方进针。从臂丛和腋窝的影像学和解剖学研究中可以看出，臂丛神经在这一位置被多个相互独立的鞘包绕。牢记这个概念将有助于减少阻滞操作的次数。远端入路腋路阻滞类似于肱骨中部臂丛神经阻滞。

体位　病人仰卧位，手臂与躯干成90°，前臂与上臂成90°（图9-2）。如图9-2所示，此体位允许麻醉医师站在与病人上臂水平的位置触诊腋动脉。从腋窝中部到腋窝的低点

2

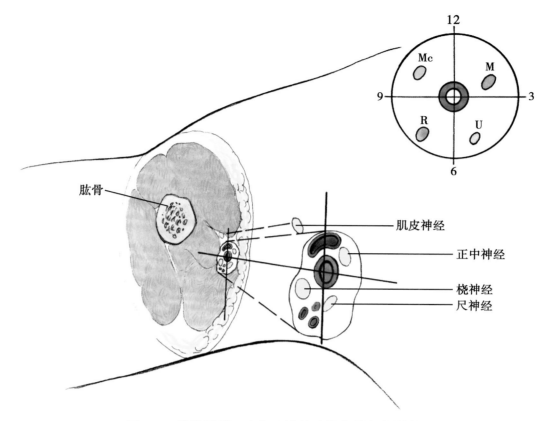

图 9-1　腋路阻滞：腋窝远端的功能象限解剖结构

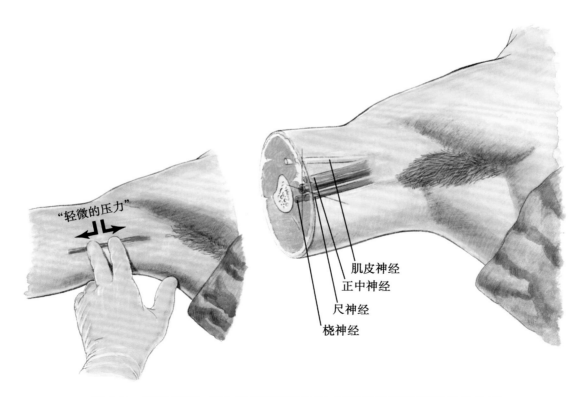

图 9-2　腋路阻滞：病人手臂和临床医生用于触诊腋动脉手指的位置

沿动脉画一条线,在这条线上,麻醉医师用左手的食指和中指来识别动脉,并尽量减少覆盖在神经血管束上的皮下组织。通过这种方式,麻醉医生可以了解动脉的纵向走行,这对于实施腋路神经阻滞至关重要。

穿刺两手指识别腋动脉时,如图 9-3 所示用穿刺针和注射器穿刺。应在腋动脉周围的每一个象限推注一些局麻药。如果病人出现感觉异常对该阻滞方法很有帮助,但不应花费过多的时间或者因试图引起感觉异常而引起病人不适。如图 9-4 所示,通过将腋动脉作为解剖标志并将局麻药以扇形方式浸润动脉周围,可产生有效的腋路阻滞。肌皮神经的麻醉最好通过浸润到喙肱肌中来实现,该操作可通过识别喙肱肌并将麻醉药物注入其内,或通过使用较长的针头直到其接触肱骨并在肱骨附近以扇形方式注射(图 9-4)。

当使用置管进行连续腋路阻滞时,可使用刺激或非刺激导管套件,更推荐刺激导管(图 9-5)。对于非刺激性导管时,穿刺针的定位可借助神经刺激器辅助,或以诱发异感为终点。针头在位后,通过针头注射 20ml 不含防腐剂的生理盐水,然后将合适尺寸的导管置入超过针的尖端约 10cm 处。导管被固定后,注入初始剂量的药物并开始持续输注。

潜在问题

由于腋路阻滞的位置远离神经轴结构和肺,因此腋路阻滞的并发症较少。多点法注射时全身毒性反应并发症的发生率比一点注射减少。与多部位注射较小剂量的局麻药相比,单个部位注射大剂量局麻药增加了全身性毒性反应的可能性。腋路阻滞的另一个潜在问题是术后神经损伤,但不应该认为腋路阻滞是所有上肢手术后神经损伤的原因。如果要了解臂丛神经阻滞和上肢手术后神经损伤的真实发生率和原因,就必须遵循逻辑和系统的方法确定神经病变的原因。

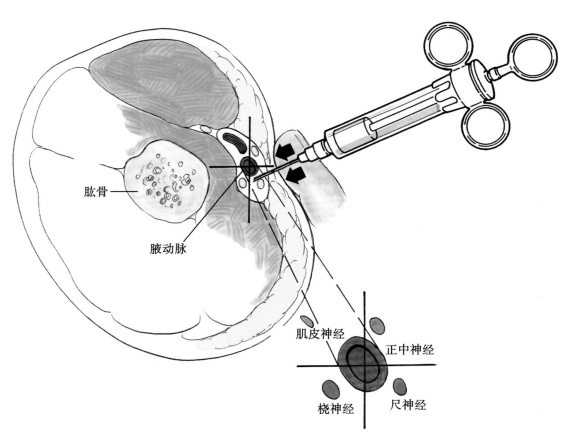

肱骨

腋动脉

肌皮神经

正中神经

桡神经

尺神经

图 9-3　腋路阻滞:插入针头和注射器

2

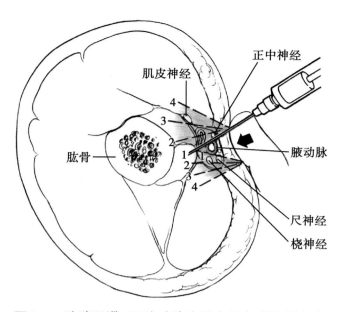

图 9-4　腋路阻滞：以腋动脉为导向的扇形注射方式

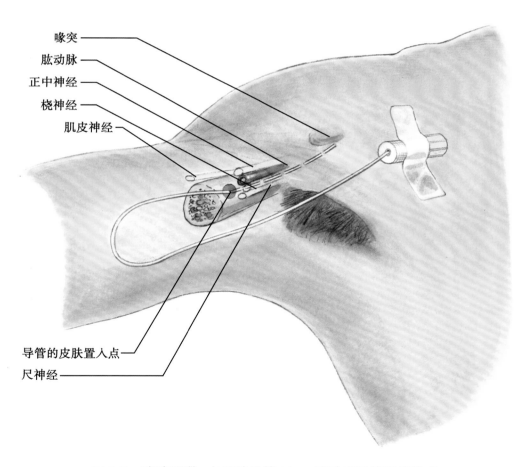

图 9-5　腋路阻滞：在近端置管 10cm 后采用连续导管技术

超声解剖学

臂丛的外侧束分为肌皮神经和正中神经的外侧部分，内侧束分为尺神经和正中神经的内侧部分，后束分为桡神经和腋神经。在腋窝，正中神经、尺神经和桡神经与肱骨内侧的腋下动脉一起组成神经血管束。肌皮神经单独行进，通常位于肱二头肌和喙肱肌之间的平面或喙肱肌内。

腋路阻滞的目标神经是桡神经、正中神经、尺神经和肌皮神经。腋动脉和周围神经，位于近端臂前内侧皮肤表面浅表（1～3cm）。正中神经位于动脉的浅、外侧，而尺神经位于动脉的浅、内侧，桡神经位于动脉的后方、外侧或内侧。

超声下正中神经、尺神经和桡神经呈蜂窝状或圆形高回声结构。肌皮神经在超声下通常表现为低回声、扁平的椭圆形，具有明亮的高回声边界（图9-6，图9-7B，图9-8A、B）。

适应证

- 从中臂到肘部的手术（腕骨瘘，肘部固定术）。
- 手和腕部手术。

技术要点

理想情况下，病人取仰卧位，手臂外展90°并向外旋转，使手背放在床上，操作者最好站在病人身后，超声仪器放置在病人前面并面向操作者。在摆体位时，受伤的肢体应得到良好的支撑。将超声探头横向放置在手臂的近端内侧上部，以便在短轴切面下观察腋动脉和周围神经。将超声探头放在肱二头肌和肱三头肌上，然后将超声探头滑过腋窝，

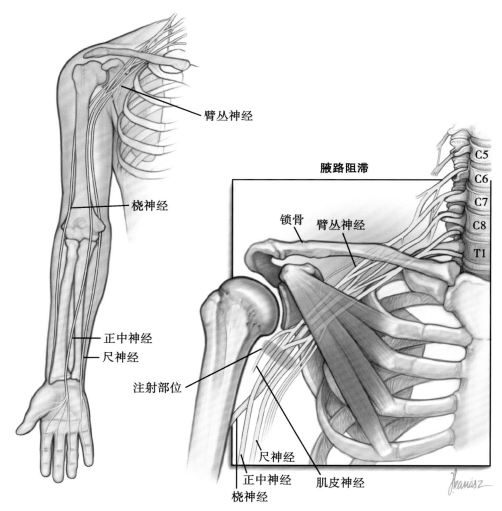

图 9-6　腋路臂丛神经阻滞解剖

2

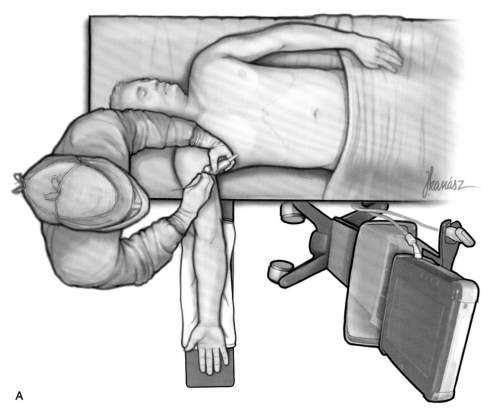

A

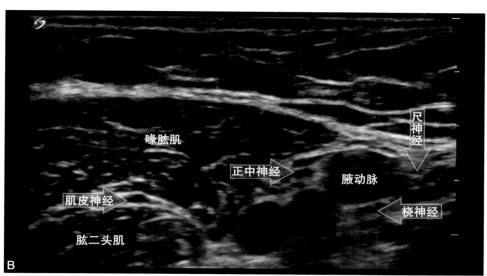

B

图 9-7 A.病人体位,手臂外展 90° 外旋。B.腋路臂丛神经超声检查

2

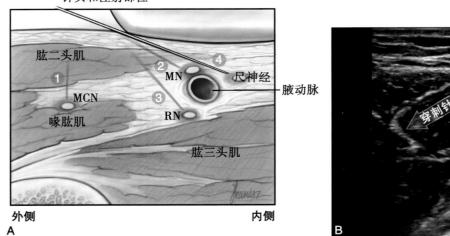

针头和注射部位

肱二头肌

MCN

喙肱肌

MN

RN

尺神经

腋动脉

肱三头肌

外侧　　　　　　　　　　内侧

A

穿刺针　　　肌皮神经

B

图 9-8　A. 腋路阻滞平面内技术。注意在肌皮神经（musculocutaneous nerve, MCN）、正中神经（median nerve, MN）、桡神经（radial nerve, RN）和尺神经（ulnar nerve, UN）周围多次注射局麻药。B. 肌皮神经注射的超声图像。注意针尖靠近神经

直到看到厚壁的搏动性腋动脉和周围高回声的神经。相对于腋动脉，正中神经通常位于 9～12 点钟位置，尺神经位于 2～3 点左右，桡神经位于 5～6 点钟位置。我们倾向于使用平面内进针方法，使用 22G、5cm 回声针进行穿刺，将针头从超声探头头侧平面插入，用少量的局部麻醉药进行分离，将针头引导至正中神经、尺神经和桡神经的位置。最后，将针头退回到肱二头肌，并重新定位到具有高回声边缘、低回声扁平椭圆形的肌皮神经（图 9-7A、B，图 9-8A、B）。

要点

- 腋路阻滞首选高频、38mm 宽线阵探头。
- 使用 20～25ml 的 0.5% 罗哌卡因或布比卡因注射浸润这四根神经。
- 通常首先阻滞腋动脉周围的神经，即正中神经、尺神经和桡神经，然后将针头退回到肱二头肌，并重定位到呈低回声、扁平椭圆形的肌皮神经。

经验

- 动脉深处的混淆伪影经常被误认为桡神经。当不确定时，可以刺激神经来确认位置。
- 腋神经没有被阻滞，因为它在腋窝高处就

离开了臂丛后束；这就是为什么三角肌没有被腋路臂丛神经阻滞的原因。
- 注药前回抽，注意局麻药的扩散和剂量，以免发生局麻药中毒。
- 超声扫描时，尽量使用最小的压力使用探头以避免压瘪静脉导致看不见，否则穿刺针易穿破静脉。
- 多次穿破腋动脉周围的静脉容易导致病人发生局麻药中毒。

腋路置管技术

首先使用长度为 10.16cm 的 22G 穿刺针对正中神经、尺神经、桡神经和肌皮神经进行腋路阻滞，以加快阻滞的起效速度，且可避免刺穿血管。然后使用 17G、长度为 7.62cm 的穿刺针从同一穿刺点进入，继而置入 19G 腋路导管，并根据手术的不同将导管放置在不同目标神经周围。例如，如果手术区域为小拇指，我们应将导管放置在尺神经周围；如果手术区域涉及整只手，那么应将导管放置在正中神经和尺神经之间，局麻药会扩散到桡神经。然后，在远离腋窝的皮下处做一个 5.08～7.62cm 的导管隧道，以减少导管移动，并使用内置氯己定的黏性敷料来预防感染。在医院使用 0.2% 罗哌卡因，基础剂量为 5ml；当病人在家时，使用自控镇痛泵以 5ml/h 的背

景速率输注药物。腋路导管通常在术后原位保留 5 天，然后由病人或其家属在术后就诊期间由医生拔除导管。

如果腋动脉和神经之间围绕有多条血管，锁骨下或锁骨上神经阻滞可能是手部、前臂和肘部手术麻醉更好的选择。

腋路置管的适应证

- 手部、前臂和肘部手术。
- 病态肥胖病人（锁骨上神经阻滞时不能有良好的超声图像，并且使用锁骨上神经阻滞时担心膈神经阻滞），患有严重慢性阻塞性肺疾病（chronic obstructive pulmonary disease，COPD），睡眠呼吸暂停综合征，哮喘，家庭氧疗治疗者，手术对侧膈神经麻痹病人，拒绝进行锁骨下阻滞的病人。

腋路置管的并发症

- 感染。
- 阻滞不全。
- 导管移位和脱落。

（陶家春 译，王烈菊 校）

第10章
上肢远端阻滞

Sree Kolli 和 Sanchit Ahuja

摘要：本章讨论了上肢远端神经阻滞，我们讨论了如何以及在何处利用解剖标志和超声辅助阻滞该部位神经。上肢有三条主要的周围神经，即正中神经、桡神经和尺神经，可以在上臂、肘部、前臂和手腕不同的水平上进行阻滞。这些神经通常呈高回声，当向手腕远端扫描时，其大小逐渐变小。远端的神经看起来像肌腱，可以通过要求病人屈指来区分。小剂量的局麻药是充分且有效的，避免在狭小的空间内发生神经麻痹。应避免使用肾上腺素，以防止血管收缩和缺血。

关键词：尺神经，桡神经，正中神经，腕部神经阻滞，指神经阻滞

要点

- 上肢周围神经的阻滞通常是通过臂丛神经入路完成。然而，臂丛神经穿刺部位感染、凝血功能异常、单一神经分布、小手术（不需要止血带）和臂丛神经阻滞的补救措施等情况下可能需要进行单支末梢神经阻滞。
- 远端周围神经阻滞导致神经损伤的发生率略高，可能是因为这些部位的特殊解剖位置，它们位于骨性结构和韧带周围。
- 由于大多数前臂远端和手部手术都需要使用止血带，病人可能需要更深的镇静以耐受止血带的高充气压力。
- 对于这些周围神经，首选高频线阵探头；此外，在确定的标志处以短轴定位神经，然后沿着头部至尾部的方向追踪神经更加容易。
- 不推荐使用连续神经置管，因为这些神经被限制在狭窄的空间内时有发生骨筋膜室综合征的风险。不过，如果需要长时间镇痛，可以考虑使用腋窝连续置管。

超声解剖学

上肢的三大周围神经，即正中神经、桡神经和尺神经，可以在以下不同水平上进行阻滞：手臂、肘部、前臂和腕部。

正中神经由源自臂丛内侧束和外侧束的运动和感觉部分组成。它伴随着肱动脉走行在上臂的神经血管束中。在肘部，正中神经位于肱动脉内侧，旋前圆肌的肱骨头和尺骨头之间（图 10-1）。在前臂中部，正中神经与尺动脉分离，夹在指浅屈肌和指深屈肌之间，然后通过腕部的腕管。运动支（骨间前神经）支配前臂和大鱼际的掌侧深层肌肉，而感觉支支配手的桡侧。值得注意的是，正中神经不向前臂提供任何感觉分布，然而，它支配除尺侧腕屈肌和桡侧腕屈肌尺侧以外前臂的所有肌肉。

尺神经起源于 C8 和 T1 神经根，是臂丛内侧束的末端分支，具有运动和感觉的混合成分。在上臂水平，尺神经位于腋动脉的内侧，肱动脉和正中神经的后侧，尺神经在上臂不提供任何运动或感觉神经支配。然而，在中臂，它沿着后内侧下降，并在尺骨鹰嘴突和内上髁之间进入前臂，位于指深屈肌的表面和尺动脉的内侧。在前臂，尺神经位于尺动脉的内侧且非常接近，因此便于超声检查的定位。在腕部水平，尺神经向尺侧腕屈肌外侧延伸进入手部浅表至屈肌韧带。

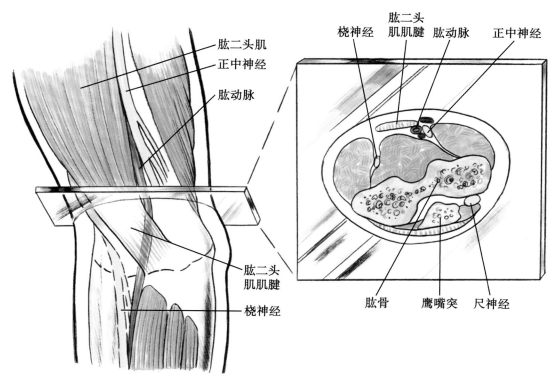

图 10-1　肘部神经阻滞：功能解剖学

桡神经是运动 - 感觉混合神经，起源于 C5 至 T1 神经根，是臂丛后侧束的分支。它在肱骨螺旋沟内从内侧行进到外侧，并沿着三头肌的内侧和外侧头进一步下降，位于肘部外上髁的前方（图 10-1）。在此水平上，桡神经分为浅支和深支。

技术要点

正中神经

解剖定位技术　在肘部 - 肘前折痕处，正中神经位于肱动脉搏动内侧 1cm 处，深约 1～2cm（图 10-2）。将针头朝向病人头侧以 45° 进针，在皮下 1～2cm 处有突破肱二头肌腱膜的落空感。此时，病人可能会有麻木感，确认无误后，注射 5～10ml 局麻药。

超声引导技术　在肘部远端、即前臂中部水平，正中神经在超声下为嵌入低回声指浅屈肌和指深屈肌间的高回声结构（图 10-3）。通过沿探头的路线移动探头来确认神经。使用高频探头、平面内视图，将针尖向正中神经根部推进，并注射 2～3ml 的局麻药，然后将针头重新调整到神经的上缘，以便局麻药完

全包围神经，局麻药的总量应控制在 5～7ml。

尺神经

解剖定位技术　在肘部水平，尺神经可通过中位屈曲和外展进入。确定尺骨沟和内上髁后，将穿刺针靠近内上髁、与皮肤成 45° 角进针 1～2cm（图 10-4）。在病人获得适当的麻痹感后，注入 3～5ml 的局麻药。尺骨沟内的神经是固定的，须注意限制局麻药的总容量（最好小于 5ml），以避免引起压迫性神经损伤。

超声引导技术　我们建议在前臂中部水平进行尺神经阻滞，原因如下：①在尺动脉标志处很容易找到该神经；②该处神经开始分离，在较远端的位置可以避免损伤动脉的风险；③发生骨筋膜室综合征的风险较低；④能够覆盖尺神经背侧和掌侧终末支，尺神经在该位置的远端分支走行。定位神经后（图 10-5），通过沿近端向远端方向移动探头来确认。使用低频探头、平面内视图，沿探头的尺侧进针，并且使用不超过 3～5ml 的局麻药来包围神经。也可在肘部行尺神经阻滞，该位置尺神经位于肱动脉搏动点内侧，呈明亮的高回声椭圆形结构。

2

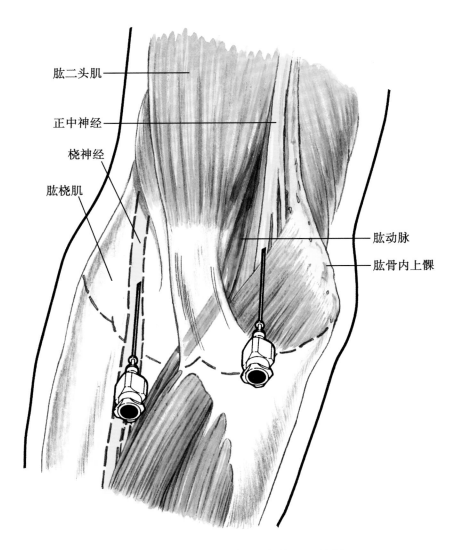

肱二头肌

正中神经

桡神经

肱桡肌

肱动脉

肱骨内上髁

图 10-2   肘部神经阻滞：正中神经和桡神经

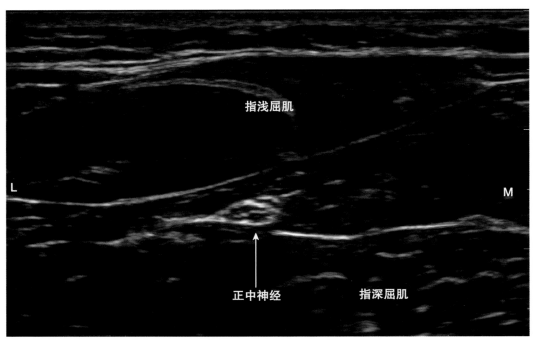

指浅屈肌

L

M

正中神经

指深屈肌

图 10-3   前臂中部超声下显示的正中神经

2

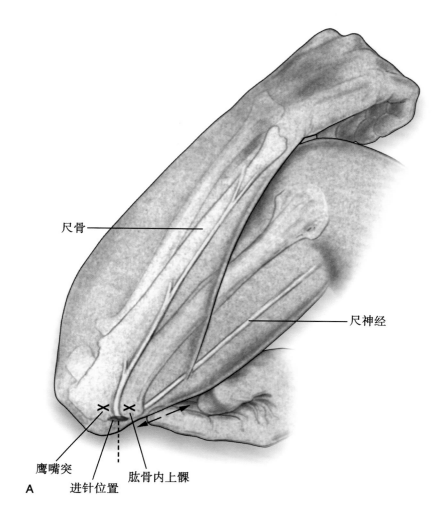

尺骨

尺神经

鹰嘴突

进针位置

肱骨内上髁

A

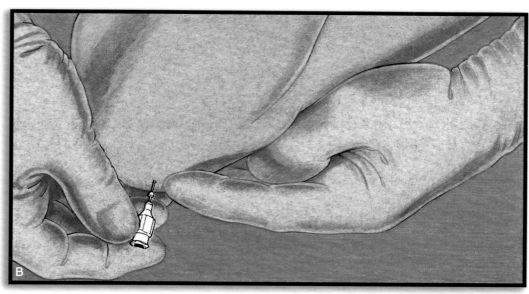

B

图 10-4　尺神经阻滞。A.定位。B.尺骨沟触诊和穿刺针位置

2

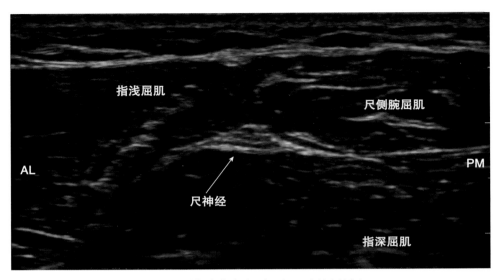

图 10-5　前臂中部超声下显示的尺神经

桡神经

解剖定位技术　在肘部水平，识别肘前折痕、内上髁、外上髁、肱二头肌和肱桡肌肌腱。正中神经位于肱桡肌和肱二头肌肌腱的沟内（图 10-2）。可以画一条假想线连接内上髁和外上髁，将针插入肱桡肌和肱二头肌肌腱之间，距皮肤 2～4cm 深。待病人达到适当的感觉异常（手腕伸展）后，注射 5～10ml 局麻药。

超声引导技术　我们建议在上臂水平阻滞神经，理论上可以确保更广泛的覆盖。该技术包括将低频探头放置在平面外和横向位置，大约在手臂的上三分之一和中三分之一之间，放置在肱三头肌穿过肱骨干处。在此水平，可见桡神经和肱深动脉，彩色多普勒有助于可视化。向远端扫描，在肘部上方可以看到神经位于肱桡肌和肱肌之间，在其更远端处分为浅支和深支。桡神经也可以从肘窝近端追踪到肱骨中段，神经在近端更浅，在肘窝注射时可降低血管损伤的概率。桡神经也可在前臂中部水平被阻滞（图 10-6），但与肱骨中段或肘部水平阻滞相比无优势。

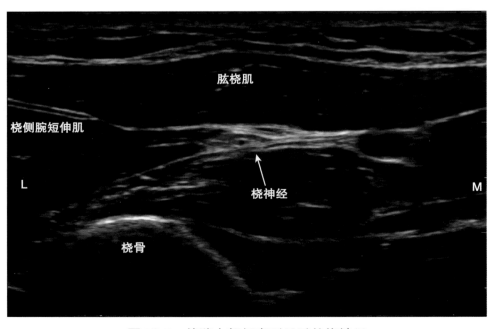

图 10-6　前臂中部超声下显示的桡神经

腕部阻滞

见表 10-1。

表 10-1　腕部阻滞

腕部水平（图 10-7）	正中神经	尺神经	桡神经
解剖定位技术 腕部位置：掌侧向上	位于掌长肌和桡侧腕屈肌的肌腱之间，其中前者尤为突出，存在于 85% 的人群中。阻滞正中神经的方法是将针头与皮肤成 45°，置入 1~1.5cm，直到筋膜出现突破感。在此水平上，病人拇指或食指会出现麻木感，可注射 3~5ml 的局麻药	位于尺侧腕屈肌和尺动脉之间。通过将针头置入 1~1.5cm，超过尺侧腕屈肌肌腱 5~10mm，靠近尺侧指骨，朝向手腕的桡侧边界。待病人出现麻木感，注射 3~5ml 的局麻药	在桡骨茎突和手腕背侧中点之间进行局麻药的皮下注射
超声引导技术 探头位置：横向于腕部	正中神经在屈曲网膜下呈现椭圆形低回声，通过扫描近端 5~10cm 确认。将针头于平面内置入皮肤，扇形注射 3~5ml 的局麻药	神经在尺动脉的内侧呈现一个三角形的高回声结构，在其后方还可以看到高回声的尺骨阴影。待负压回抽后，在神经周围注射 3~5ml 的局麻药	在这个水平上，可以使用围绕着桡骨茎突的皮下区域进行神经阻滞。桡骨茎突在桡动脉的外侧

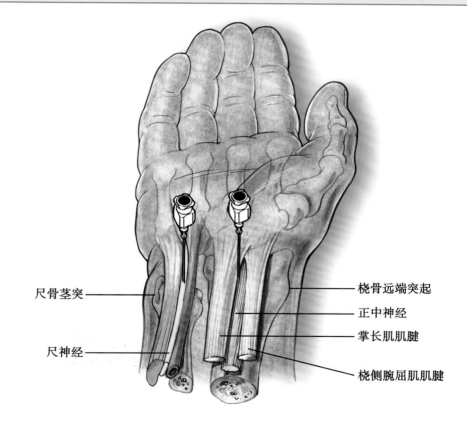

尺骨茎突

尺神经

桡骨远端突起
正中神经
掌长肌肌腱
桡侧腕屈肌肌腱

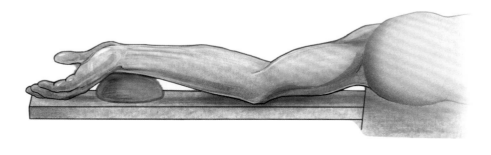

图 10-7　腕部神经阻滞：功能解剖、进针和手臂位置

指神经阻滞

指神经阻滞在急诊室中最常用于修复撕裂伤和引流手指脓肿，也可用于某些特定手指部位的手术。

指神经在手指的横截面上横穿。指神经是正中神经和尺神经的远端延续（图 10-8），可利用它们提供远端指间关节的麻醉。

有许多实施指神经阻滞的技术。在手部前倾的情况下，使用 27G 针头沿着骨膜一侧缓慢地横向注射到手指的根部——指蹼远端 1cm 进行神经阻滞。将针头朝向手掌和手背部表面，并注射 1.5～2ml 局麻药，可以观察到小范围的皮下肿胀。在对侧重复上述操作。

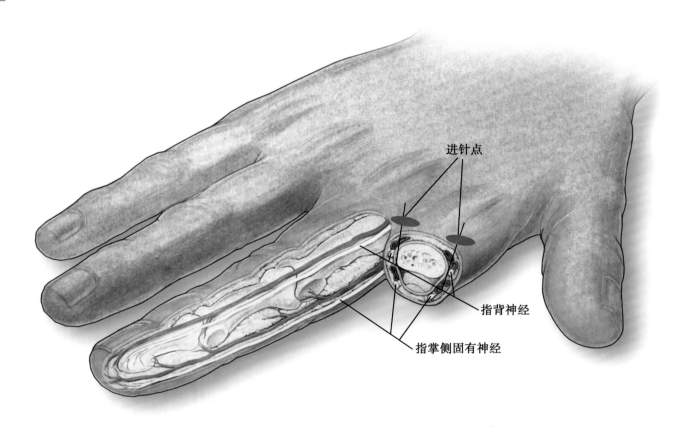

进针点

指背神经

指掌侧固有神经

图 10-8　指神经阻滞：解剖与进针

经验

- 将局麻药注射到尺骨鹰嘴窝时应谨慎。尺神经在该处位于密闭狭小的空间内。为了预防神经内注射，麻醉药用量应少于 5ml，确保注射压力不高，避免肘关节过度屈曲。
- 彩色多普勒有助于识别和区分上臂近端 1/3 处和前臂的肱动脉和桡神经。
- 在病态肥胖病人中，难以识别单个神经，因此建议先确定动脉位置并追踪其走行路线，最后使用周围神经刺激器确认神经的位置。
- 通过探头对血管结构施加一定的压力，可

以避免意外的血管内注射。
- 当使用平面外技术时，注射少量生理盐水有助于确定针尖的位置。
- 有时正中神经可能与肌肉肌腱相混淆，可让病人弯曲手指和手腕以便鉴别。
- 阻滞腕部近端 5～10cm 末梢神经的优势是有更大的可操作性空间，通过额外阻滞正中神经和尺神经的掌侧分支可以确保更广泛的覆盖范围，避免在手腕的紧密结构中注射可以降低神经麻痹的风险。
- 切勿将局麻药与肾上腺素联合用于指神经阻滞。因为手指动脉是终末动脉，肾上腺素可导致缺血和坏死。

（陶家春 译，王烈菊 校）

第11章
静脉内局部阻滞

David L. Brown

要点

- 静脉内局部阻滞通常使用 0.5% 的稀释利多卡因；也可使用 50ml 的丙胺卡因。
- 静脉内局部阻滞适用于持续 90～120min 的手术。这个时间限制是由于止血带的时间限制，而不是由于局部麻醉效果的减弱。

引言

静脉内局部麻醉是由 Bier 在 1908 年提出的。如图 11-1 所示，在最初的描述中，需要通过外科手术在静脉中置管，并在近端和远端使用止血带使局麻药保持在静脉系统内。

该技术问世后一直没有得到认可，直到 20 世纪中期出现了毒性更小的酰胺类局麻药。这种技术可用于各种上肢手术，包括软组织手术和整形外科手术，主要用于手部和前臂。使用小腿止血带时，这个技术也可用于足部手术。

病人选择　该技术最适用于受累上肢静脉系统没有被破坏的病人，因为该技术依赖于完整的静脉系统。它可用于远端骨折及软组织手术。对移动上肢会引起明显疼痛的病人行静脉局部阻滞技术不合适，因为完成这个技术需要上肢充分驱血，上肢必须活动。

药物选择　静脉内局部麻醉最常用的药物是稀释的利多卡因；然而，丙胺卡因也可应用于该技术。利多卡因的使用浓度通常为 0.5%，上肢局部静脉阻滞大约需要 50ml。

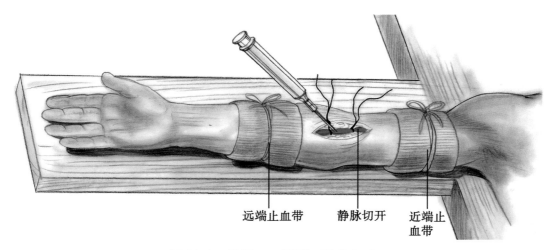

远端止血带　　静脉切开　　近端止血带

图 11-1　早期 Bier 阻滞：手术方式

操作

解剖　临床应用静脉内局部麻醉时唯一需要的解剖细节是确认外周静脉，因为必须在患侧肢体的静脉内置管。

体位　病人应仰卧于手术台上，并且在非手术侧的上肢建立了静脉通路。手术侧上肢外展放在托板上，靠近所使用的物品（图 11-2）。

2

穿刺   在手术侧肢体放置静脉导管前，应在该肢体的近心端放置双或单止血带。然后在手术侧肢体尽可能远的位置置入静脉导管，最常见的位置是在手背上（图 11-3）。有两种方法进行上肢驱血。传统技术需要用 Esmarch 绷带从远端到近端进行包扎驱血

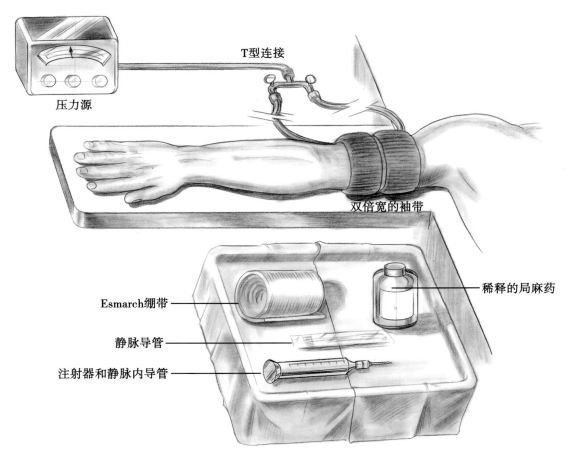

T型连接

压力源

双倍宽的袖带

Esmarch绷带

静脉导管

注射器和静脉内导管

稀释的局麻药

图 11-2   静脉内局部阻滞：设备

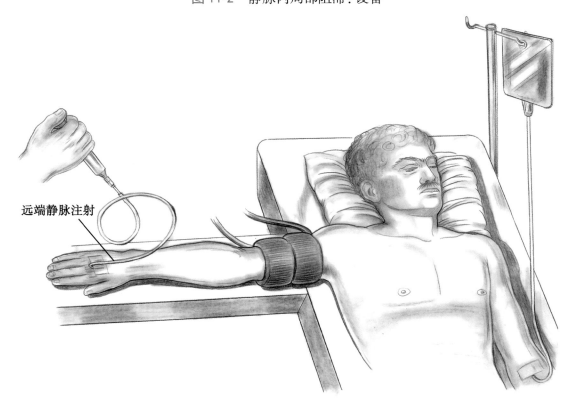

远端静脉注射

图 11-3   静脉内局部阻滞：远端静脉注射部位

（图 11-4）。当没有 Esmarch 绷带或病人因太痛而无法放置绷带时，另一种方法是抬高手臂 3~4min，利用重力使患侧上肢的血液回流（图 11-5）。驱血完成后，可进行止血带充气。如果使用双止血带，则只需将上方的止血带

充气。对于止血带充气压的建议范围是：使用宽大的袖带，比收缩压高 50mmHg，到两倍于收缩压的袖带压力，再到无论血压如何均采取 300mmHg。在有充分证据之前，我反对在上肢阻滞期间使用超过 300mmHg 的压力。

2

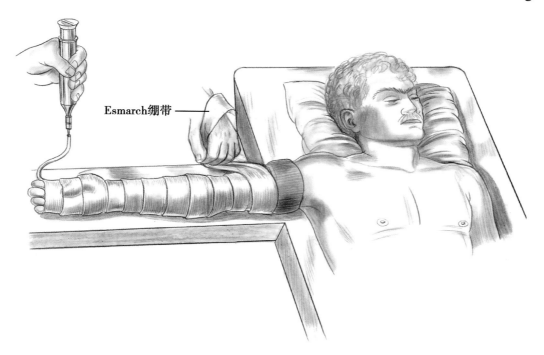

Esmarch绷带

图 11-4　静脉内局部阻滞：使用 Esmarch 绷带进行静脉驱血

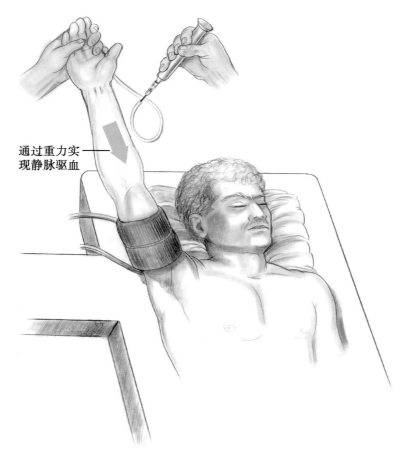

通过重力实现静脉驱血

图 11-5　静脉内局部阻滞：通过重力静脉驱血

2

如果已使用了 Esmarch 绷带,在解开弹性绷带后,成人平均注射 50ml 不含血管收缩剂的 0.5% 利多卡因。阻滞通常在 5min 内起效,这种阻滞方式持续时间长达 90～120min。这个时间限制是由于止血带的时间限制,而不是局部麻醉药的作用限制。在准备手术前取出静脉置管。只要袖带充气,区域阻滞的效果就会持续存在,一旦袖带放气后就会很快消失。

潜在问题

静脉内局部麻醉的主要缺点是对局部麻醉药毒性反应的治疗不熟悉的医生可能会使用这个技术,同时又没有适当的复苏设备可供使用。尽管有些医生报道了在下肢手术中成功应用静脉内局部阻滞,尤其是在使用止血带时用于足部手术,但其应用并不普遍。

在上肢手术应用本技术时,即使使用双止血带,也有相当多的病人抱怨止血带压力造成的不适,这通常是该技术在临床使用受限的原因。适当使用静脉镇静药可有助于提高此类病人的舒适度。

经验

图 11-6 显示了两个关于静脉内局部麻醉如何产生作用的理论。图中描述了局麻药进入静脉系统,通过阻断与静脉伴行的周围神经而产生阻滞效应。它还介绍了一种可能的补充理论,即局麻药离开静脉,阻断周围神经远端的小分支。这两种理论很可能都是可行的。如果要成功实施静脉内局部麻醉,手术团队的所有成员都应了解止血带的重要性,因为许多严重的问题都是由于无意间松开止血带而造成的。

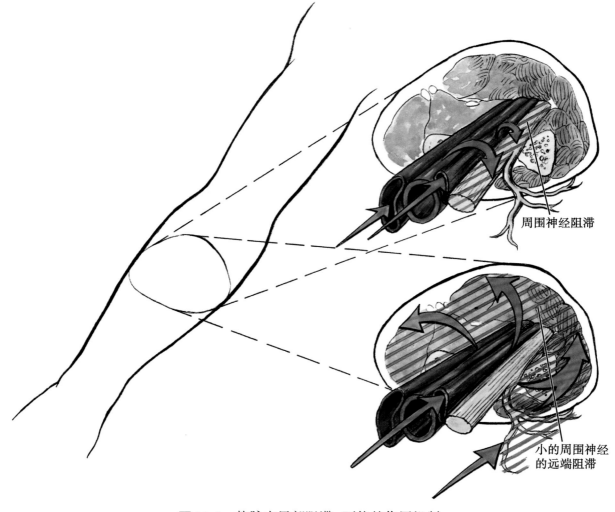

周围神经阻滞

小的周围神经的远端阻滞

图 11-6   静脉内局部阻滞:可能的作用机制

（杨潜 译,郭进 校）

第三篇

下肢区域阻滞

第12章
下肢区域阻滞解剖学

David L. Brown

要点

- 与上肢不同，下肢接受两条神经丛的支配；腰丛支配下肢的腹侧，而骶丛主要支配下肢的背侧。
- 腰丛神经的三个主要分支是股外侧皮神经、股神经和闭孔神经。它们从骨盆前部出来并支配下肢的腹侧。
- 坐骨神经是由两条主干组成：胫神经和腓总神经。

相较于上肢，麻醉医生在进行下肢区域阻滞时更得心应手，因为在下肢应用区域阻滞技术更容易且简单。此外，在神经轴外的任何解剖位置，下肢神经丛都不像上肢臂丛神经一样被紧密的"包裹"。如果将下肢神经在骨盆边缘的路径与臂丛神经在第1肋上的路径相比较，可以明显发现支配下肢的四条主要神经从四个相距较远的不同位置发出（图12-1，图12-2）。因此，下肢区域神经阻滞侧重于阻滞单个周围神经，我在描述解剖

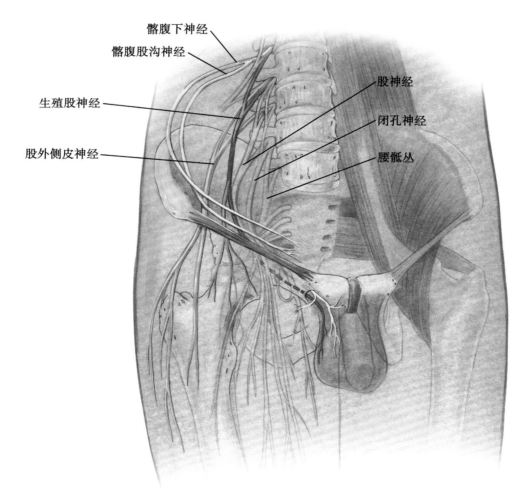

图12-1　下肢解剖：主要神经，前斜位观

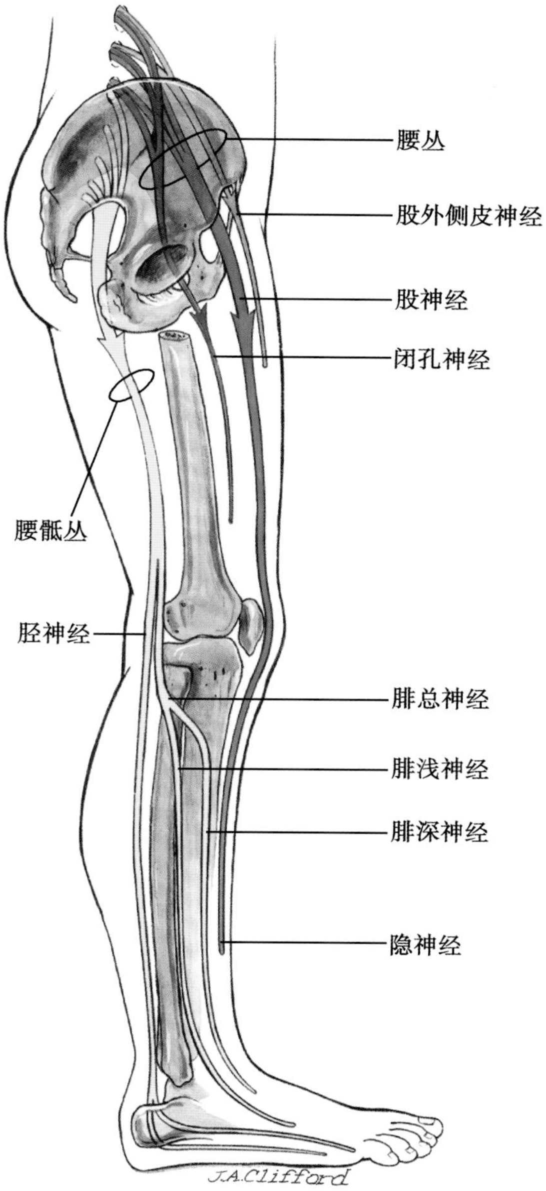
腰丛
股外侧皮神经
股神经
闭孔神经
腰骶丛
胫神经
腓总神经
腓浅神经
腓深神经
隐神经
J.A.Clifford

图 12-2　下肢解剖：主要神经，侧位观

学方法时也将遵循这一概念。

支配下肢的两个主要神经丛是腰丛和骶丛。腰丛主要支配下肢腹侧，而骶丛主要支配下肢背侧（图 12-2）。

腰丛是由 L1-L3 神经的腹侧支以及 L4 神经的一部分组成。在大约一半的病人中，从 T12 神经发出一个小支加入 L1 神经。腰丛是由这些位于腰大肌深部、腰椎横突前方的神经的腹侧支构成（图 12-3）。腰丛头侧的分支（即第 1 腰神经，通常也包含第 12 胸神经的一部分）分为上支和下支。上支又再分为髂腹下神经和髂腹股沟神经，较小的下支则与第 2 腰神经的小上支联合形成生殖股神经（图 12-1）。

髂腹下神经在髂嵴附近穿出腹横肌，为腹部肌肉组织提供运动纤维。它终止为支配耻骨上区皮肤的前侧皮支以及髋部皮肤的外侧皮支（图 12-4）。

髂腹股沟神经走行于髂腹下神经的下方，它通过腹股沟管，终止为支配大腿上部和内侧皮肤的感觉皮支，靠近阴囊前神经，它支配了男性阴茎根部及阴囊前部的皮肤（图 12-4）。在女性中，类似的阴唇前神经支配阴阜及大阴唇的皮肤。

生殖股神经在不同水平上分为生殖支和股神经分支。生殖支较小，它从腹股沟深环进入腹股沟管，支配提睾肌、阴囊皮肤的小分

3

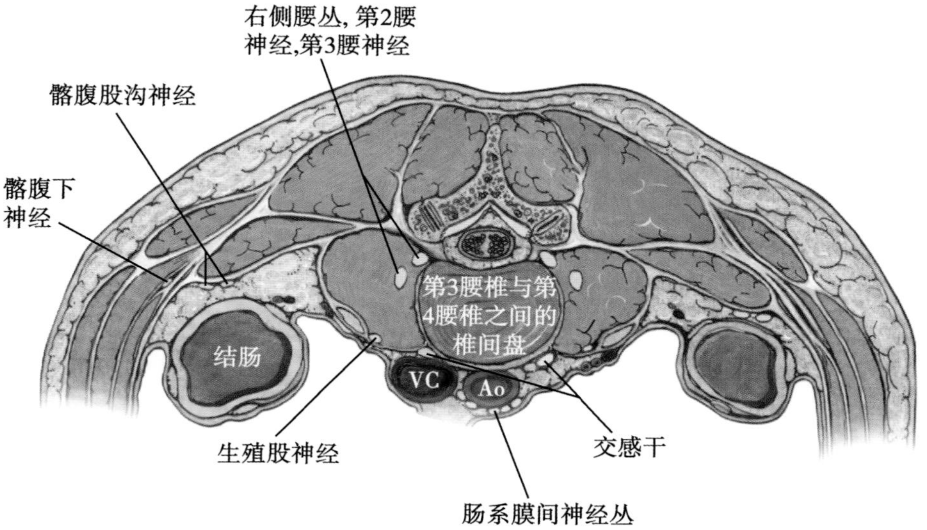
右侧腰丛，第2腰神经，第3腰神经
髂腹股沟神经
髂腹下神经
第3腰椎与第4腰椎之间的椎间盘
结肠
VC
Ao
生殖股神经
交感干
肠系膜间神经丛

图 12-3　腰丛解剖：横截面观。Ao，动脉；VC，下腔静脉

3

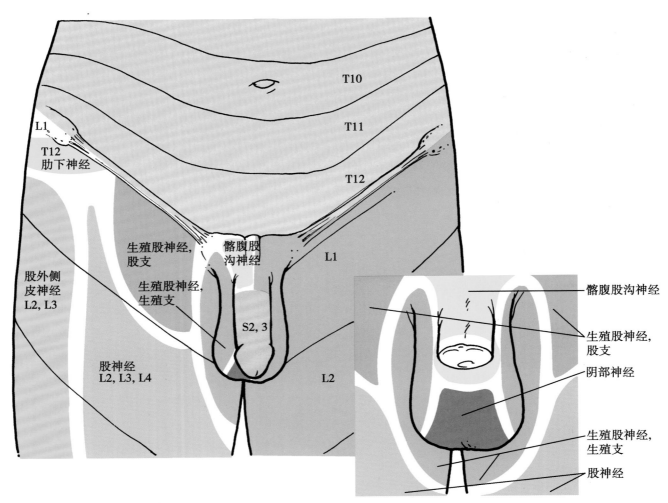

图 12-4   下肢解剖：近端神经支配（身体右侧标记的是周围神经，左侧为皮节）

支和筋膜以及大腿的邻近部位。股支是两个分支中较内侧的分支，在髂外动脉前表面的腹股沟韧带下走行。在腹股沟韧带下方，股支穿出股鞘，再通过隐静脉裂孔，支配股三角区的皮肤，该区域位于由髂腹股沟神经支配的皮肤外侧（图 12-4）。这三条神经在腹股沟疝修补术或其他腹股沟局部阻滞手术中具有重要的临床意义。

这三条神经的尾侧是腰丛的三条主要神经，它们从骨盆前方穿出并支配下肢。它们分别是股外侧皮神经、股神经和闭孔神经（图 12-1，图 12-2）。

股外侧皮神经穿过腹股沟韧带外侧的下方。它可能位于股四头肌的浅层或深层，最初下降至阔筋膜深处。它为大转子远端的臀部外侧皮肤和大腿外侧的近端三分之二的皮肤提供神经支配。

闭孔神经沿着腰大肌的后内侧下降，穿过骨盆到达闭孔神经管再进入大腿。该神经

支配内收肌群、髋关节和膝关节，通常支配膝关节以上大腿内侧的皮肤。

股神经是腰丛最粗的分支。它在腰大肌下外侧边界穿过腰大肌纤维，并沿腰大肌和髂肌之间的沟下行。在这个沟内股神经从腹股沟韧带下方通过。在进入大腿上部股三角区之前或之后，股神经分成许多分支，供应大腿前部、膝关节和髋关节的肌肉和皮肤。

腰骶丛是由 L4、L5 神经以及 S1、S2、S3 神经的腹侧支组成。偶尔，S4 神经的一部分也汇入骶神经丛。在这些神经丛中，麻醉医师在下肢阻滞时最感兴趣的神经是坐骨神经。股后皮神经有时对麻醉医生也具有重要意义。实际上，坐骨神经是由两个主要的神经干组成：第一条是胫神经，源自 L4、L5 和 S1、S2、S3 神经的腹侧支的前支，而第二条是腓总神经，源自相同五条神经的腹侧的背侧支。这两个主要的神经干合成一根坐骨神经

通过大腿到达腘窝,在腘窝处一分为二,形成终末支:胫神经和腓总神经。

　　图 12-5 和图 12-6 展示了下肢各个周围神经的皮肤感觉分布区域。分别通过下肢处于解剖位和截石位两种体位进行展示,以获得最大的临床实用性。图 12-7 以类似的方式展示了下肢的皮层神经分布。图 12-8 展示了下肢神经支配的骨骼模式,对于做骨科手术的麻醉医师最有用。图 12-9 有助于阐明与下肢局部阻滞相关的横断面解剖。

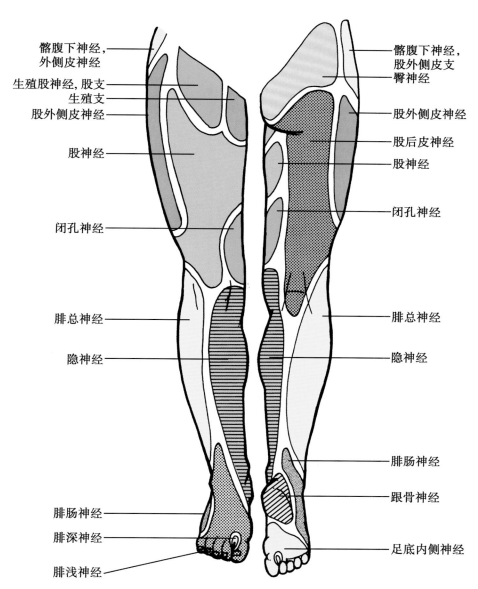

髂腹下神经,外侧皮神经
生殖股神经,股支
生殖支
股外侧皮神经
股神经
闭孔神经
腓总神经
隐神经
腓肠神经
腓深神经
腓浅神经

髂腹下神经,股外侧皮支
臀神经
股外侧皮神经
股后皮神经
股神经
闭孔神经
腓总神经
隐神经
腓肠神经
跟骨神经
足底内侧神经

图 12-5　下肢解剖:近端和远端神经支配

3

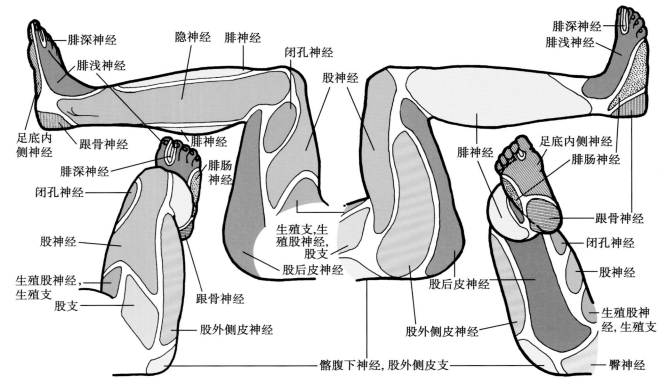

图 12-6   截石位的下肢解剖：近端和远端周围神经

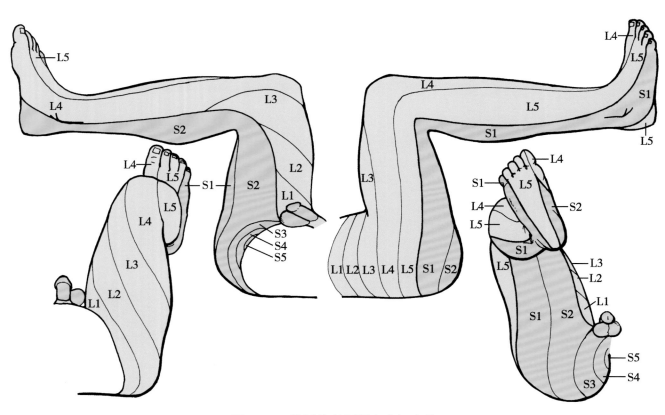

图 12-7   截石位的下肢解剖：皮节

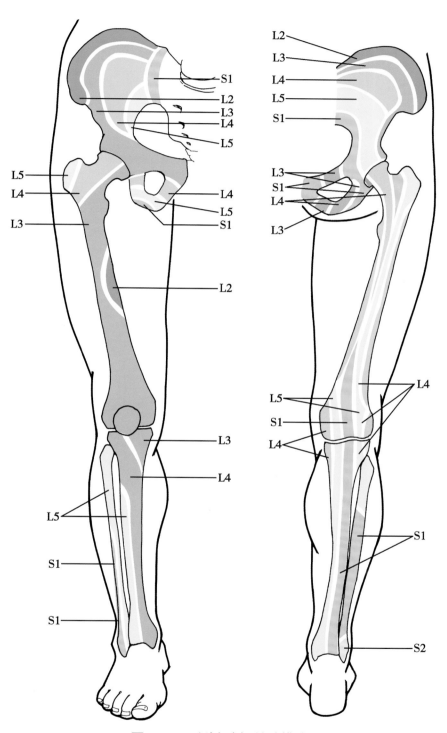

图 12-8　下肢解剖：骨骼模式

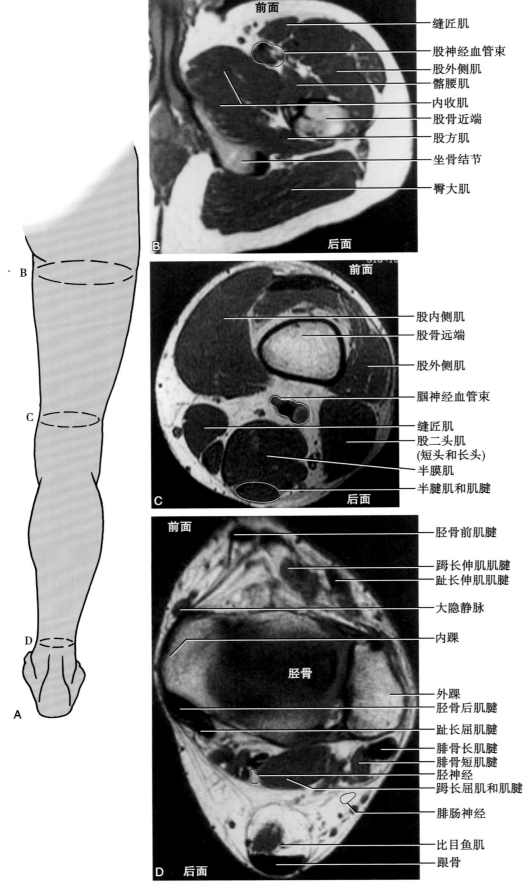

图 12-9　下肢解剖：横断面磁共振图。A. 相对应的横截面位置。B. 上段（臀部以下）。C. 中段（膝盖以上）。D. 下段（脚踝以上）

（杨潜 译，郭进 校）

第13章
腰丛神经阻滞

Loran Mounir-Soliman 和 David L. Brown

关键词：腰大肌间沟阻滞，腰丛神经，腰椎旁

腹股沟血管周围阻滞（三合一股神经阻滞）

引言

腹股沟血管周围阻滞的原理是在股神经附近注射足量的局麻药，药物可以沿筋膜面向近端扩散从而阻滞腰丛神经。腰丛的三根主要神经从骨盆的前面经过：股外侧皮神经，股神经和闭孔神经。如图13-1所示，该阻滞背后的理论假设是局麻药会沿着髂肌和腰肌之间的筋膜面到达腰丛神经根的区域。

病人选择 如前所述，下肢阻滞通常以椎管内阻滞最为有效。然而，在一些避免双侧肢体阻滞或交感神经阻滞的病人中，可能需要其他替代方法。

药物选择 局麻药的选择应根据病人需要感觉阻滞还是感觉加运动阻滞来决定。任何氨基酰胺类药物都可以使用。有人建议，通过这种入路进行腰丛神经阻滞所需的局麻药剂量可以用病人的身高（单位为cm）除以7.5来估算。所得的数值为理论上可以产生腰丛神经阻滞的局麻药剂量（以毫升为单位）。

操作

解剖 这种阻滞背后的概念是要明确围绕股神经周围的筋膜鞘的延伸。

体位 病人取仰卧位，麻醉医师站在病人一侧，触诊同侧股动脉。

穿刺 将一根22G，5cm短斜面的针在阻滞侧下肢的股动脉外侧，腹股沟韧带的尾侧进行穿刺，向头侧方向持续进针直到大腿出现感觉异常；也可使用神经刺激或超声引导来确定针尖位于正确的神经周围。然后，将针牢牢固定，用手压住股鞘的远端，注入全量的局麻药。

潜在问题

我们的临床经验表明这种技术的主要问题是缺乏可预见性。此外，用一个固定"不动"的针注射大剂量局麻药时，全身毒性的风险会增加。如果使用该技术，应该分次缓慢注射局麻药，同时多次回抽检查是否有血。

经验

此阻滞应用于下肢术后镇痛，而不是下肢手术的麻醉。笔者不认为麻醉医师需要掌握这种技术到使之产生完善的局部麻醉的程度。

腰大肌间沟阻滞

引言

从理论上讲，腰大肌间沟阻滞可以阻滞所有的腰神经和一部分骶神经，从而提供大腿前侧的麻醉。基于该阻滞技术的解剖部位和预期结果，该技术也被称为腰椎椎旁阻滞。

3

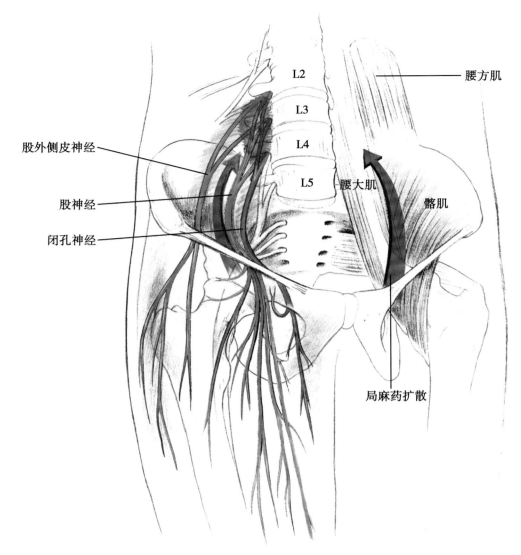

图 13-1   腰丛神经解剖：局麻药向近端扩散的机制

腰丛神经阻滞

腰丛神经的相关解剖

腰丛是由 L1-L3 前支和 L4 神经前支的大部分组成。第 1 腰神经（常有第 12 胸神经的一部分）分成上下两个分支，上支则分为髂腹下神经和髂腹股沟神经，下支则与第 2 腰神经的分支汇合形成生殖股神经。

L3 和 L4 神经加上 L2 神经的余部，汇合后分为腹侧和背侧分支，腹侧的分支形成闭孔神经，背侧的分支形成股外侧皮神经和股神经。

腰丛神经及其分支是在腰椎横突前方的腰大肌深面形成。腰大肌的前三分之二起自椎体的前外侧，后三分之一起自横突的前部，

并在两部分之间形成一个筋膜间隙，而腰丛就在其中。

值得注意的是，腰丛位于腰椎横突的前方和腰大肌的后方（嵌入后壁）。竖脊肌的后内侧覆盖腰椎，外侧则覆盖腰方肌。

若想掌握此阻滞技术，需要了解不同肌肉和脊柱之间的解剖结构关系以及这些结构的超声特征。

技术

腰丛神经阻滞是一种深部组织的阻滞，需要使用低频（2～5MHz）凸阵超声探头。根据体型可使用 10.16～15.24cm（4～6 英寸）的针头。本文描述了实施这种阻滞的两种技术。

正中旁纵向扫描法   病人取俯卧位（也

可采用侧卧位,阻滞侧朝上),将超声探头平行于骶骨长轴放置以确定其平面,探头向头侧移动以确定 L5、S1 椎间隙,即骶骨线的连续性中断。探头向外侧移动 3～4cm(保持相同方向)找到 L5 横突。探头向头侧移动扫描,依次确定其他腰椎的横突。横突声影具有典型的三叉戟征。

　　腰大肌可以在不同横突高回声阴影之间形成的声窗中显像。腰丛神经为腰大肌后方的高回声条索状结构。也可应用神经刺激仪诱发股四头肌收缩或内收来识别神经丛。穿刺针可以从探头中间采用平面外技术置入,也可以从探头的尾端采用平面内技术置入(图 13-2A-D)。

　　横向倾斜扫描法　病人取俯卧位或侧卧位(阻滞侧朝上)。通过前面描述的相同技术(从骶骨向上扫描)识别 L3-L4 横突。一旦确定,将超声探头旋转至与横突平行水平,然后探头向内侧稍微倾斜扫查中线结构(横向倾斜方向)。超声扫查的结构为:

- 腰方肌(外侧)和竖脊肌(内侧)。
- 肌肉深面,L3-L4 横突和椎体的前外侧表面为高回声影,并伴有后方声影。
- 腰大肌为中低回声影,横突处有多个高回声条索状结构。
- 在横突之间形成的声窗中缓慢调整探头,使椎间孔、关节突关节,以及从椎间孔伸出的神经根可见。神经根表现为毗邻腰大肌后壁的高回声结构。

　　在椎间孔水平的腰大肌后缘,穿刺针从探头尾端以平面内技术(即内侧入路)接近腰丛。使用神经刺激确认针是否接近腰丛,避免肌肉内注射导致腰大肌局部收缩。应注意避免针头向内侧过度推进,从而降低腰动脉或其分支损伤的风险,并避免局麻药扩散到椎间隙(图 13-3A-D)。

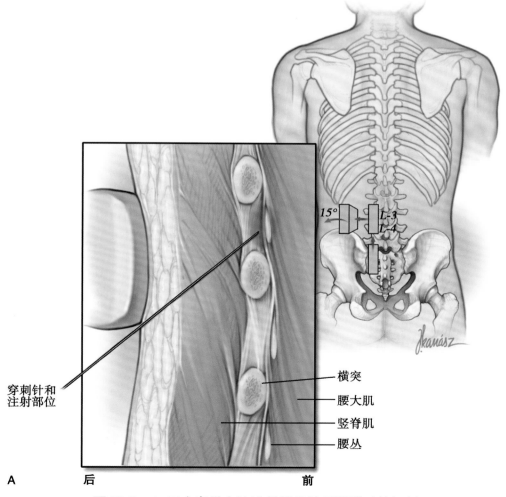

A　　后　　　　　　　　前

穿刺针和注射部位

横突
腰大肌
竖脊肌
腰丛

图 13-2　A. 正中旁纵向法进行腰丛神经阻滞时的解剖

3

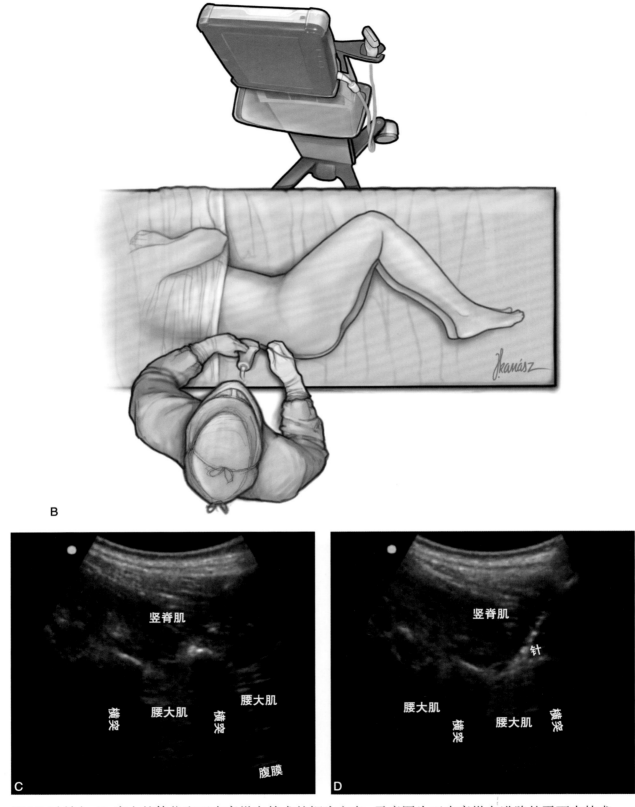

竖脊肌

腰大肌

横突   腰大肌   横突

腹膜

C

竖脊肌

针

腰大肌   横突   腰大肌   横突

D

图 13-2(续)   B.病人的体位和正中旁纵向技术的探头方向,示意图为正中旁纵向进路的平面内技术。
C、D.腰丛正中旁入路的超声图像显示横突和腰大肌以及针的位置

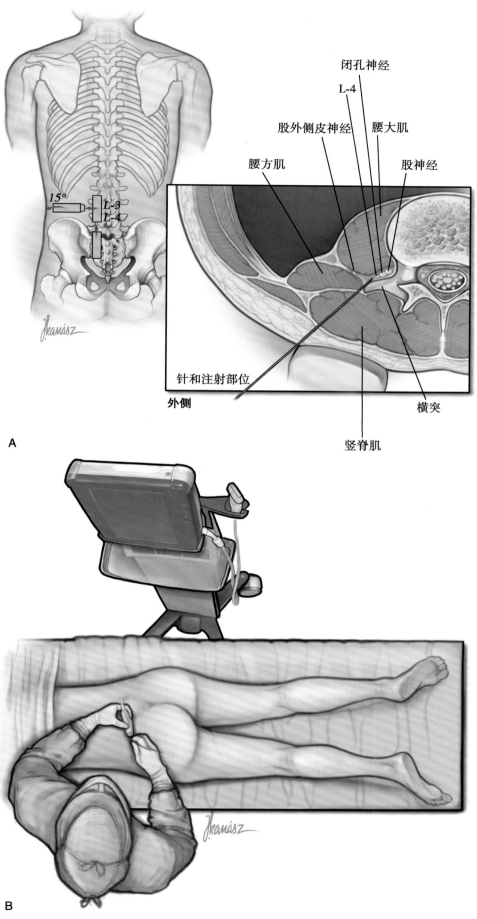

闭孔神经

L-4

股外侧皮神经

腰大肌

腰方肌

股神经

15°

L-3
L-4

针和注射部位

外侧

横突

竖脊肌

A

B

图 13-3　A. 横向倾斜法进行腰丛神经阻滞时的解剖结构。B. 横向倾斜法时病人的体位,示意图为平面内阻滞法

3

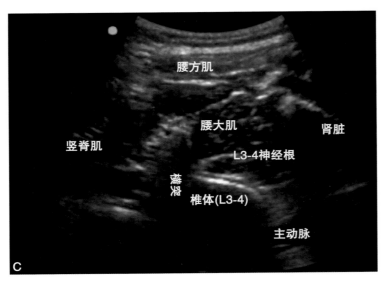

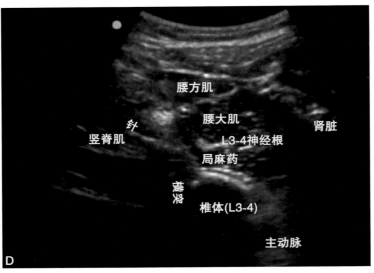

图 13-3（续） C、D. 横向倾斜法进行腰丛神经阻滞时的超声图像；示意图为针在腰大肌中的位置，腰方肌深处

适应证

- 腰丛神经阻滞是腰丛最近端的入路，能有效地阻滞其主要分支（股神经、闭孔神经和股外侧皮神经）。
- 适用于髋关节手术和膝盖以上的手术。
- 联合坐骨神经阻滞时，可提供完全的单侧下肢麻醉，适用于下肢手术。
- 持续置管可用于长期镇痛（图 13-4）。

要点

- 腰丛神经阻滞是一种深部阻滞，特别是在肥胖和老年病人中，难以辨别解剖结构的回声差异。

- 使用神经刺激仪来识别腰丛是必要手段。
- 在更深层组织的扫查中很难发现腰椎小动脉，有凝血功能障碍或有出血风险的病人应避免腰丛神经阻滞。
- 在腰大肌后间隙的局麻药扩散效果令人满意。

经验

- 腰丛神经阻滞是一种先进的技术，但存在严重的潜在并发症。在尝试超声引导下进行腰丛阻滞前，麻醉医师必须具备超声解剖、超声扫查技能和穿刺针操作的经验。
- 腰丛神经位于腰大肌内，因此腰大肌阻滞也就是腰丛神经阻滞。

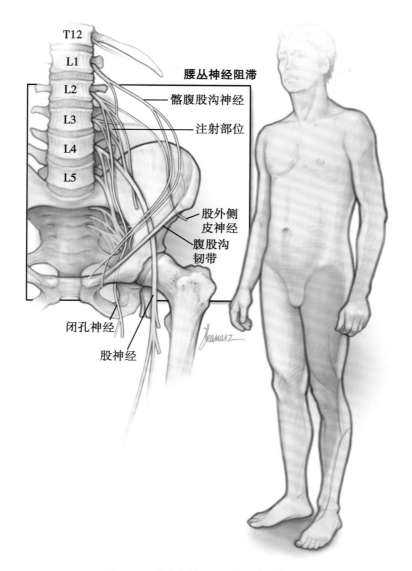

腰丛神经阻滞

- 髂腹股沟神经
- 注射部位
- 股外侧皮神经
- 腹股沟韧带

T12
L1
L2
L3
L4
L5

闭孔神经
股神经

图 13-4　腰丛神经阻滞的解剖学分布

3

- 阻滞可以在俯卧位和侧卧位进行。俯卧位的优点是它提供了一个更稳定手部支撑点，从而利于更精确的扫查和操作。
- 在 L2-L3 水平可以看到肾脏（随呼吸运动的低回声结构）。
- 应注意反复回抽和小剂量注射局麻药，以便及早发现硬膜外或脊髓扩散。
- 腰椎旁间隙是一个血管和肌肉间隙，这可能会导致局麻药的显著吸收和潜在的高水平的血浆药物浓度。

（陈京奇　译，王宁　校）

第14章
坐骨神经阻滞

Ehab Farag 和 David L. Brown

引言

坐骨神经是身体中最大的神经干之一，然而很少有外科手术可以在单独坐骨神经阻滞下完成。它最常与股神经、股外侧皮神经或闭孔神经阻滞联合使用。该阻滞可有效缓解小腿疼痛，并且可以在手术前缓解踝关节骨折或胫骨骨折的疼痛。

病人选择 坐骨神经阻滞可明确应用于已经确定要做整形外科修复手术的小腿或踝关节骨折病人的术前镇痛。对于那些希望避免椎管内麻醉引起的交感神经阻滞的病人，坐骨神经阻滞联合股神经阻滞通常可满足踝和足部手术的麻醉要求。由于糖尿病或周围血管疾病造成血管受累需要小腿远端截肢的病人也可以使用此阻滞技术。

药物选择 坐骨神经阻滞需要 20～25ml 局麻药溶液。当这个剂量加上其他下肢周围神经阻滞所需的剂量时，总量可能会达到可接受的局麻药剂量范围的上限。相反，这些下肢部位摄取局麻药的速度不如硬膜外或肋间阻滞，因此在这些区域可能需要更大剂量的局麻药。如果希望以此达到运动阻滞的效果，可能需要使用 1.5% 的甲哌卡因或利多卡因，尽管 0.5% 的布比卡因或 0.5%～0.75% 的罗哌卡因也有一定效果。

传统神经阻滞方法

操作

解剖 坐骨神经由 L4-S3 神经根组成。这些神经根在骶骨前表面外侧形成骶丛，并在梨状肌前方汇合形成坐骨神经。坐骨神经由两个主要神经干融合而成。"内侧"坐骨神经在功能上是胫神经，由 L4-L5 和 S1-S3 腹支的腹侧分支形成；相同神经的腹支的后侧分支形成了"外侧"坐骨神经，其功能上是腓神经。当坐骨神经穿出骨盆时，它位于梨状肌前方，并与另一条神经——股后皮神经汇合。在梨状肌的下缘，坐骨神经和大腿的股后皮神经位于闭孔内肌、上下孖肌和股方肌的后面。在此处，这些神经位于臀大肌的前方，与坐骨结节和股骨大转子的距离大致相等（图 14-1～图 14-3）。神经经大腿沿股骨后内侧继续下行。在腘窝上方，坐骨神经通常分离为腓总神经和胫神经。有时分支发生的位置高得多，有时甚至在整个径路腓总神经和胫神经是分开的。在腘窝处，胫神经继续向下延伸到小腿，而腓总神经沿着股二头肌短头的内侧向外走行。

经典入路

体位 取侧卧位，阻滞侧朝上、腿弯曲，足靠在另一侧的膝盖上（图 14-4）。麻醉医师站在允许进针的一侧，如图 14-4 所示。

穿刺 从髂后上棘到大转子的中点画一条线。该线的中点，垂直向尾向内另画一条长 5cm 的直线。垂线的端点便是进针点（图 14-5）。为确保位置准确，可以从骶骨裂孔到先前标记的大转子中点画一条线。该线应当与 5cm 垂直线在穿刺点重合。

在该点，用 22G，长度为 10～13cm 的针穿刺，如图 14-4 所示。针头的方向应当指向想象的股血管通过腹股沟韧带之下的位置。

3

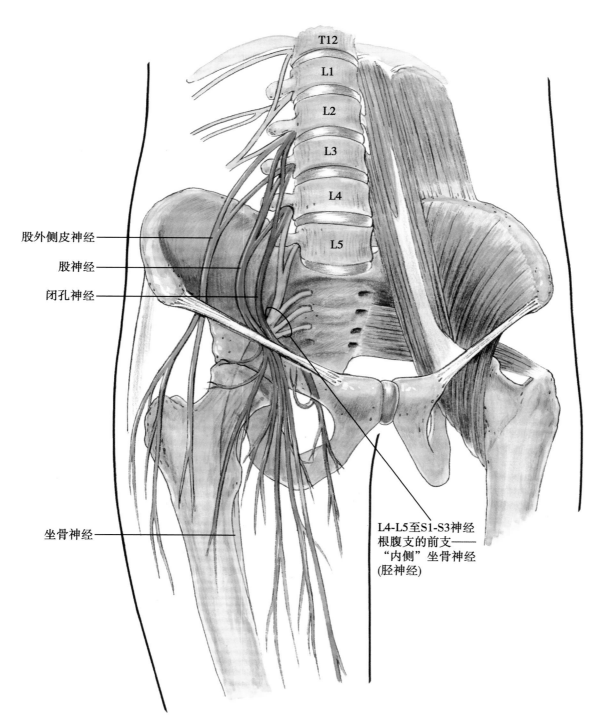

股外侧皮神经

股神经

闭孔神经

坐骨神经

L4-L5至S1-S3神经
根腹支的前支——
"内侧"坐骨神经
(胫神经)

T12
L1
L2
L3
L4
L5

图 14-1　坐骨神经解剖图：前斜视图

3

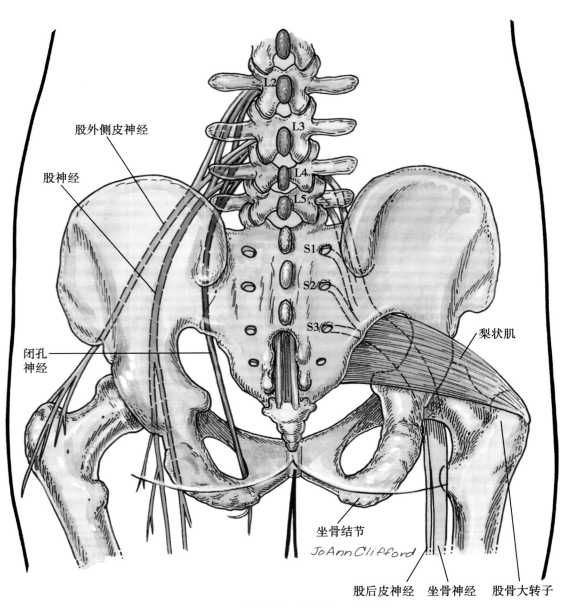

图 14-2　坐骨神经解剖图：后视图

3

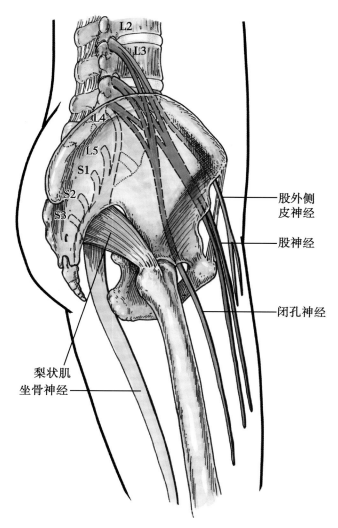

股外侧
皮神经

股神经

闭孔神经

梨状肌
坐骨神经

图 14-3　坐骨神经解剖图：侧视图

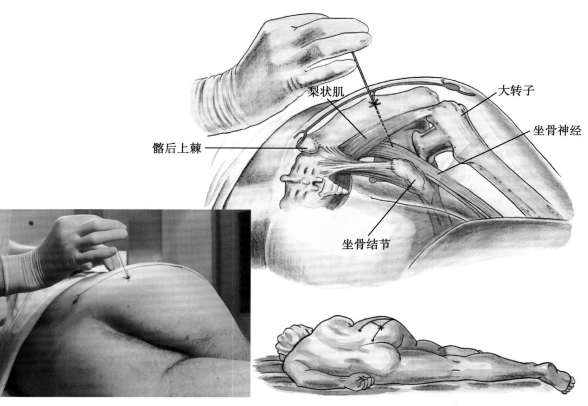

梨状肌　　　　　大转子

坐骨神经

髂后上棘

坐骨结节

图 14-4　坐骨神经阻滞：经典技术及定位

3

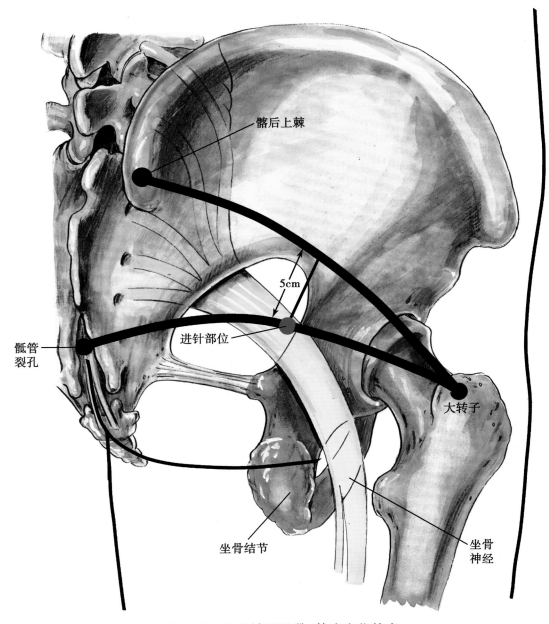

髂后上棘

5cm

骶管
裂孔

进针部位

坐骨结节

大转子

坐骨
神经

图 14-5　坐骨神经阻滞:体表定位技术

持续进针,直到触发异感或接触到骨头为止。如果在触发异感之前遇到骨头,应沿着骶骨裂孔与大转子连线改变方向重新进针,直到触发异感或运动反应。在重新进针过程中,针的深度不应超过最初碰到骨头的进针深度2cm,否则针尖将位于坐骨神经的前方。一旦触发异感或运动反应,注入 20～25ml 局麻药。

前入路

体位　在行坐骨神经前阻滞时,病人仰卧,腿处于正中体位。麻醉医师应站在病人的侧面,与股神经阻滞的体位相似。

穿刺　病人取仰卧位,从髂前上嵴到耻骨结节之间连线。另一条线应从大转子中点向下内侧平行于前一条线,如图 14-6 所示。将第一条线分成三等份,在中内三分之一交界处向尾向外画一条垂线。垂线与靠尾侧下方的线相交点为进针点,用 22G,13cm 针穿刺,使其触到股骨的内侧边缘。一旦针头碰到股骨,重新略向内改变进针的方向,使其滑过股骨内侧面。大约在碰到股骨后继续进针5cm,需要寻得异感或运动反应以确保阻滞成功(图 14-7)。一旦获得异感或运动反应,注射 20～25ml 局麻药。

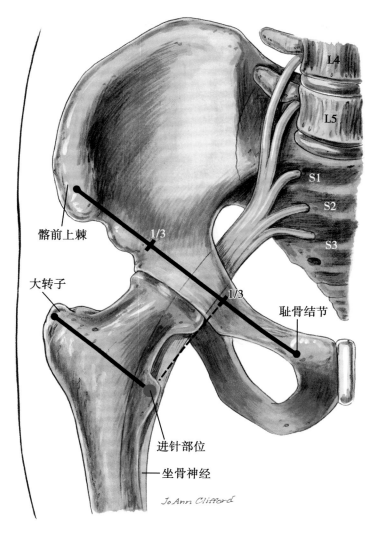

图 14-6　坐骨神经阻滞：前入路技术

前侧

外侧

后侧

图 14-7　前路坐骨神经水平的磁共振横切面图像

3

潜在问题

　　下肢受伤的病人有时很难摆出经典体位。另外,此阻滞作用时间可能很长,应在操作前告知病人这一点。虽然没有实质性证据,但有些人认为这种阻滞后出现感觉异常的可能性比其他周围神经阻滞更高。前入路途径存在与经典入路途径相同的问题。

经验

经典入路

　　这种有效阻滞的关键是病人的体位和系统地重新进针直到出现异感。

前入路

　　虽然前入路在概念上很简单,但是笔者

使用它进行麻醉的成功率比使用传统入路稍微低一些。随着经验的增加,这种差异就可能会消失。为了提高这种阻滞成功率,应确保待阻滞的下肢保持中立位,勿使其呈内旋或外旋位。这种阻滞可用于仰卧位病人,尤其是对那些极度不适和无法完成经典入路所需体位的病人。

超声引导技术

超声解剖学

　　在臀下区,坐骨神经位于大转子(外侧)和坐骨结节(内侧)之间。在超声下,臀下坐骨神经呈三角形,被股二头肌长头(后外侧)、半腱肌(后内侧)和股内收肌(前方)所围绕。如果在臀下区难以识别坐骨神经,可以从腘窝区追踪神经并在股骨中段识别(图14-8)。

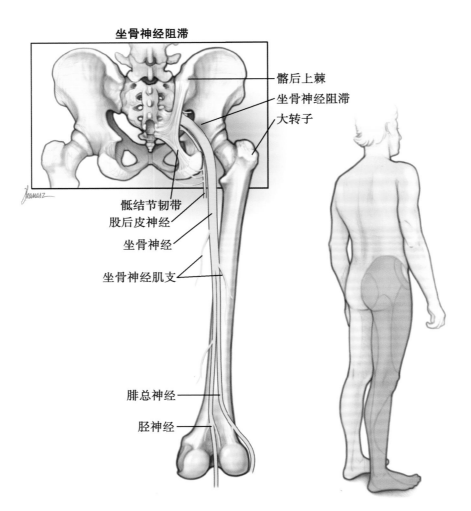

图 14-8　臀下坐骨神经的解剖

技术要点

　　俯卧位是首选姿势，因其能从大腿外侧提供更好的成像效果。如果病人无法采取俯卧位，将采用髋关节和膝关节屈曲的侧卧位。将凸阵超声探头放置在臀大肌下缘的水平面上，以短轴视图观察坐骨神经，其呈高回声结构，位于大转子和坐骨结节之间。俯卧位时将采用平面内技术，即针尖方向从内向外；然而，在侧卧位时，针尖方向最好是从后向前。在进行该阻滞时，除超声外，还推荐使用神经刺激仪用于识别神经，尤其是在肥胖病人中。中频、线阵、50mm 探头用于坐骨神经阻滞的股骨中段入路阻滞。可以使用通过 Touhy 针头引导的导管进行连续阻滞。导管尖端的位置可以通过注射局麻药并用超声观察其分布情况来识别，也可以通过注射 1ml 空气，它在超声下显示为高回声影（图 14-9～图 14-11）。

经验

- 连续坐骨神经阻滞对于在膝下或膝上截肢术后的疼痛管理非常有帮助。
- 使用 0.1% 罗哌卡因的单次坐骨神经阻滞对管理全膝关节置换术后的膝后疼痛非常有帮助，同时不会影响全膝关节置换术后的下肢运动功能和 / 或神经功能。
- 股神经和坐骨神经联合阻滞对于下肢手术而言是足够的，特别是对于高危病人而言，全身麻醉和椎管内麻醉会干扰病人的血流动力学稳定性，例如极严重的主动脉狭窄或心力衰竭。

要点

- 超声下坐骨神经阻滞的常用技术为臀下和股骨中段入路。
- 超声下行臀下和股骨中段坐骨神经阻滞首选短轴平面内入路，针尖从外向内进针。
- 在臀下入路坐骨神经阻滞中，神经刺激器非常有助于识别坐骨神经的位置，特别是在肥胖病人中。

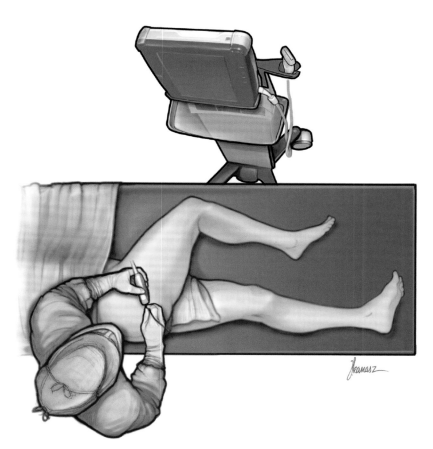

图 14-9　病人侧卧位。注意针头前后方向的平面内入路

3

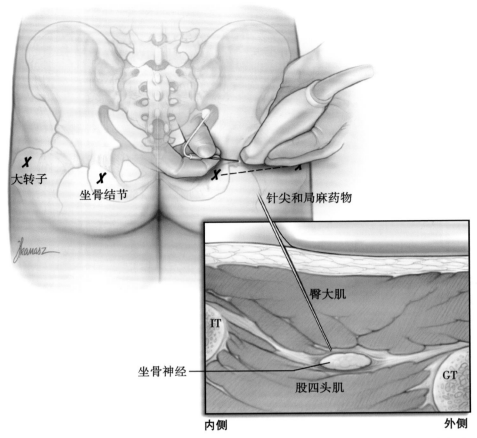

图 14-10　俯卧位臀下坐骨神经阻滞的平面内技术。注意针的内侧到外侧方向。GT，大转子；IT，坐骨结节

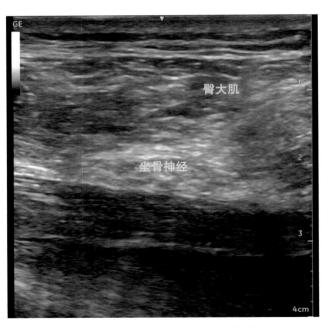

图 14-11　超声下坐骨神经阻滞

（张海航 译，王宁 校）

Ehab Farag 和 David L. Brown

前言

该神经阻滞适用于大腿前侧浅表及深部的手术。它常与其他下肢周围神经阻滞联合使用，为小腿和足部手术提供麻醉。作为一种镇痛技术，它可用于股骨骨折镇痛，或者用于膝关节或股骨手术后的长期连续置管镇痛。

病人选择 进行操作时，病人取仰卧位，因此几乎任何接受下肢手术的病人都可以进行该操作。由于进行股神经阻滞不需要诱发异感，即使是全身麻醉的病人也可以考虑进行股神经阻滞。

药物选择 与所有下肢神经阻滞一样，阻滞前必须决定需要何种程度的感觉和运动阻滞。如果需要运动阻滞，则需要更高浓度的局麻药。正如坐骨神经阻滞中使用局麻药所考虑的问题一样，如果需要使用较高浓度的局麻药实现运动阻滞时，必须考虑联合应用股神经、坐骨神经、股外侧皮神经和闭孔神经阻滞所需要的局麻药剂量。大约 20ml 的局麻药足以实现股神经阻滞。术后镇痛使用连续置管技术时，可使用 0.25% 的布比卡因或 0.2% 的罗哌卡因，试验表明这些药物的浓度甚至可以更低。采用这种连续置管技术，8～10ml/h 的给药速度通常可以起到很好的效果。

传统神经阻滞方法

操作

解剖 如图 15-1 所示，股神经在腰大肌和髂肌沟内穿过骨盆。它从腹股沟韧带下方穿出，位于股血管的后外侧，如图 15-2 所示。它通常在腹股沟韧带处或以上水平发出分支。

体位 病人取仰卧位，麻醉医师应站在病人一侧，以便于触诊股动脉。

穿刺 如图 15-3 所示，在髂前上棘和耻骨结节之间作一条连接线。在这条线上触诊股动脉，在如图 15-4 所示的位置，用 22G，4cm 的穿刺针穿刺。最初进针点应在动脉旁垂直于股动脉，如图 15-5 所示（位置 1），通过将针头以扇形方式逐步移动到达位置 2，形成局麻药"壁"包绕神经。（超声显示神经深至髂筋膜，没有影像学指导很难鉴别）在此过程中分次注射约 20ml 局麻药。将穿刺针向进针点外侧横向移动 1cm，针尖指向股动脉后方，然后另外注射 2～5ml 药物也是有用的。这样可以阻滞那些位于股动脉后方的神经。这种阻滞引发的异感不确定，但一旦出现异感，仍然需要由内向外的注射，因为股神经通常向腹股沟韧带头端发出分支。

成人使用连续置管技术时，可使用神经阻滞导管套件或传统硬膜外针和匹配的导管（图 15-6）。在后一种情况下，硬膜外针的位置由神经刺激仪或异感诱发确定。当针到达位置后，注射 20ml 不含防腐剂的生理盐水，然后置入大小合适的导管并超出针尖 10cm。一旦导管用塑料密闭敷贴固定完成，注入单次剂量的局麻药并开始持续输注。

潜在问题

周围血管疾病的病人通常需要单侧下肢

3

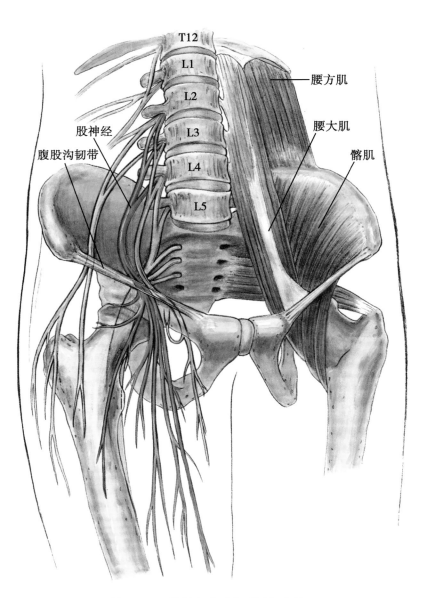

图 15-1　股神经解剖：前斜面观

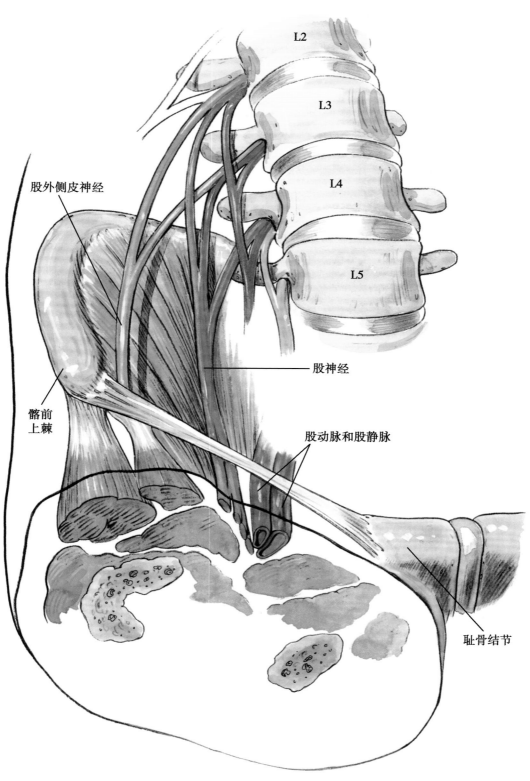

图 15-2 股神经解剖图：腹股沟韧带处

3

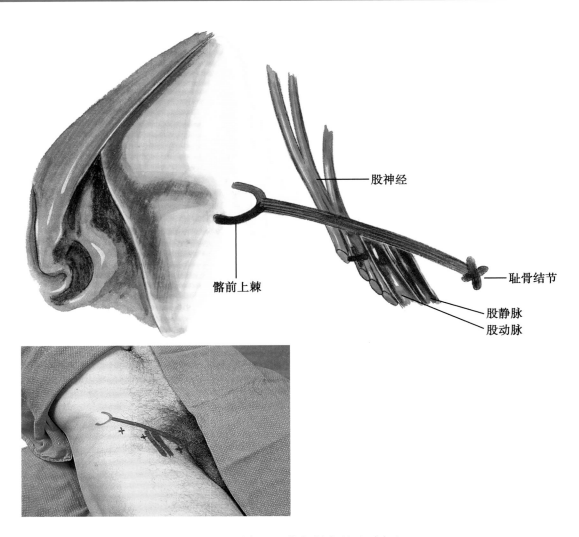

图 15-3　股神经阻滞穿刺点的皮肤标记

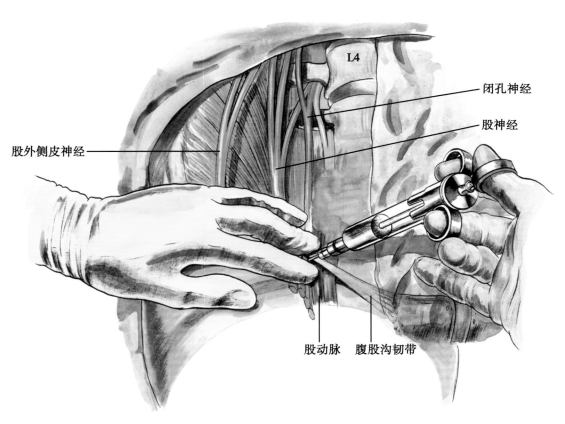

图 15-4　股神经阻滞穿刺点

3

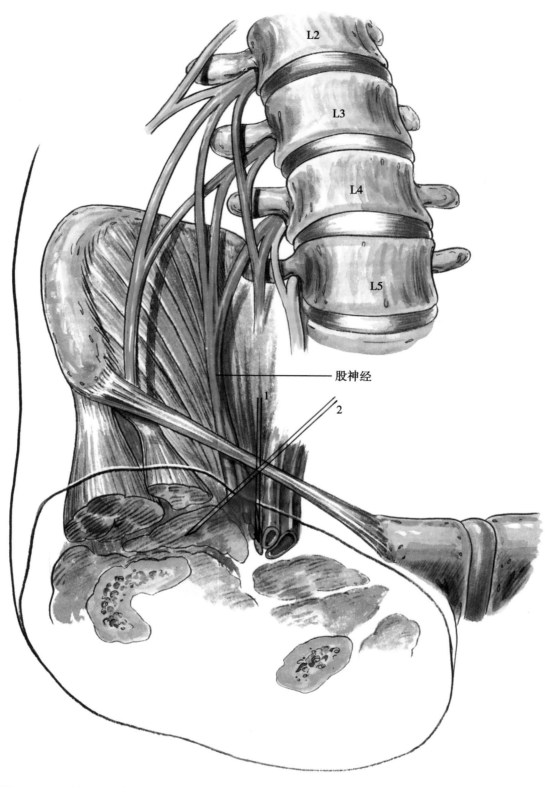

图 15-5 股神经阻滞：局麻药注射。穿刺针最初在动脉旁垂直于股动脉进针（位置 1）；将针头以扇形方式逐步移动至位置 2，使局麻药形成"壁"包绕神经

3

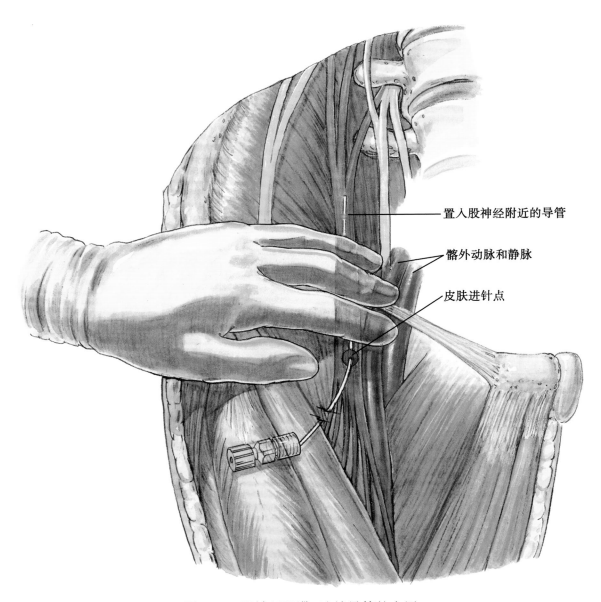

置入股神经附近的导管

髂外动脉和静脉

皮肤进针点

图 15-6   股神经阻滞：连续导管的应用

阻滞；因此，那些有人工股动脉的病人可能是该阻滞的合适人选。如果最近接受人工股动脉植入的病人选择下肢周围神经区域阻滞，应尽量避免穿刺到人工股动脉。

但有些医生也选择使用连续置管技术提供镇痛。

超声引导技术

经验

因为传统的股神经阻滞属于区域阻滞，必须应当有足够的"浸润时间"来产生令人满意的麻醉效果。当坐骨神经阻滞和股神经阻滞联合时，将股神经阻滞操作放在坐骨神经阻滞前能获得更多的浸润时间，通常会对麻醉有所帮助。越来越多的膝关节手术病人可有效地使用股神经阻滞作为术后镇痛方案的一部分。大多数情况下，使用单次阻滞即可；

超声解剖学

股神经是腰丛最大的分支，通常由 L2-L4 脊神经的前支组成。它远端延伸至腹股沟区域，通常走行于腰大肌外侧缘和髂肌沟之间，前方被髂筋膜覆盖。在这个水平面上，髂筋膜和髂腰肌内部增厚，形成筋膜鞘，将股静脉、股动脉与股神经分开、股神经通常可见于腹股沟韧带的远端、股动脉外侧、髂腰肌表面的三角形高回声区域内。神经在这个区域内可能薄而扁平,因为它可能已形成终末分支。然而,有时它可被显示为一个双凸或椭圆形的高回声结构。因此在超声下从浅到深,首先是阔筋膜,然后是高回声的髂筋膜。(图 15-7～图 15-9)

适应证

- 股骨颈 / 股骨干骨折的镇痛
- 髋关节置换术后的镇痛
- 膝关节手术后的镇痛,如全膝关节置换术或前交叉韧带修复术
- 可与腘窝坐骨神经阻滞联合使用,为小腿或足部手术提供麻醉

技术

病人取仰卧位,将超声探头平行于腹股沟放置,以获得三角形高回声区域内的股神经短轴视图。平面内技术是该阻滞最常用的技术。这种技术的特点是在平面内进针,并在图像横截面从外向内置入穿刺针。穿透髂筋膜后,注射 2～3ml 生理盐水,确保针尖在筋膜下方,生理盐水向股动脉外侧和神经附近扩散,然后注射局麻药。(图 15-10～图 15-15)

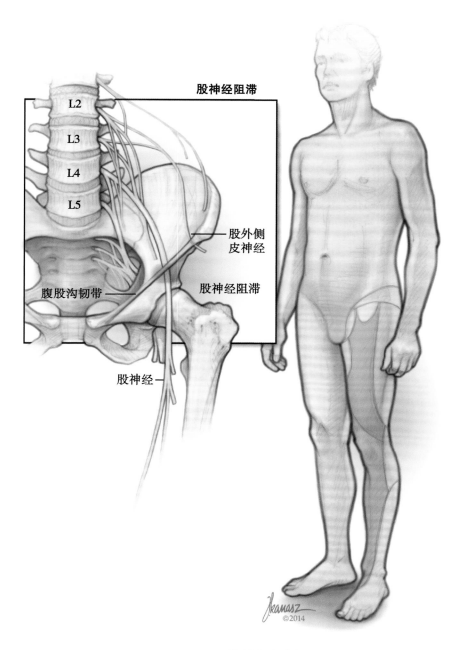

图 15-7 股神经解剖

3

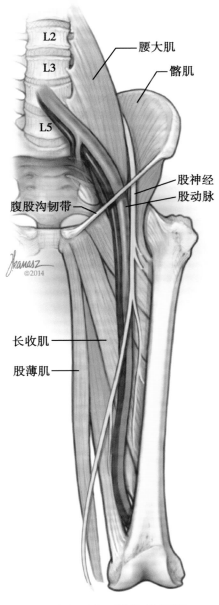

图 15-8　股神经解剖

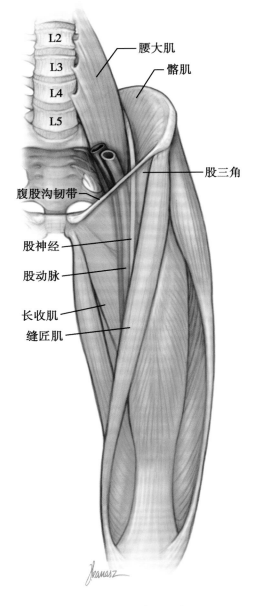

图 15-9　股神经解剖

3

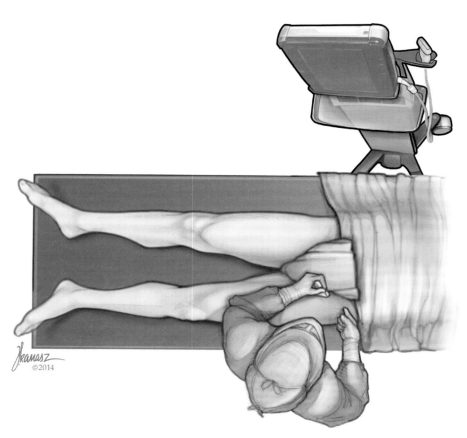

图 15-10 病人体位及超声仪器的位置

3

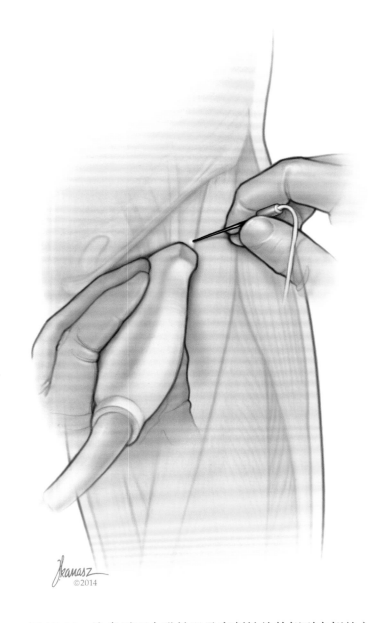

图 15-11　注意平面内进针以及穿刺针从外侧到内侧的方向

3

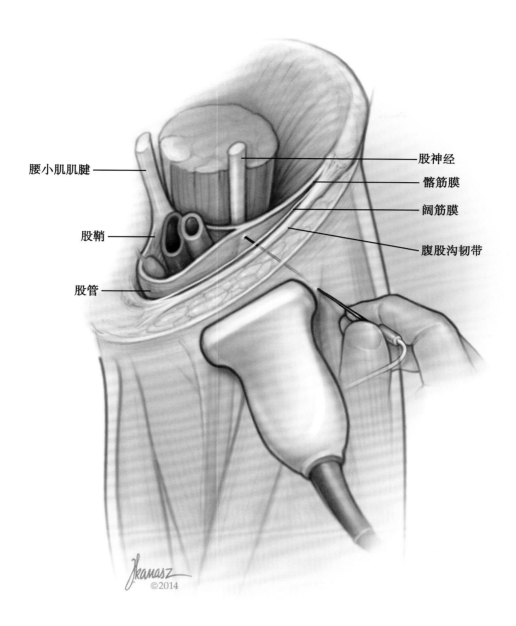

腰小肌肌腱

股鞘

股管

股神经

髂筋膜

阔筋膜

腹股沟韧带

图 15-12　穿刺针应穿透髂筋膜，以便成功阻滞

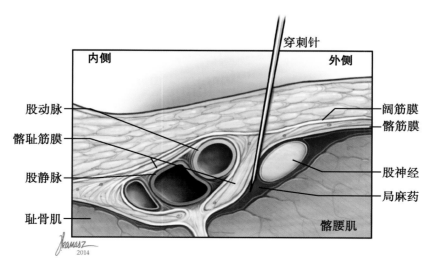

内侧

股动脉

髂耻筋膜

股静脉

耻骨肌

穿刺针

外侧

阔筋膜

髂筋膜

股神经

局麻药

髂腰肌

图 15-13　穿刺针和局麻药位于髂筋膜下

3

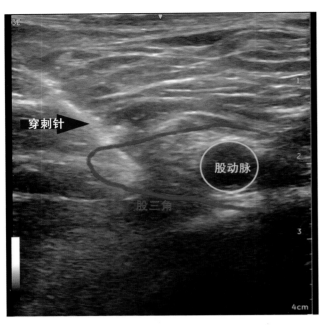

图 15-14　股神经阻滞技术的超声影像图

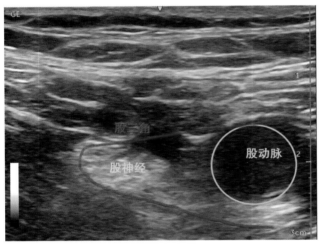

图 15-15　股神经阻滞的超声解剖图

要点

- 高分辨率线阵超声（30～40mm 的覆盖区）

是股神经阻滞的首选。

- 在一些病人中，腹股沟处的股神经已经分为浅支和深支，伴随着股动脉分为股浅支和股深支。因此，最好向近端扫描，将探头放置在股总动脉处，以确保阻滞股神经的主干。

- 在置入导管时，通常使用 Tuohy 针。通过注射 2～3ml 的生理盐水，这些生理盐水在股动脉外侧和神经附近扩散，可以确定髂筋膜下针尖的正确位置。然后将导管置入，超出针尖 3～4cm。为了进一步确认导管尖端的位置，可以通过导管注射少量空气，形成高回声伪影。

经验

- 股神经在短轴视图中可与腹股沟淋巴结混淆，两者都是高回声。

- 如果无法识别股神经，在股动脉外侧的高回声三角中注射将足以成功阻滞股神经。

- 通过 Tuohy 针置入导管后，保持穿刺针位置不变，通过导管注射 2～3ml 生理盐水或局麻药，确定导管尖端的位置。这项技术将通过重新调整穿刺针方向以及确保导管位于神经附近来帮助改变导管位置。

- 该阻滞使用的局麻药浓度通常取决于操作目的。对于需要镇痛的病人，0.1%～0.2% 的罗哌卡因已经足够；然而，进行手术麻醉的理想选择是 0.5% 的罗哌卡因。

（周凤至 译，王宁 校）

第16章
超声在髂筋膜及腹股沟区阻滞中的应用

Mohammed Faysal Malik 和 Chihiro Toda

关键词:髂筋膜,髂腹股沟

要点

● 高频线阵探头是该区域神经阻滞最佳的
选择。

● 髂筋膜阻滞(fascia iliaca compartmental
block,FICB)可作为腰丛神经阻滞的另
一种可选择的前入路阻滞,作用于股神
经、闭孔神经和股外侧皮神经。

● 与传统的腹股沟韧带下阻滞相比,腹股
沟韧带上髂筋膜阻滞时,局麻药向头端
扩散的效果更好,对大腿前侧、内侧及外
侧的感觉阻滞也更彻底。

● 传统的腹股沟韧带下髂筋膜阻滞需要大
量的局麻药才能实现充分的头端扩散。
腹股沟韧带上髂筋膜阻滞用较少量的局
麻药就能达到足够的感觉阻滞。

前言

髂筋膜阻滞(fascia iliaca compartmental
block,FICB)可完全阻断大腿内侧、前侧和
外侧的感觉,已广泛应用于髋关节和膝关节
手术的术后镇痛。该神经阻滞作用于髂筋膜
深处的股神经、闭孔神经和股外侧皮神经,因
此可以替代传统的腰丛神经阻滞。它还能够
为髋关节和股骨近端骨折以及全髋关节置换
术的病人提供足够的镇痛效果。与所有筋膜
平面阻滞一样,只要使用足量的局麻药,髂筋
膜平面阻滞就可以阻断股、闭孔和股外侧皮
神经。经典的髂筋膜阻滞是在穿刺针穿过阔

筋膜与髂筋膜时感受到"双突破感"后进行阻
滞。这种经验性操作导致该阻滞失败率高达
10%~37%。然而,随着超声技术的进步,连
续超声引导下可清晰定位针尖的位置,使该
种神经阻滞的成功率明显上升,髂筋膜阻滞
开始重新受到青睐。

解剖

髂肌位于髂骨上方,是一块大而平的三角
形肌肉,与腰大肌相连,在超声下可形成回声
不均匀的低回声髂腰肌。髂腰肌被高回声的
阔韧带和髂筋膜覆盖。然后髂腰肌行经腹股
沟韧带深面,离开骨盆,绕过股骨颈近端,止于
股骨小转子,起到加强髋屈肌的作用。

髂筋膜位于髂肌前方,沿髂棘向上和向
外走行,与在内侧上覆盖的腰大肌筋膜融合。
股神经下穿腰大肌,穿过腰大肌与髂肌之间
的外侧缘,到达髂筋膜深处。

闭孔神经穿过髂肌深至筋膜,支配大腿
内侧远端肌群。股外侧皮神经从腰丛发出,
由腰大肌外侧穿出,横穿髂肌深至髂筋膜。
(图 16-1)

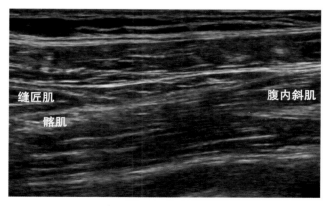

图 16-1　髂筋膜阻滞的超声解剖

3

超声解剖学

技术

传统上,髂筋膜阻滞是在腹股沟韧带水平以下进行的。然而,大量临床证据和影像学研究表明,腹股沟韧带下髂筋膜阻滞不能可靠地阻滞股、闭孔和股外侧皮神经。事实上,其阻滞失败率高达10%~37%。

腹股沟韧带上髂筋膜阻滞,由于改善了髋部骨折病人的疼痛评分中位数,并使局麻药更稳定地扩散至腰丛,因而受到青睐。最近的一项研究发现,与传统的腹股沟韧带下髂筋膜阻滞时局麻药更倾向于尾端浸润相比,腹股沟韧带上阻滞时局麻药向头端浸润有所改善。在全髋关节置换术中,腹股沟韧带上髂筋膜阻滞的镇痛效果与关节周围浸润麻醉相当。

常用20ml的局麻药,如0.5%的罗哌卡因用于髋关节骨折,髋关节或膝关节手术后镇痛则用较低浓度,以减少运动神经阻滞。

病人取仰卧位,在腹股沟处放置高频线阵探头以识别股动脉。常见的深度是距皮肤3~4cm。探头向侧方移动以识别缝匠肌,然后向头端追踪至其在髂前上棘(anterior superior iliac spine, ASIS)上的起始点。ASIS可以轻易通过其驼峰状的低回声影来识别。将探头移到阴影内侧2~3cm处,可识别覆盖在髂骨上的髂肌。覆盖在髂肌上的明亮高回声带是髂筋膜。

然后在矢状位略微旋转探头,使探头内侧端指向脐。在这个位置,可以由浅入深识别腹前肌,如腹内斜肌、腹横肌和覆盖在髂肌上的髂筋膜。在超声图像的尾端下方可识别髂骨的曲线,髂肌覆盖在其上方。从这个角度,可以看到经典的"领结征"(图16-2)。

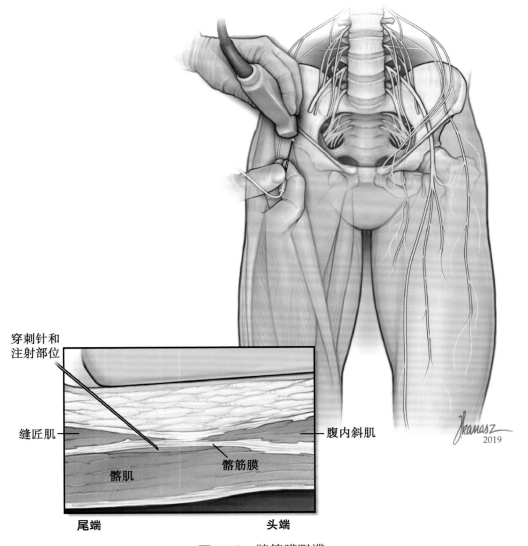

穿刺针和
注射部位

缝匠肌

髂肌 髂筋膜

腹内斜肌

尾端 头端

图16-2 髂筋膜阻滞

从尾端置入穿刺针并向头端进针,使其穿过腹股沟韧带上方的缝匠肌。然后在平面内进针,刚好深至髂筋膜。穿透筋膜后,注入1～2ml 的局麻药,使药液充分横向扩散实现筋膜剥离,使髂筋膜从髂肌浅层上漂起。在髂肌浅层和髂筋膜间注射 20～30ml 的局麻药,使之充分浸润。局麻药的充分扩散将使髂肌和髂筋膜之间的间隙沿髂肌上缘向头端扩大。为了改善局麻药的头端扩散,可以将针尖向上推进到由药液注射形成的腔隙中。

髂筋膜阻滞尽管再次受到人们的关注,并被认为是一种安全有效的阻滞,但已发现的并发症包括膀胱穿孔,以及误穿旋髂深动脉、腹壁下动脉、髂外动脉、精索和腹股沟内附件。谨慎地实时超声引导下保持平面内穿刺法有助于减少这些潜在并发症。

腹股沟区域神经阻滞

要点

- 阻滞的靶点是髂腹股沟和髂腹下神经分布的腹股沟区域。
- 它是一种浅层筋膜阻滞,使用高频线阵探头进行超声引导。
- 为了成功实现阻滞,局麻药应该在靠近髂嵴的腹壁肌层之间注射。
- 由于外科医生也可能在手术中给予局麻药,操作者应避免注射全量的局麻药,以免超过中毒剂量。

适应证

髂腹股沟神经阻滞可为腹股沟手术提供外科麻醉,尤其是腹股沟疝修补术。它常与髂腹下神经和生殖股神经阻滞相结合。

解剖

腹股沟区的神经支配来源于腰丛神经。髂腹股沟神经和髂腹下神经起源于第 1 腰神

经,从腰大肌的上部外侧缘穿出。生殖股神经起源于第 1 和第 2 腰神经。腰丛神经和第12 胸神经的这些外周分支呈环形走向,向前行经髂前上棘附近。第 12 胸神经和髂腹下神经在髂前上棘附近的内外斜肌之间走行。髂腹股沟神经行于腹横肌和腹内斜肌之间,然后在髂前上棘内侧穿过腹内斜肌。所有这些神经向内向前继续延伸,在腹股沟区的皮肤和肌肉中终止,变为浅表神经。生殖股神经的走行与其他神经不同,通常需要在术中补充阻滞,以使该区域阻滞在腹股沟疝修补术起效。

阻滞技术

解剖标志技术　病人取仰卧位,识别髂前上棘,在距髂前上棘内下方约 3cm 处进行标记。常规消毒后,沿头侧进针,在针尖退出腹壁各层的同时注射局麻药形成皮丘。然后穿刺针应以更陡峭的角度再次进针,直到穿透腹壁所有三层肌肉。在退针时,注入 10～20ml 的局麻药。肥胖或肌肉发达的病人可能需要再次注射。再次注射从先前皮丘向脐部进针,形成皮下区域阻滞。

超声引导技术　病人仰卧位,识别髂前上棘为体表标志。从髂前上棘到脐之间画一条线。高频线阵超声探头沿该线放置在髂前上棘内上方(图 16-3)。髂腹股沟神经和髂腹下神经可见于筋膜平面,位于腹内斜肌和腹横肌之间,或腹内斜肌和腹外斜肌之间。这两条神经在超声下通常为低回声结构。腹横肌下方是腹膜腔。小血管常见于这些神经的周围,彩色多普勒有助于识别血管。在识别解剖结构后,从平面内进针,将 10～20ml 局麻药注入筋膜平面。

药物选择

可选择较低浓度的中长效局麻药,如 1%利多卡因、1% 甲哌卡因、0.25% 布比卡因和0.2% 罗哌卡因。外科医生在手术中可能需要

3

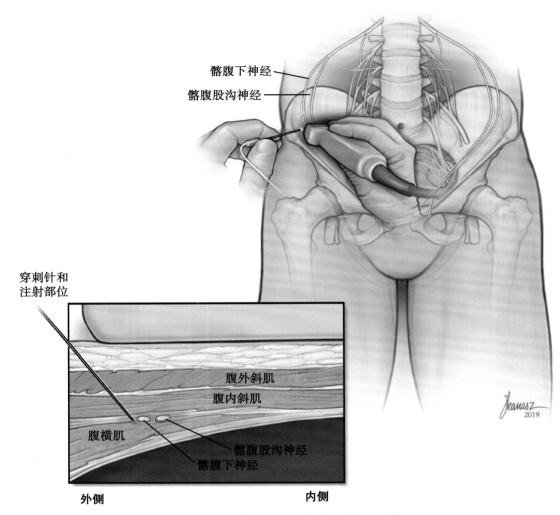

图 16-3 髂腹股沟 - 髂腹下神经阻滞

额外注射局麻药,因此应该限制首次注射的剂量,再次注射时便不需担心局麻药引起的全身毒性反应。

并发症

髂腹股沟神经阻滞是一种浅表性阻滞,只有少数几种并发症,包括注射后瘀斑以及精索区血肿形成。这可能会导致外科医生难以进行充分的外科解剖。如果针进得太深而进入腹腔,可能发生结肠穿孔。

(徐浩然 译,曾结婷 校)

第17章
股外侧皮神经阻滞

Sanchit Ahuja 和 Sree Kolli

摘要：本章讨论了股外侧皮神经的解剖标志和超声引导下阻滞技术。这种阻滞方式适用于髋关节术后、大腿外侧植皮术后和难治性感觉异常性股痛。股外侧皮神经是单纯的感觉神经，支配大腿外侧皮肤，超声图像中表现为内含低回声囊泡的小团高回声结构。通过从头端到尾端扫描神经来区分神经和缝匠肌的高回声肌腱至关重要。股外侧皮神经最常见于髂前上棘下方，与腹股沟韧带走形一致，稍向尾端倾斜。这种神经的解剖变异并不少见。在神经周围或筋膜下单次注射局麻药可提供适当的术后镇痛；然而，周围神经置管技术不在此阻滞应用范围内。

关键词：股外侧皮神经阻滞，大腿外侧镇痛，局部麻醉，超声

要点

- 股外侧皮神经阻滞可用于髋关节手术、大腿上外侧植皮手术的术后镇痛，以及难治性感觉异常性股痛的神经松解。
- 股外侧皮神经阻滞与其他下肢阻滞联合使用时，能够减轻小腿手术过程中止血带带来的不适。
- 股外侧皮神经阻滞是一种浅表神经阻滞，因此高频探头是该阻滞的首选。

解剖

股外侧皮神经（lateral femoral cutaneous nerve，LFCN）是单纯感觉神经，由腰丛后支即 L2 和 L3 脊神经发出。它沿腰大肌的外侧缘向下移行至髂前上棘（anterior superior iliac spine，ASIS）的内下方，并在此急转从下骨盆、腹股沟韧带下方和缝匠肌上方穿出，进入大腿。腹股沟韧带附近的神经位于阔筋膜下方。股外侧皮神经穿过腹股沟韧带时分为前支（主干）和后支。关键在于它分叉的位置不固定——最常见的是在腹股沟韧带的尾端。前支位于髂前上棘下方约 7～10cm 处，支配大腿前外侧的皮肤；后支穿过前支分叉近端的阔筋膜，支配大腿外侧大转子至大腿中部的皮肤。

解剖标志技术

病人取仰卧位，在标记的髂前上棘内侧 2cm、下方 2cm 处进针，如图 17-1 所示。穿刺针向前推进，直到穿透阔筋膜时感到明显的突破感。然后按图 17-2 所示从内向外扇形注射局麻药。

超声解剖学

在超声下，股外侧皮神经在离开骨盆之前清晰可见。神经超声影像表现为边缘清晰的高回声结构，位于皮下筋膜下方（非皮下）约 0.5～1cm，髂前上棘下方和内侧 1～2cm 处，缝匠肌和阔筋膜张肌之间充满脂肪的肌间隙内。缝匠肌斜向内下方，股外侧皮神经及其分支位于其外侧。在矢状面上，也可以通过显示旋髂深动脉来识别神经位置。在这个切面，动脉垂直于神经走行，可以被视为一个搏动点。当神经走行异常时，应扫查腹股

3

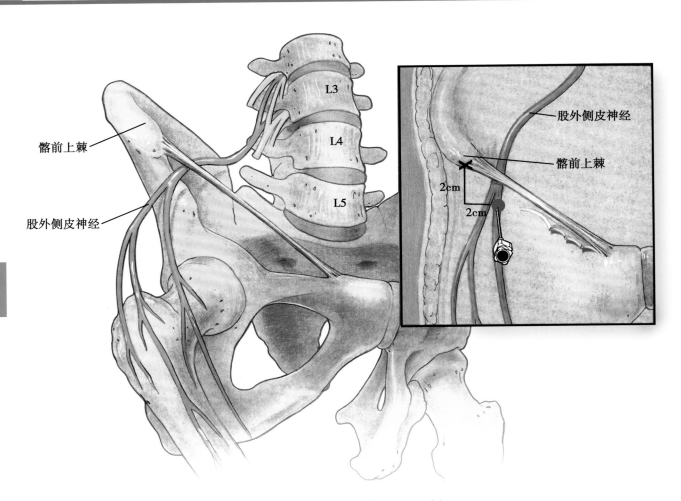

髂前上棘

股外侧皮神经

股外侧皮神经

髂前上棘

2cm

2cm

L3

L4

L5

图 17-1　股外侧皮神经：解剖

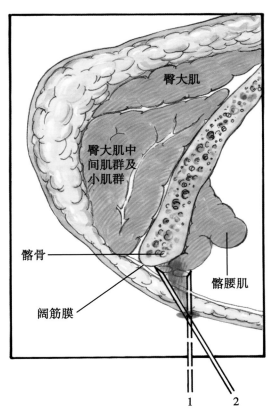

臀大肌

臀大肌中间肌群及小肌群

髂骨

阔筋膜

髂腰肌

1　2

图 17-2　股外侧皮神经阻滞：操作

沟韧带内下方和髂前上棘正外侧的区域。

超声引导技术

病人取仰卧位，确定髂前上棘位置，高频探头的外侧端位于髂前上棘的正下方，与腹股沟韧带形成一条直线，与尾端略成夹角。超声影像中可见，腹股沟韧带是耻骨结节至髂前上棘的线性高回声结构。当探头向内侧尾端移动时，可以在缝匠肌内侧和阔筋膜张肌外侧之间的脂肪间隙中看见神经。一旦在横断面上找到神经，就可以追踪其近端和远端（图 17-3）。也可以通过在矢状面上观察与腹股沟韧带平行并垂直于神经走行的旋髂深动脉（通过多普勒）来识别神经。用上述两种方法中的任何一种识别神经至关重要，因为将缝匠肌的高回声肌腱部分误认为神经很常见。在识别神经后，使用平面内法从外向内进针，在筋膜下或神经周围注射 5ml 局麻药。

最近报道的另一种技术是在脂肪填充扁

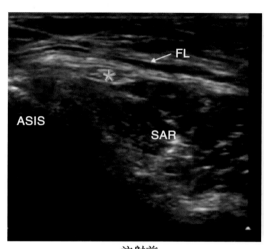 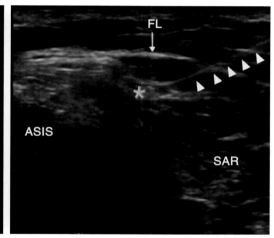

图 17-3　超声引导下股外侧皮神经阻滞。ASIS，髂前上棘；FL，阔筋膜；SAR，缝匠肌；三角形所指为针尖；*代表股外侧皮神经

平隧道（fat-filled flat tunnel，FFFT）中识别股外侧皮神经，该隧道距髂前上棘约 10cm，由缝匠肌和阔筋膜张肌之间的双层阔筋膜形成。使用平面外法向此隧道进针，间断注射 10ml 的局麻药，同时超声实时追踪针尖，使针尖沿隧道向髂前上棘推进。

经验

- 髋关节术后可使用该阻滞替代腰丛阻滞进行术后镇痛。然而，在髂筋膜内注射大剂量的局麻药，药液会扩散到股神经的前支和后支。
- 神经表现为小团高回声结构，内含低回声

囊泡，必须通过扫描神经的走向与缝匠肌的高回声肌腱部分进行区分。注射药液使髂筋膜和阔筋膜张肌分离，也有助于神经在超声图像上显示。
- 神经走形变异很常见。可在远端识别神经，即缝匠肌和阔筋膜张肌之间，然后朝髂前上棘方向向近端追踪缝匠肌的起始部。另外，标记旋髂深动脉也可能有用。
- 由于此神经阻滞较为浅表，为了更好地暴露神经，请轻压并使用大量超声凝胶。
- 周围神经置管技术不在此神经阻滞应用范围内。

（徐浩然　译，曾结婷　校）

Loran Mounir-Soliman 和 David L. Brown

关键词：闭孔神经阻滞，内收肌，髋关节疼痛

要点

- 阻滞能否成功主要取决于局麻药在短收肌筋膜间隙（浅层和深层）的适当扩散。
- 应注意确认扩散是在肌间筋膜间隙，而非肌肉内。
- 内收肌肌力的改变是评估阻滞效果的最佳方法，因为感觉分布因人而异。
- 阻滞成功后，剩余的内收肌群肌力是由股神经（耻骨肌）和坐骨神经（大收肌）共同支配。

引言

闭孔神经阻滞最常与坐骨神经、股神经和股外侧皮神经阻滞联合用于下肢手术。如果计划在神经阻滞下行膝关节手术，则闭孔神经阻滞通常必不可少。这种神经阻滞的另一适应证是用于髋关节疼痛的病人。它可以用于髋关节疼痛诊断，以帮助确定疼痛的原因：如果闭孔神经的髋关节支涉及疼痛的传导，则闭孔神经阻滞可以明显缓解疼痛。该阻滞还可用于评估下肢肌痉挛或慢性疼痛综合征。

病人选择 与股神经阻滞和股外侧皮神经阻滞一样，闭孔神经阻滞不需要引发异感。任何能仰卧的病人都可以接受闭孔神经阻滞。

药物选择 接受闭孔神经阻滞的病人通常不需要运动阻滞；因此，可以用较低浓度的局麻药进行闭孔神经阻滞：0.75%～1.0% 利多卡因或甲哌卡因、0.25% 布比卡因或 0.2% 罗哌卡因。

操作

解剖 闭孔神经在骨盆的边缘穿出腰大肌的内侧，沿骨盆前外侧走行，到达闭孔内肌的前方、髂血管和输尿管的后方。它在起自于髂内血管分支的闭孔内血管的头端前方进入闭孔管。在闭孔管内，闭孔神经分为前支和后支（图 18-1）。前支支配前内收肌，并发出关节支到髋关节和大腿内侧的皮肤。后支支配深部内收肌，并发出关节支到膝关节。10% 的病人中可能发现副闭孔神经。

体位 病人应仰卧，腿略外旋。外阴部要避免接触消毒液。

穿刺 定位耻骨结节，并在耻骨结节下方 1.5cm 和外侧方 1.5cm 处作"×"标记（图 18-2）。在此处进针，深度大约为 1.5～4cm 将会触及耻骨水平支，稍退针沿水平面向外重新进针，进针深度比最初与耻骨接触时深 2～3cm。此时针尖就位于闭孔管内（图 18-2）。在这个位置缓慢注射局麻药物 10～15ml，并不断小幅度的进针和退针，以确保局麻药在闭孔管内充分扩散。

潜在问题

闭孔管内包含闭孔动静脉，因此存在血

3

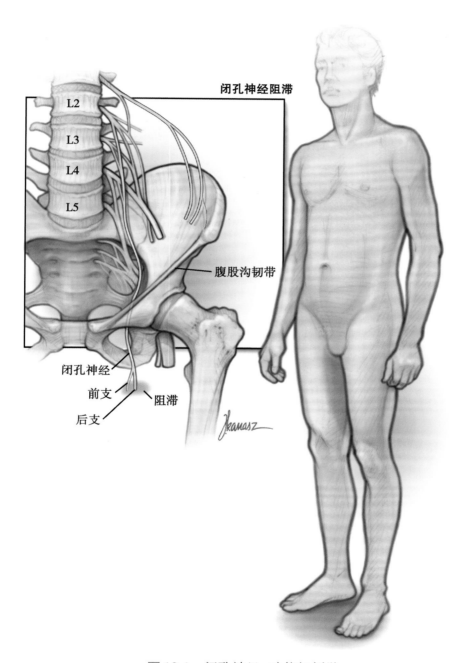

图 18-1 闭孔神经: 功能解剖学

3

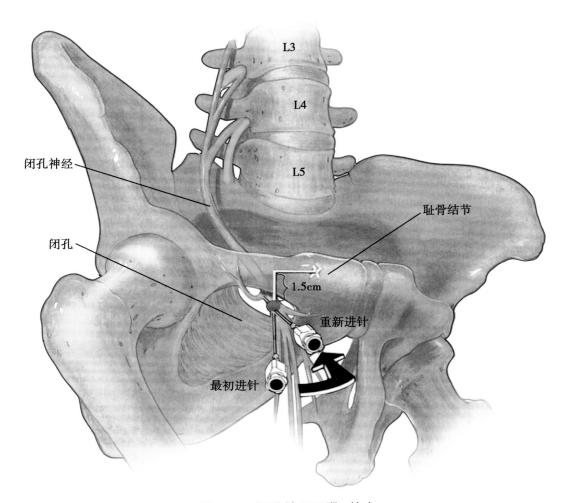

图 18-2   闭孔神经阻滞：技术

管内注射或血肿形成的可能，但是这种情况在临床操作中并不多见。

经验

即使是训练有素的麻醉医生实施闭孔神经阻滞，成功率也是不稳定的。笔者的经验表明闭孔神经阻滞的成功必须依靠局麻药的剂量而不是针尖的精确位置。幸而在大多数外科手术中，应用其他下肢周围神经阻滞时闭孔神经阻滞并不是必要的。如果该阻滞用于慢性疼痛病人的诊断，使用神经刺激器对指导进针很有帮助。当小剂量的局麻药就能减轻疼痛时，能够最大限度地降低误诊率。用大剂量局麻药（大约 15ml）实施闭孔神经阻滞可以满足多数外科手术的麻醉要求。

超声解剖学

闭孔神经由 L2-L4 脊神经根的前支构成，是腰丛神经在腰大肌内的一个分支。该神经通过闭孔离开骨盆，在进入大腿前通常分为前支和后支。前支不但支配大腿内侧的感觉，同时发出运动纤维支配内收肌。后支主要支配内收肌运动，也有发现其能够支配膝关节内侧感觉。值得注意的是，由闭孔神经分出的髋关节支，通常起源于闭孔神经主干。

在大腿腹股沟水平，两条神经走行于内收肌间隙和股内侧肌间隙。前支位于耻骨肌与短收肌筋膜之间，走行较浅。后支在短收肌和大收肌筋膜之间，走行较深（图 18-3）。

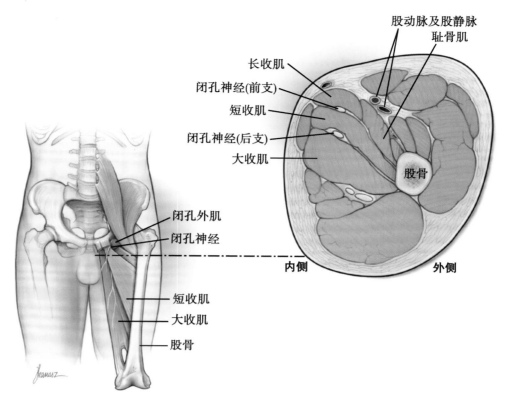

图 18-3　闭孔的解剖结构

图中标注：
长收肌
闭孔神经(前支)
短收肌
闭孔神经(后支)
大收肌
股动脉及股静脉
耻骨肌
股骨
内侧　　外侧
闭孔外肌
闭孔神经
短收肌
大收肌
股骨

3

适应证

- 腰麻或不宜使用肌肉松弛药的情况下进行经尿道膀胱手术，为防止内收肌收缩可行闭孔神经阻滞。
- 为膝关节和大腿手术提供辅助镇痛，作为三合一阻滞的有效方案之一，与股神经和股外侧皮神经阻滞联合使用；三合一阻滞是在股神经附近注射大量局麻药。

技术要点

病人取仰卧位，大腿略微外展、外旋，以便更好地暴露大腿内侧的内收肌间隙。超声探头横向置于大腿上（内收肌的短轴切面）（图 18-4）。通常情况下，耻骨肌在股血管的内侧，略低于腹股沟。将探头进一步向内侧移动至耻骨肌，可以识别由浅入深排列的三块内收肌：长收肌、短收肌和大收肌。闭孔神经的前支和后支分别在短收肌的浅层和深层被识别为高回声影和"白色带"。有时神经

难以识别，特别是在病态肥胖的病人中——神经阻滞的目标是在短收肌的浅层和深层筋膜都注射 10~15ml 的局麻药。闭孔神经的后支阻滞可以通过在短收肌和大收肌间的筋膜层、短收肌的深层筋膜内注射局麻药实现。闭孔神经的前支阻滞可以通过在长收肌／耻骨肌和短收肌的筋膜层、短收肌的浅层筋膜内注射局麻药实现（被称为筋膜间注射技术）（图 18-5）。

经验

- 平面内进针以及平面外进针两种方法都能够成功完成闭孔神经阻滞。
- 从探头外侧进针时（平面内进针法），必须注意避免损伤股神经或股深血管或其分支。
- 必须在大腿上分别注射闭孔神经的两个分支，因为闭孔外肌将两个分支分开。
- 通过神经刺激器诱发内收肌的收缩确认阻滞效果更加直观，但内收肌的收缩不是判断成功阻滞的标准。

3

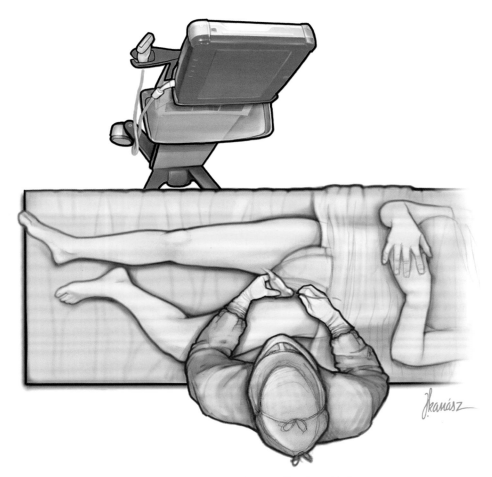

图 18-4　闭孔神经阻滞：病人体位

针尖及注射位置

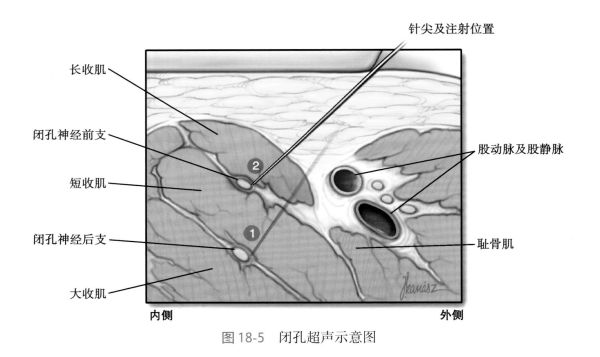

长收肌

闭孔神经前支

短收肌

闭孔神经后支

大收肌

股动脉及股静脉

耻骨肌

内侧　　　　　　　　外侧

图 18-5　闭孔超声示意图

（徐浩然　译，曾结婷　校）

第19章
腘窝神经阻滞和隐神经阻滞

Maria Yared 和 David L. Brown

摘要：本章讨论了哪些手术可以受益于腘窝神经阻滞。笔者探讨了如何利用解剖标志、神经刺激仪和超声引导来进行腘窝神经阻滞。了解不同的超声探头和穿刺针的方向以及不同的病人体位是进行该阻滞的重点。笔者将回顾坐骨神经（胫骨后神经和腓总神经）的组成部分和需要关注的血管。单次注射和通过导管连续输注需选择不同的局麻药。

关键词：腘窝神经阻滞，坐骨神经，超声，下肢镇痛，足部镇痛，连续输注导管

引言

腘窝神经阻滞的神经，即胫神经和腓总神经，由坐骨神经延伸而来。该阻滞主要用于足踝外科手术。隐神经支配小腿和踝关节内侧的皮肤感觉，联合隐神经阻滞可以消除止血带和踝内侧手术引起的不适，进一步提高病人舒适度。

病人选择 经典的腘窝神经阻滞要求病人能够采取俯卧位。阻滞过程中可能诱发异感或运动反应，虽然并非必要，但如果没有出现以上现象该阻滞的有效性将会下降。

药物选择 这种阻滞主要用于镇痛；因此，与需要运动神经阻滞的下肢阻滞相比，腘窝神经阻滞只需较低浓度的局麻药就可以实现感觉神经阻滞。1% 利多卡因、1% 甲哌卡因、0.25%～0.5% 布比卡因以及 0.2%～0.5% 罗哌卡因均可达到阻滞效果。

传统阻滞技术

操作

解剖 如图 19-1 所示，腘窝的上内侧壁是半腱肌和半膜肌，上外侧壁为股二头肌，下内侧壁和下外侧壁分别为腓肠肌的内、外侧头。如图 19-1 所示，若将该四边形区域一分为二，麻醉医生更为关注的区域是上外侧象限（图中阴影区域），在该区域胫神经和腓总神经均可阻滞。胫神经是两条神经中较大的神经，坐骨神经在腘窝上缘甚至更高的位置分为胫神经与腓总神经。胫神经为坐骨神经的直接延续，在腘筋膜下方纵向通过腘窝，走行于腓肠肌的内、外侧头之间。如图 19-2 所示，腓总神经随股二头肌肌腱沿腘窝上外侧边缘下行，离开腘窝后，绕至腓骨头外侧分为腓浅神经和腓深神经。

体位 病人取俯卧位，麻醉医生站于病人一侧，以便触诊腘窝的边界。

穿刺 病人取俯卧位，屈膝以充分地暴露腘窝。如图 19-1 所示，确认腘窝后将其等分为内、外两个三角形。如图 19-1 所示，在腘窝皮肤褶皱上方 5～7cm，三角形中线外侧 1cm 处标记一个"×"。以此点为穿刺点，用 22G、4～6cm 穿刺针以 45°～60° 向前上方进针（图 19-3）。出现异感或运动反应后，回抽无血，注射 30～40ml 局麻药。

当足踝外科手术需要隐神经阻滞时，使病人的屈膝 45° 暴露腿部内侧面。实施隐神经阻滞有两种技术；可以在胫骨髁内侧的远端进行局部浸润麻醉，通常需要 5～10ml 局

3

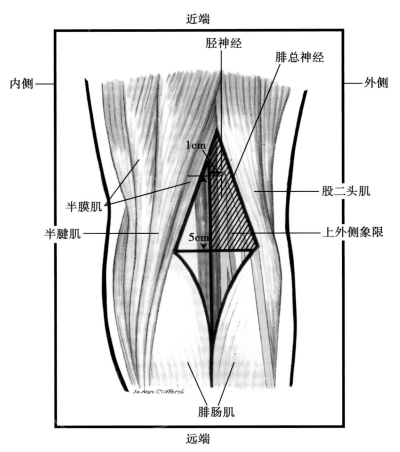

图 19-1   腘窝神经阻滞的表层解剖及技术

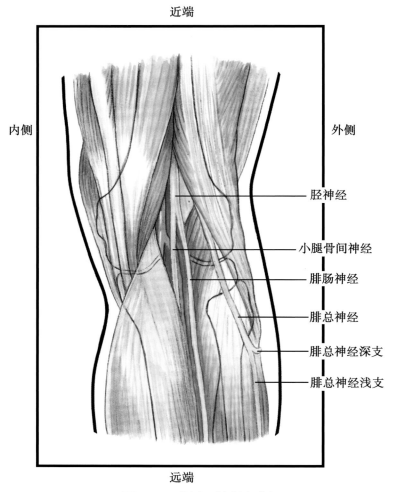

图 19-2   腘窝：神经解剖

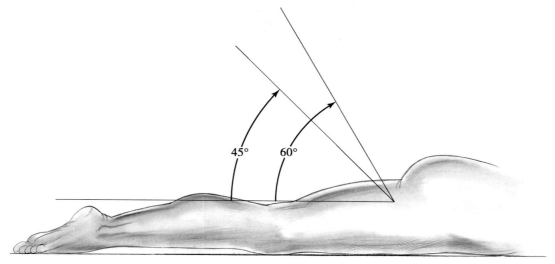

图 19-3　腘窝：腘窝神经阻滞的进针角度

麻药；或者与此相反，在髌骨上缘的横断面水平上的近端进行阻滞（图 19-4），在股内侧肌和缝匠肌之间髌骨上缘平面用 22～25G，3～4cm 穿刺针穿到缝匠肌深面注射 10ml 局麻药。

潜在问题

　　尽管腘窝内存在血管，如果按常规操作采取各种预防措施很少发生血管内注射，但存在血肿形成的可能。

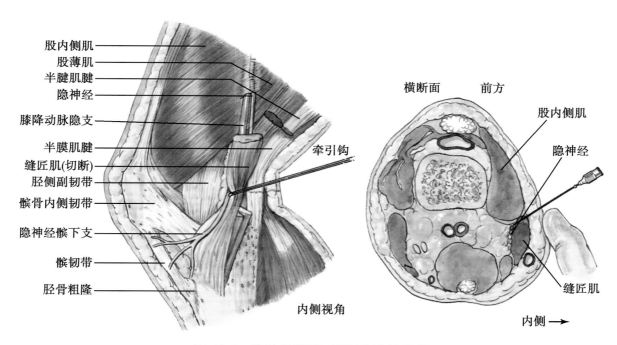

图 19-4　隐神经阻滞：解剖和进针角度

超声引导技术

超声解剖学

　　坐骨神经穿过腘窝，在腘窝横纹上方分为胫后神经和腓总神经，分支位置不确定，因此超声引导更有利于神经阻滞的实施。在坐骨神经发出分支前进行阻断，并在神经外膜内注射局麻药，这种阻滞方式能用更小剂量的局麻药同时实现两个分支的阻滞。相应的解剖标注可以同时应用于神经刺激仪引导下的神经阻滞技术和超声引导阻滞技术。在超声引导下，首先寻找的解剖标志是腘窝内的血管（图 19-5，图 19-6）。

3

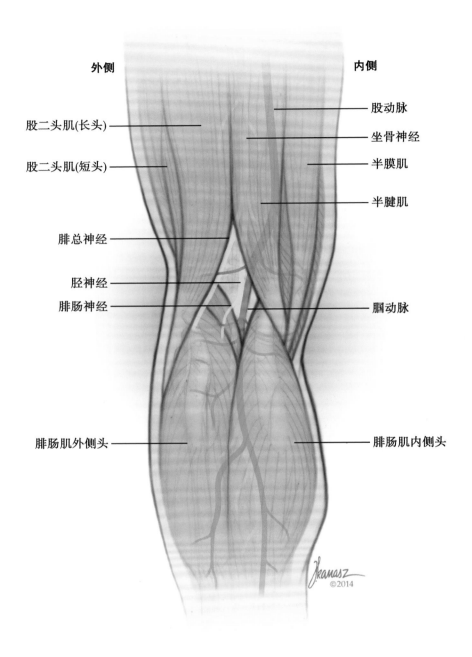

外侧　　　　　　　　　　　　　　　内侧

股二头肌(长头) ————　　　　———— 股动脉

股二头肌(短头) ————　　　　———— 坐骨神经

　　　　　　　　　　　　　———— 半膜肌

腓总神经 ————　　　　———— 半腱肌

胫神经 ————

腓肠神经 ————　　　　———— 腘动脉

腓肠肌外侧头 ————　　　　———— 腓肠肌内侧头

图 19-5　腘窝解剖结构

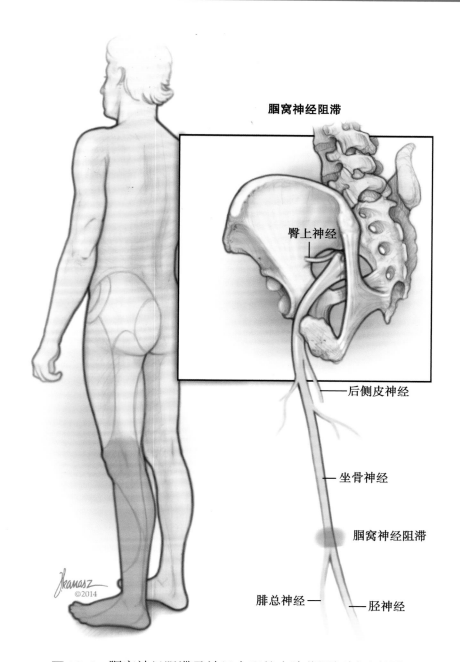

腘窝神经阻滞

臀上神经

后侧皮神经

坐骨神经

腘窝神经阻滞

腓总神经　　　胫神经

图 19-6　腘窝神经阻滞及神经支配的皮肤范围解剖示意图

适应证

在腘窝处行坐骨神经阻滞，可以实现小腿和脚（S2-S4 神经支配范围）的阻滞，适用于以下情况：

- 胫 / 腓骨修复
- 跟腱修复
- 小腿止血带反应所致疼痛
- 脚踝和脚趾手术
- 膝以下截肢
- 膝关节下段疼痛

为了达到对膝关节以下区域进行手术的麻醉要求，还必须进行隐神经阻滞，隐神经是股神经的末梢分支，支配小腿内侧皮肤。

技术要点

病人可俯卧位、侧卧位或仰卧位进行腘窝神经阻滞。笔者发现，俯卧位时操作最为简单，该体位可以让麻醉医师执超声探头的手在阻滞过程中更加放松、稳定，特别是在连续周围神经阻滞导管置管时获得更理想的超声图像（图 19-7）。然而，如果病人有石膏、外固定装置或骨折导致俯卧位困难，最好采取侧卧位（手术部位在上方，两膝间放置枕头），或仰卧位（髋关节和膝关节屈曲，毯子作为脚

3

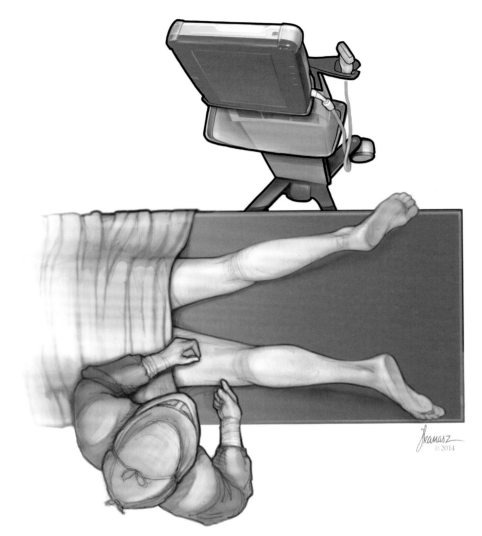

图 19-7　俯卧位腘窝神经阻滞：病人体位及超声机位置

垫）。无论使用何种体位，超声下的图像都是一样的，不同的是穿刺针的路径（图 19-8）。

　　确定腘窝位置后，将 8～13MHz 的线阵超声探头横向置于腘窝横纹处，确保病人外侧（股二头肌所在位置）置于屏幕左侧。向内侧和外侧移动超声探头寻找腘动脉，其深度大约距皮肤表面 4cm。腘静脉是一可压扁的低回声结构，一般位于动脉外侧或深面。胫后神经通常位于动脉的浅表外侧，呈一椭圆形的高回声结构，内部蜂窝状。一旦确定胫后神经，缓慢向头侧移动超声探头，调整探头以保持神经视野良好。向头侧移动超声探头时，腘动脉走向更深（更靠前），可能从超声图像中消失。腓总神经通常比胫神经小，出现在图像外侧并向内侧走形与胫后神经汇合，直至被包裹在同一神经外鞘中，二者向上汇合形成坐骨神经，汇合处通常在距离腘窝褶皱 5～10cm 处，但存在一定的个体

差异（图 19-9）。

　　在实施该神经阻滞时，我们通常更倾向于平面内技术（图 19-10～图 19-12）。对于单次神经阻滞，在观察到胫后神经和腓总神经汇合后，通常将探头向头端再移动 1～2cm，以确保注射的局麻药完全包裹两条神经。采用连续神经阻滞时，通常选用 17G 的 Tuohy 针。当针尖位于神经的 6 点钟方向时，经 Tuohy 针置入导管，通过观察导管或导管引起的组织运动来追踪其轨迹，以确保导管位置固定。将导管置入距离 Tuohy 针尖外 5cm 处（图 19-11）。关于超声引导下收肌管阻滞，请参考第 20 章。

要点

● 使用线阵超声探头（8～13MHz），深度从 4cm 开始。

3

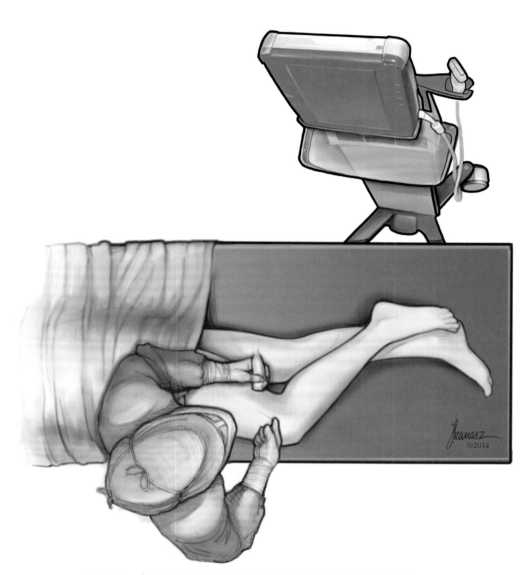

图 19-8　侧卧位腘窝神经阻滞：病人体位及超声机位置

3

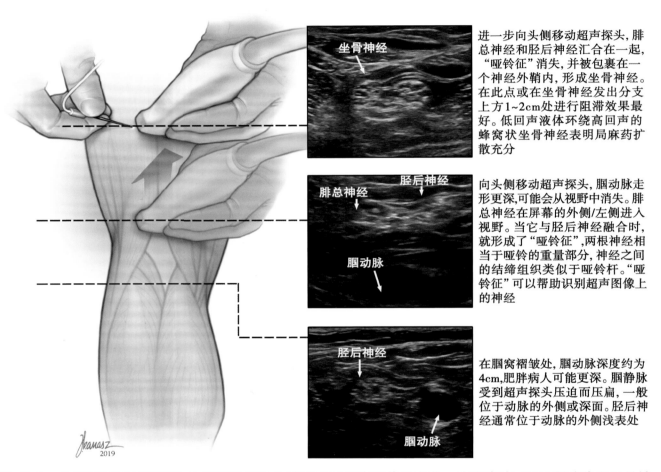

进一步向头侧移动超声探头,腓总神经和胫后神经汇合在一起,"哑铃征"消失,并被包裹在一个神经外鞘内,形成坐骨神经。在此点或在坐骨神经发出分支上方1~2cm处进行阻滞效果最好。低回声液体环绕高回声的蜂窝状坐骨神经表明局麻药扩散充分

向头侧移动超声探头,腘动脉走形更深,可能会从视野中消失。腓总神经在屏幕的外侧/左侧进入视野。当它与胫后神经融合时,就形成了"哑铃征",两根神经相当于哑铃的重量部分,神经之间的结缔组织类似于哑铃杆。"哑铃征"可以帮助识别超声图像上的神经

在腘窝褶皱处,腘动脉深度约为4cm,肥胖病人可能更深。腘静脉受到超声探头压迫而压扁,一般位于动脉的外侧或深面。胫后神经通常位于动脉的外侧浅表处

图 19-9 此图演示了超声探头从腘窝褶皱向头端移动时超声图像的变化。在腘窝内,可见腘动脉和坐骨神经的两个主要分支(胫后神经和腓总神经)。超声探头向头端移动,直到两个分支汇合形成坐骨神经。需要注意的是超声探头处于横位;还要注意使用平面内技术,针从外侧指向内侧,平行于超声探头

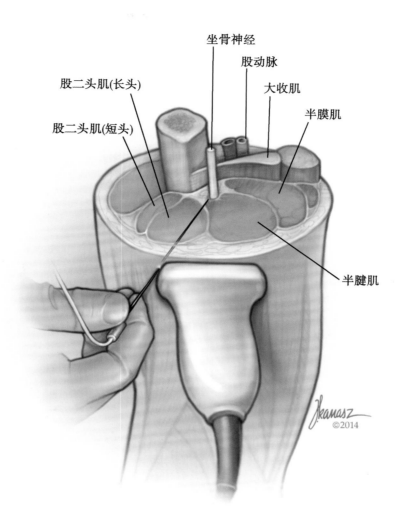

股二头肌(长头)
股二头肌(短头)
坐骨神经
股动脉
大收肌
半膜肌
半腱肌

图 19-10　由外向内进针的平面内腘窝神经阻滞技术

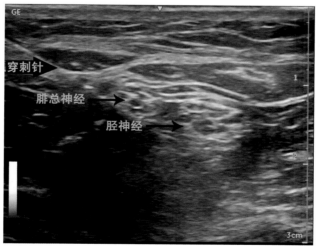

穿刺针
腓总神经
胫神经

图 19-11　腘窝阻滞的超声示意图。注意，针是在平面内的，因此可以看到整个穿刺针的长轴

3

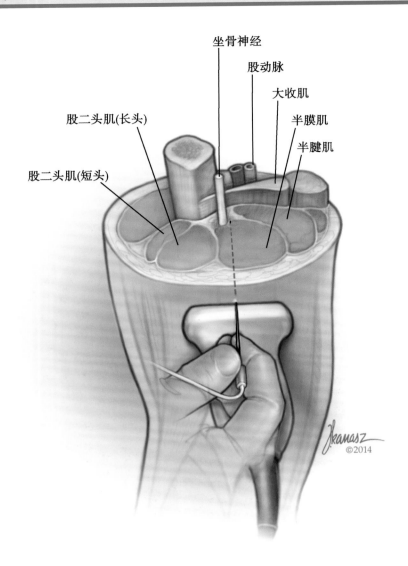

股二头肌(长头)
股二头肌(短头)
坐骨神经
股动脉
大收肌
半膜肌
半腱肌

图 19-12 平面外腘窝神经阻滞技术

- 单次神经阻滞,无论是神经刺激针或者非神经刺激针均使用 21G、100mm 的针。
- 单次神经阻滞可选用 0.5% 布比卡因或 0.5% 罗哌卡因 20ml(用于超声引导入路)或 30～40ml(仅用于经典解剖入路)。
- 连续神经阻滞使用 17G、89mm 的 Tuohy 针(刺激或非刺激)和 20G 导管,注射 0.2% 罗哌卡因或 0.25% 布比卡因 20ml 为负荷量,维持使用 0.2% 罗哌卡因、速度 8ml/h,每间隔 60min 追加 12ml。
- 通过追踪局麻药在神经周围的注射部位的近端和远端扩散,确认神经外膜内的局麻药注射位置。
- 在无法识别动脉时,可以使用彩色多普勒(动脉有搏动,为低回声)。

经验

- 如果神经图像不清晰,尝试将超声探头向尾端倾斜,以确保超声束与神经成 90° 角。
- 当超声探头向头端移动,神经走形更深,尽管调整超声探头,神经和针尖的显影可能仍困难。在这种情况下,超声引导和神经刺激仪的联合使用是可行的,或者尝试用葡萄糖溶液进行水分离。
- 肌腱可能被误认为是神经。向头端追踪肌腱时,它会随着肌肉而消失,而神经会保持不变。此外,病人踝关节背屈时,神经会随着周围的组织而旋转或移动。

(戚博 译,曾结婷 校)

Ehab Farag

要点

- 该阻滞首选高频探头。
- 为隐神经阻滞最有效、最简单的方法。
- 可代替股神经阻滞用于全膝关节置换术后,以避免股四头肌无力。
- 可用于足内侧及踝关节手术后隐神经阻滞。

超声解剖学

　　隐神经是股神经后段的终末支,为大腿远端到内踝的下肢内侧、前内侧和后内侧提供感觉支配。它在收肌管(Hunter 管)内的近端动脉中沿股浅动脉外侧走行,然后在大收肌下端附近的前方越过股浅动脉,并沿股浅动脉向内侧延伸,直至与膝降动脉的隐支一起从管腔穿出。离开收肌管后,隐神经分为髌下支和缝匠肌支,髌下支为膝关节髌周神经丛提供感觉分支,缝匠肌支穿过股薄肌和缝匠肌之间的浅筋膜,走行于膝盖褶皱下的皮下组织中。然后它与大隐静脉伴行沿胫骨内侧缘向下走行,发出皮支至小腿内侧、踝关节和前足。股内侧肌神经也是股神经后段的一个分支。它沿收肌管内股浅动脉外侧走行,向股内侧肌发出多个分支,支配膝关节囊的前内侧部分。

　　收肌管是位于大腿中间三分之一处的腱膜隧道。它走行于大腿前内侧腔隙之间,被结实的腱膜,即股内收肌膜所覆盖。该腔管包含股浅动脉、静脉、隐神经、股内侧肌神经、闭孔神经后支的终末神经。

　　大腿中部收肌管的短轴超声图像通常显示缝匠肌和隐神经为高回声结构,位于动脉外侧、静脉前方。股内侧肌位于隐神经外侧,长收肌和大收肌位于其内侧(图 20-1,图 20-2)。

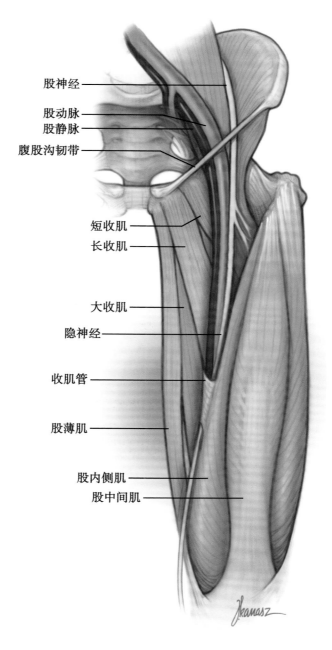

股神经
股动脉
股静脉
腹股沟韧带
短收肌
长收肌
大收肌
隐神经
收肌管
股薄肌
股内侧肌
股中间肌

图 20-1　收肌管解剖结构

3

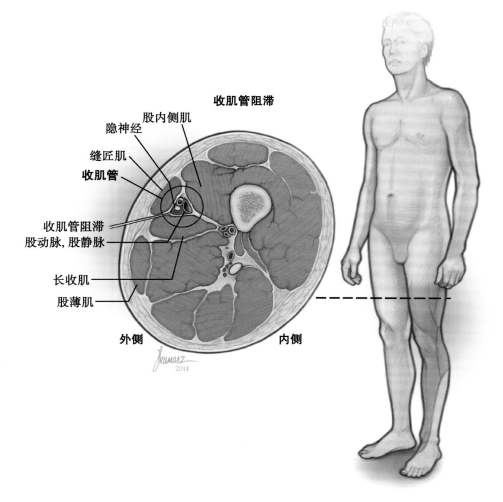

图 20-2   收肌管的横断面解剖结构

技术要点

在大腿中部，大约在髂前上棘与髌骨中间，将高频线阵超声探头横向放置，获取收肌管及其内容物的短轴切面。可在缝匠肌下方识别股动脉，而静脉刚好位于动脉下方。隐神经通常表现为动脉外侧的高回声结构。穿刺针通常从超声探头的外侧以平面内法置入，穿过缝匠肌，针尖置于动脉外侧。小心回抽后，于动脉外侧注射局麻药 20ml（图 20-3～图 20-6）。

经验

- 该阻滞是替代全膝关节置换术后股神经阻滞的有效方法，可避免股四头肌无力。然而，在收肌管内注射大量的局麻药可扩散至股神经前、后支，导致股四头肌无力。此

外，已经证实股骨三角顶端与收肌管之间没有界限。

- 收肌管入路隐神经阻滞可用于足和踝部术后足内侧和踝部的阻滞，既可以单独应用，也可以联合腘窝神经阻滞。

- 在病态肥胖病人中，在大腿中部很难识别收肌管和股动脉。因此我们通常在腹股沟褶皱处辨认股动脉，追踪其远端至收肌管。

- 在超声成像时，收肌管内的股内收肌筋膜和血管鞘的组合可以表现为类似隐神经的高回声结构。然而，将针尖穿过股内收肌筋膜并进入收肌管内，可能会成功定位隐神经。

- 留置导管时，将 Tuohy 针放置在动脉和隐神经的外侧，导管通过穿刺针置入 5～8cm。为正确定位导管尖端，在超声引导下注射 10ml 生理盐水时缓慢回退导管，直至

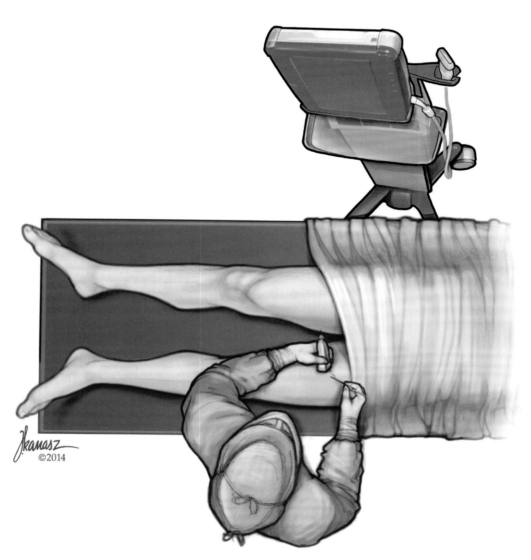

图 20-3　病人和超声机的位置

3

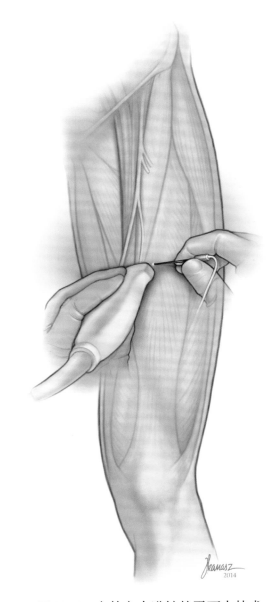

图 20-4　由外向内进针的平面内技术

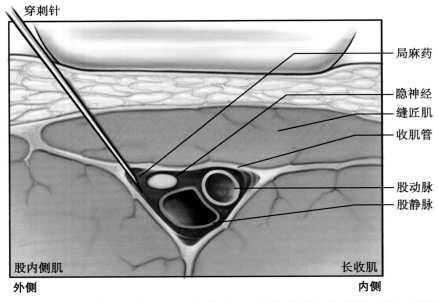

图 20-5　收肌管内注射局麻药时穿刺针的位置，需注意局麻药应使动脉与筋膜分离

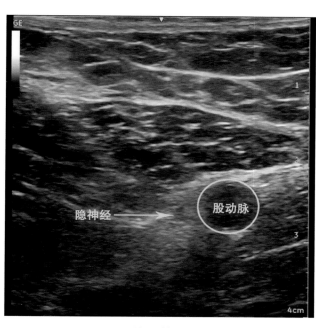

图 20-6　收肌管的超声图像

筋膜之间的扩张将缝匠肌和收肌管、血管分离并显影。导管回抽无血后，可注射局麻药。

- 由于股动脉位于收肌管内静脉的上方，笔者通常使用超声探头施加压力来压扁静脉，以更好地显示神经，并降低血管内意外注射的发生率。

（文杰琼　译，朱佳莉　校）

3

第21章
踝关节阻滞

Maria Yared 和 David L. Brown

摘要：本章讨论踝关节阻滞在外科手术的应用。笔者探讨了如何使用解剖标志、神经刺激仪和超声引导进行踝关节阻滞。踝关节阻滞涉及五条神经，两条位于踝关节筋膜深面——胫神经和腓深神经，三条为浅表神经——腓肠神经、隐神经和腓浅神经。这些神经很细小，在超声下可能难以识别，因此定位相关血管会有所帮助。可能还需要向近端进行扫描以辨别神经。如果浅表神经在超声下难以观察，则需从内侧跟腱到外侧跟腱皮下注射局麻药，形成皮丘来达到神经阻滞的目的。这些神经对局麻药更敏感，因此每条神经注射 5ml 局麻药可获得满意的阻滞效果。多种局麻药可用于踝关节阻滞。但为预防血管收缩和局部缺血，应避免使用肾上腺素。

关键词：踝关节阻滞，足部镇痛，局部麻醉，超声

引言

踝关节阻滞通常用于足部手术，特别是那些无需小腿放置高压止血带的手术。

病人选择 踝关节阻滞主要是一种浸润阻滞，不需要诱发异感。因此，病人合作不是阻滞成功的必要条件。尽管病人能够配合采取俯卧位和仰卧位对麻醉医师最有利，但对于实施该阻滞并不是必要的。

药物选择 在踝关节阻滞下完成的操作通常不需要运动阻滞，因此该阻滞可以使用较低浓度的局麻药。临床工作中常用的有 1% 利多卡因、1% 甲哌卡因、0.25%～0.5% 布比卡因和 0.2%～0.5% 罗哌卡因。许多医师

建议该阻滞实施过程中不要添加肾上腺素，特别是采用环形注射时。

传统阻滞技术

操作

解剖 踝关节阻滞需要阻滞的周围神经除了股神经末梢分支隐神经外，其余均发自坐骨神经。隐神经是股神经在膝关节以下的唯一分支，它在内踝前方浅表走行，支配内踝和足部内侧皮肤。其余需要阻滞的神经是坐骨神经的终末分支——腓总神经和胫神经。胫神经分为胫后神经和腓肠神经，支配区域如图 21-1，图 21-2 所示。腓总神经在小腿近端分为终末分支——腓浅神经和腓深神经，支配区域如图 21-2 所示。图 21-3 所示为在踝关节阻滞水平的横断面视图中这些神经的位置。

穿刺：概述 开始时病人处于俯卧位有利于（虽然非必要）完成胫后神经和腓肠神经阻滞，完成这两个阻滞后使病人处于仰卧位，以便进行隐神经和腓神经阻滞。如果将病人小腿置于衬垫的支撑物下，则可以在仰卧位完成上述所有神经阻滞，这个体位也有利于辅助适当的静脉镇静。

穿刺：胫后神经 病人取俯卧位，垫枕支撑阻滞侧踝部，在跟腱内侧，用 22G、4cm 的穿刺针指向内踝的上缘进针，如图 21-3 所示。穿刺针位于胫后动脉附近，若出现异感，则注射 3～5ml 局麻药。若未出现异感，则继续进针至触及内踝，并在胫后动脉附近注射 5～7ml 局麻药。

3

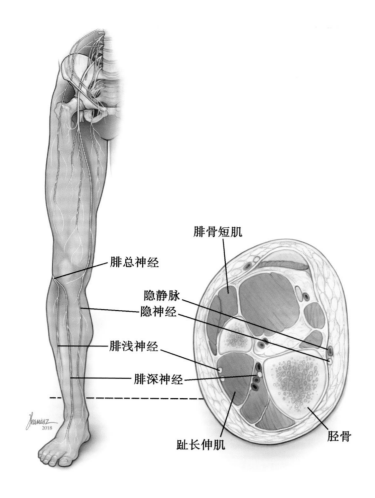

腓骨短肌

腓总神经

隐静脉
隐神经

腓浅神经

腓深神经

趾长伸肌

胫骨

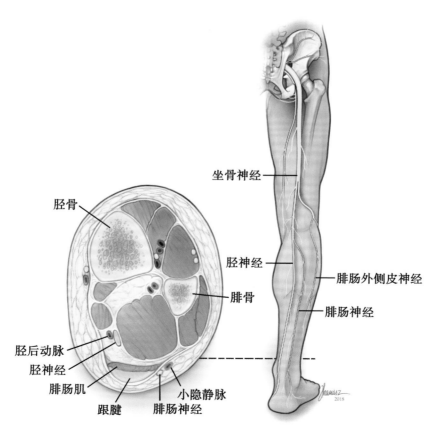

胫骨

坐骨神经

胫神经

腓骨

腓肠外侧皮神经

腓肠神经

胫后动脉
胫神经
腓肠肌

跟腱
小隐静脉
腓肠神经

图 21-1　小腿前面观和后面观神经走行的示意图以及神经与动脉、静脉、肌肉和骨骼的位置
关系横断面解剖图。胫骨位于内侧前方，腓骨位于外侧

3

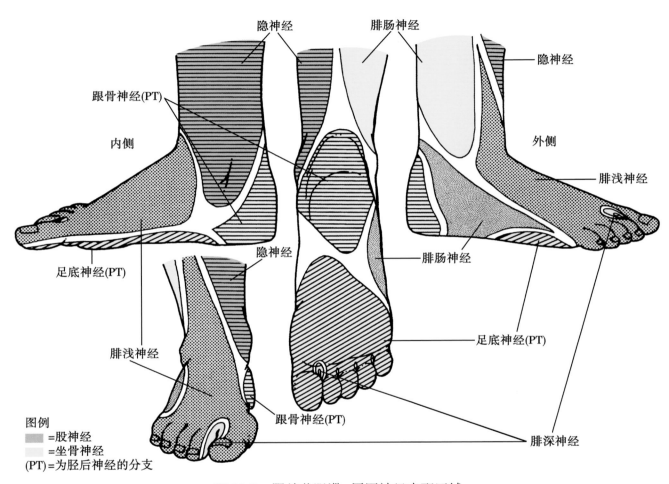

图 21-2   踝关节阻滞: 周围神经支配区域

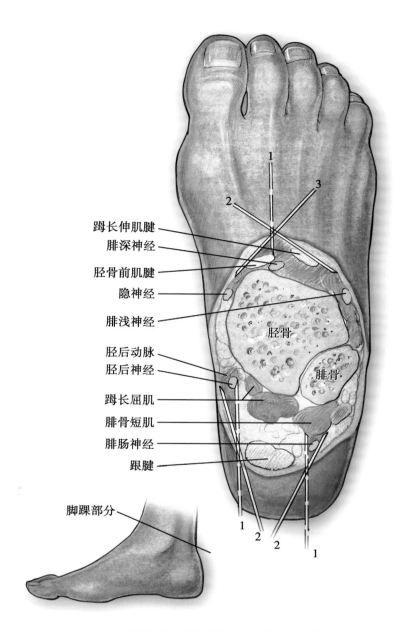

蹞长伸肌腱
腓深神经
胫骨前肌腱
隐神经
腓浅神经

胫后动脉
胫后神经
蹞长屈肌
腓骨短肌
腓肠神经
跟腱

脚踝部分

胫骨
腓骨

图 21-3　踝关节阻滞：横断面解剖和阻滞技术

穿刺：腓肠神经　病人体位同胫后神经阻滞。在外踝上缘紧邻跟腱外侧，用22G、4cm的穿刺针向前向外进针就可以阻滞腓肠神经，如图21-3所示。腓肠神经（外踝）比胫神经（内踝）相对于踝关节的表面位置更浅。穿刺时，若未出现异感，则继续进针至触及外踝，在退针时注射5～7ml局麻药。

穿刺：腓深神经、腓浅神经和隐神经　病人仰卧位时，在踝关节水平上方可触及胫前动脉搏动。在紧邻该搏动点外侧，用22G、4cm的穿刺针向后进针（图21-3，图21-4）。另一种方法是在胫骨前肌和蹞长伸肌肌腱之间进针，注射大约5ml局麻药可以阻滞

腓深神经。用22G、8cm穿刺针从这个皮丘沿皮下向踝外侧和内侧进针，每个方向注射3～5ml局麻药，分别阻滞腓浅神经和隐神经。

超声引导技术

超声解剖学

由于神经位置多变和浅表神经分支多，踝关节阻滞的成功率不同。胫神经和腓深神经支配足部深层结构，必须在踝关节深筋膜下方阻滞。超声引导下这两条神经呈高回声

3

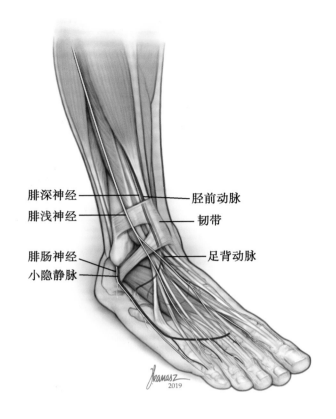

腓深神经	胫前动脉
腓浅神经	韧带
腓肠神经	足背动脉
小隐静脉	

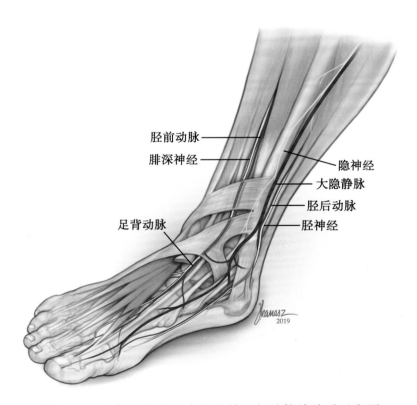

胫前动脉	
腓深神经	隐神经
	大隐静脉
	胫后动脉
	胫神经
足背动脉	

图 21-4 走行于外踝和内踝的神经与动静脉关系示意图

但很小，可能难以识别或与肌腱区分。因此，需识别相关的动脉或肌肉。由于皮下注射阻滞浅表神经可改变超声下组织结构的外观，建议首先阻滞深部神经。剩余支配皮肤的神经，可通过在外侧跟腱到内侧跟腱环形皮下局部浸润方式阻滞。注意，胫骨远端形成内踝，而腓骨远端形成外踝。

适应证

- 不需要在小腿使用加压止血带的足趾和跖骨手术（截肢，清创术，足外科手术）。
- 该阻滞不会阻滞踝部本身运动。
- 保留腿部的运动功能，从而不影响病人术后行走。

技术要点

踝关节阻滞可以使用本章前面所述的解剖标志和 / 或在超声引导下进行。涉及五条神经，两条位于踝关节筋膜深面——胫神经和腓深神经，以及三条浅表神经——腓肠神经、隐神经和腓浅神经。如果浅表 / 感觉神经在超声下难以显影（这很常见），则使用解剖标志采取皮下局部浸润方式形成皮丘。

超声引导下进行踝关节阻滞时，病人可采用仰卧位，在小腿下方放置脚凳或垫枕。根据被阻滞的神经，腿可能需要向内或向外旋转。操作者位于病人脚端，消毒整只脚，使用线阵探头。根据病人体位，进针可以采用平面内法或平面外法。这些神经细小，通常每处注射 3～5ml 局麻药可获得满意的阻滞效果。

胫神经　在踝水平，胫神经是五条神经中最粗大的一条。由于其支配范围广，成功阻断该神经对于足部的手术麻醉至关重要。联合使用解剖标志、超声和神经电刺激（注意脚趾跖屈）将最大程度地提高阻滞成功的机会。

阻滞此神经，脚需向外旋转。线阵探头（高频 10～15MHz）横向放置在内踝近端 / 头端。在内踝后方，识别胫后动脉（可使用彩色多普勒），神经在动脉后方，大约在内踝和跟腱中间（图 21-5）。神经呈蜂窝状高回声影。胫骨后肌腱、趾长屈肌腱和踇长屈肌腱也在附近，可通过追踪肌腱并观察它们变成肌肉来与神经区分；此外，肌腱也随踝关节屈曲而移动。

腓深神经　腓深神经是腓总神经的一个分支，它支配踝伸肌、踝关节以及第一和第二足趾之间的皮肤。线阵探头横向 / 水平放置在踝关节的踝间水平，穿过胫骨和伸肌支持带的前表面。该神经通常位于胫骨表面和足背动脉外侧（也称为胫前动脉），偶尔位于其内侧（图 21-6）。该神经细小，可能难以识别。因此，在动脉周围注射局麻药可以产生足够的对比度以使神经显影。此外，足趾背屈也

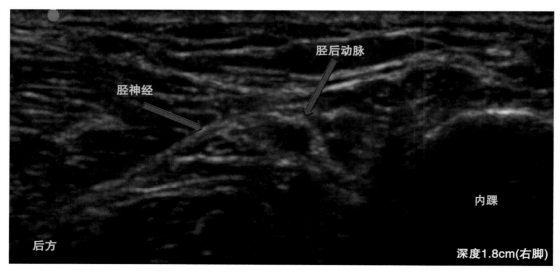

图 21-5　胫神经和周围解剖结构的超声图像

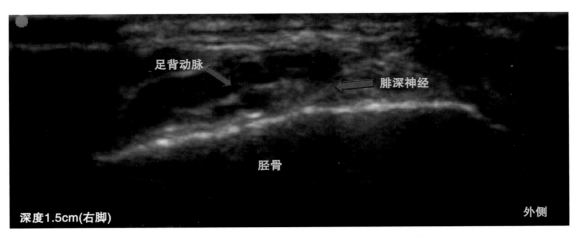

图 21-6　腓深神经和周围解剖结构的超声图像

3

可帮助识别该神经。在动脉两侧注射 2～4ml 局麻药。穿刺针可以从胫骨上这个体表标志横向进针至外踝，以阻滞腓浅神经，然后向内踝内侧进针以阻滞隐神经；当穿刺针移动时，它应该保持在踝关节水平，在两侧踝关节上缘形成一条假想的水平线，同时避开大隐静脉。

腓浅神经　超声引导下，线阵探头横向放置在外踝上方 5～10cm 处的小腿上。虽然该神经是高回声的，但它很细小，可能有分支，在筋膜表面的皮下组织中难以识别。因此，探头可能必须从踝沿小腿的前外侧表面向头端移动 10～20cm，以便在神经分叉前找到它。腓浅神经在由趾长伸肌和腓骨短肌形成的肌间隔中可见（图 21-7）。在该水平上，它在筋膜深面，肌肉上方。神经可以在这个

水平被阻滞，或者追踪到远端进而在踝关节水平阻滞。

隐神经　如前所述，线阵探头横向放置在小腿上，隐神经在内踝前方近端 10～15cm 处最易被识别。在小腿内侧沿着大隐静脉可以追踪它。小腿放置止血带可以使静脉充盈，隐神经位于大隐静脉前方，内踝表面（图 21-8）。

腓肠神经　线阵探头放置在外踝的近端，神经与小隐静脉伴行，小隐静脉很容易因操作者施加在探头上的压力而受压塌陷。神经位于外踝上缘和跟腱之间（图 21-9）。如果需要，可以沿着腿的后方中线、腓肠肌的浅表追踪神经。小腿止血带也可以增加静脉充盈度利于识别。

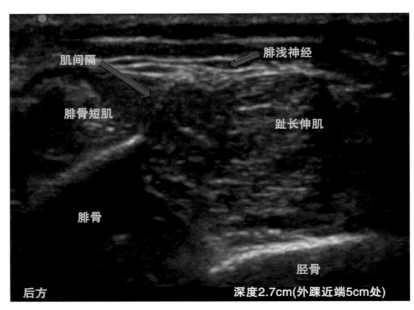

图 21-7　腓浅神经和周围解剖结构的超声图像

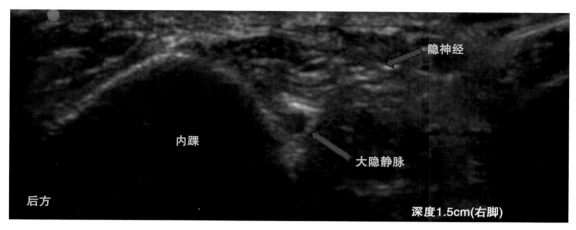

图 21-8　隐神经和周围解剖结构的超声图像

3

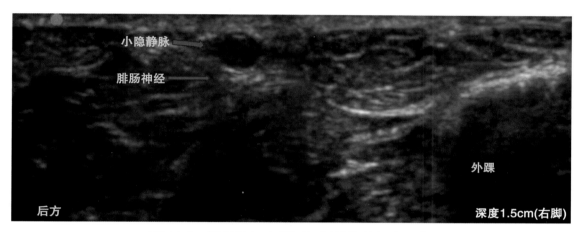

图 21-9　腓肠神经和周围解剖结构的超声图像

要点

- 使用线阵探头(8~18MHz),起始深度为 2cm。
- 使用 22~25G、100mm 穿刺针(刺激或非刺激)和 10ml 注射器以减轻注射压力。
- 可使用 20~30ml 不含肾上腺素的 0.5% 布比卡因或罗哌卡因。避免使用肾上腺素是因为环形注射可能会导致血管收缩和局部缺血。
- 阻滞所有五条神经需要三个 10ml 注射器,每条神经注射约 5ml 局麻药。
- 全身并发症风险低。然而,病人可能残留感觉异常。细小神经对神经内注射更敏感。最好不要重复深部神经注射。
- 出血风险主要来自位于内踝水平的大隐静脉。

- 如果外科手术使用高压止血带,则不应选择该阻滞技术。

经验

- 该阻滞主要是一个"容量"阻滞,需要穿刺针多次穿刺和浅表注射局麻药,会引起病人不适,因此在阻滞期间,病人应充分镇静。紧张焦虑的病人不适宜进行该神经阻滞。
- 注射局麻药阻滞浅表神经时,一定要看到皮丘形成,确保针尖位于正确的浅表层面。
- 胫后神经和腓深神经都位于筋膜深面。
- 当用于门诊足部手术时,大多数踝关节阻滞的病人能在协助下行走,从而有助于早期出院。

（张红 译，朱佳莉 校）

第四篇

头颈部区域阻滞

第22章
球后(球周)阻滞

David L. Brown

引言

相对于麻醉医师,球后阻滞更多的由眼科医师实施。球后阻滞联合眼轮匝肌阻滞可满足大多数眼内手术要求。该阻滞对角膜、前房和晶状体手术尤为有效。

病人选择 需要球后(球周)麻醉的病人主要是需要接受眼科手术的老年病人。

药物选择 如果实施球后阻滞,一般只需使用2~4ml局麻药即可产生满意的球后麻醉。相反,如果选择球周入路(即针尖不是有目的地穿过眼外肌圆锥),则可能需要稍大的剂量(4~6ml)。几乎所有局麻药都适用,许多眼科麻醉医师复合使用布比卡因和利多卡因。

操作

解剖 眼的感觉由眼神经通过睫状长神经和睫状短神经支配。自主神经由相同的神经提供,同时与动脉伴行的交感神经纤维和与动眼神经下支伴行的副交感神经纤维提供

额外的自主神经支配。由于面神经支配眼轮匝肌运动,眼科手术中需阻滞该神经来保持眼球固定。睫状神经节长约2~3mm,位于眼眶深处,视神经外侧和外直肌内侧。睫状长神经和睫状短神经由此神经节发出,在眼眶内向前延伸。睫状神经节的正后方,视神经的外侧可见眼动脉,它穿过视神经的上方并向前内侧走行(图22-1)。

体位 病人取仰卧位,并告知其保持凝视正前方,而不是像以前的建议那样"向上向内"。眼球凝视正前方时,视神经位置可最大程度地避免潜在的神经内注射。注射时麻醉医师的位置如图22-2所示。

穿刺 当病人视线看向注射部位头端、对侧时,用27G、31mm、斜口针在骨性眼眶的下外侧缘向眼眶的顶点进针,如图22-3所示。穿刺针斜面朝向眼球。当针尖穿过球筋膜进入眼眶肌锥时,可能有轻微的"突破"感。小心回抽注射器,注射2~4ml局麻药。球后阻滞后,应等待5~10min再开始手术。这有助于避免对发生球后血肿的病人进行手术。在这5~10min内,麻醉医师可以轻轻地压迫眼球以降低眼内压。如果选择球周阻滞技术,进针开始与球后相同(颞下),但进针应在外直肌和球筋膜外侧,平行于两者,而不是尝试突破它。现在许多医师建议在眼眶上内侧或睑裂内侧二次注射3~5ml局麻药来进行球周阻滞。眼部手术的局部麻醉必需阻滞眼轮匝肌以防术中眼球运动,即阻滞支配该肌肉的面神经纤维。

有许多方法阻滞这些面神经纤维,图22-4所示为Van Lint阻滞法。在该阻滞中,用25G、4cm的穿刺针在位置1进针直到触及下外侧眶缘。当针尖触及骨面时,注射1ml局麻药。通

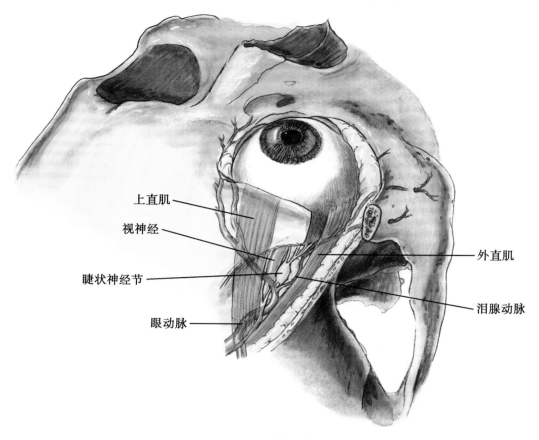

图 22-1 眼眶解剖

上直肌

视神经

睫状神经节

眼动脉

外直肌

泪腺动脉

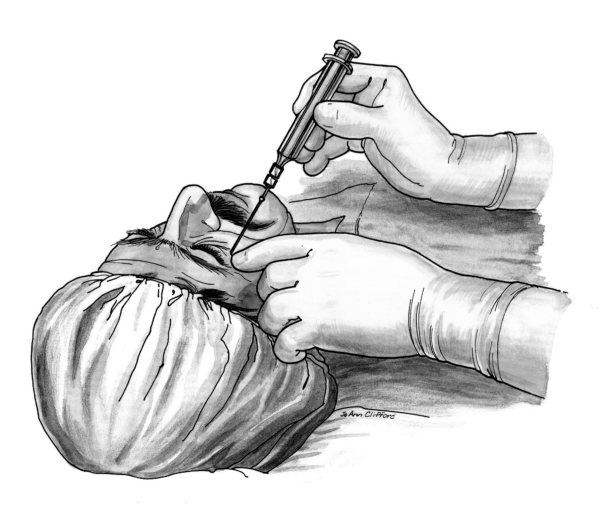

图 22-2 球后(球周)阻滞：位置

4

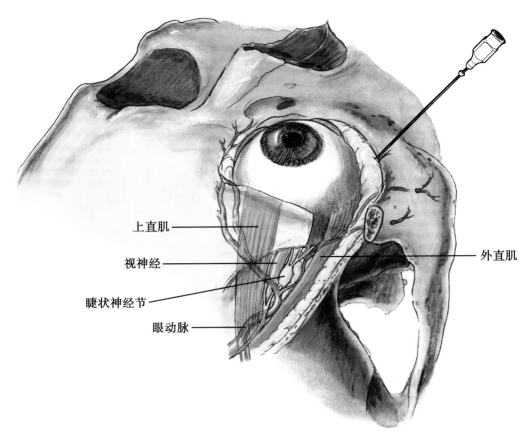

上直肌

视神经

睫状神经节

眼动脉

外直肌

图 22-3   球后（球周）阻滞：穿刺

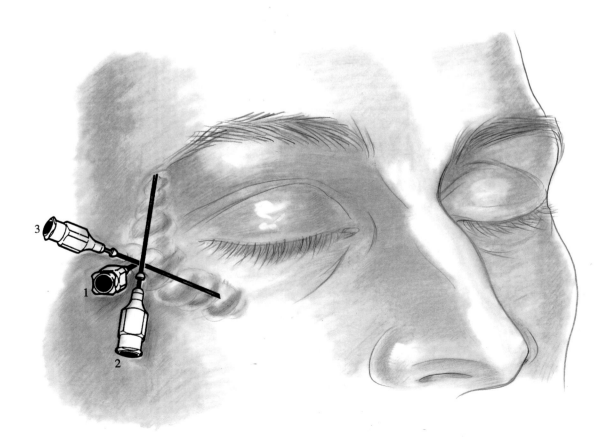

图 22-4   眼轮匝肌区域阻滞：Van Lint 法

过同一皮丘,沿眼眶的外侧缘和下缘(位置 2 和 3)重新进针,每个入路注射 2～3ml 局麻药。

潜在问题

球后阻滞最常见的并发症是血肿形成。使用短于 31mm 穿刺针可减少这种并发症。

如果使用较长的穿刺针,且针尖穿过视神经位于眼动脉附近时,血肿更易形成。也可以通过球周阻滞来避免血肿形成。球后阻滞的其他并发症包括局麻药中毒、发生眼心反射、球后注射导致突发性呼吸暂停和意识不清。后两种并发症可能与视神经鞘内注射导致非预期脊麻有关,或血管内注射影响中脑的呼吸中枢,如图 22-5 所示。

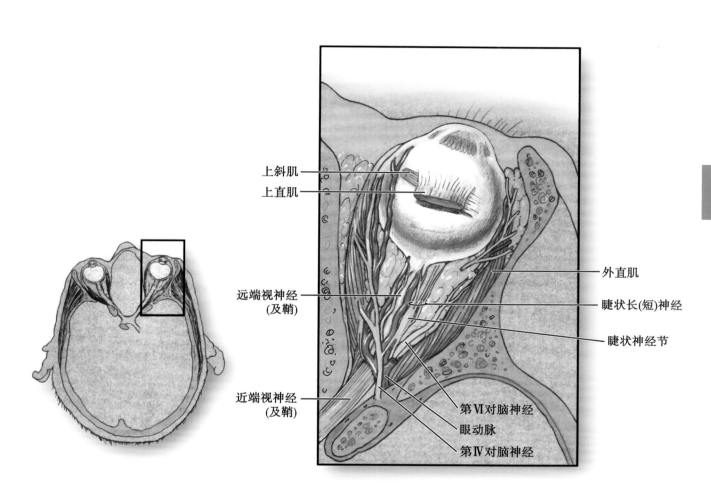

图 22-5　眼眶功能解剖

经验

如果麻醉医师进行球后阻滞,必须与愿意帮助和分享相关经验的眼科医师合作。理论上讲球周阻滞可以避免球后阻滞的许多并发症。球周阻滞的要点是进针方向沿着眼外肌的肌锥而不是进入肌锥。尽管球周阻滞的局麻药用量略大,但避免了绝大多数并发症。

(张红 译,朱佳莉 校)

第23章

颈丛神经阻滞

Jacob Ezell 和 Samantha Stamper

关键词：颈浅丛阻滞，超声引导下神经阻滞，颈部浅表手术

要点

- 颈丛位置表浅，首选高频探头。
- 该方法适用于颈浅丛的神经阻滞，目的是避免运动阻滞，以及出现与颈深丛阻滞相关的严重并发症。
- 该阻滞适用于颈动脉内膜剥脱术，颈部浅表手术，淋巴结清扫术，透析用血管通路手术，甲状腺舌管囊肿或鳃裂囊肿切除术。

超声解剖学

颈丛起源于颈2～4的前支，支配同侧颈部、下颌、枕骨和锁骨上前区的感觉（图23-1）。它起始于第一颈椎水平，于肩胛提肌和中斜角肌前方下行，然后穿透胸锁乳突肌后缘附近的颈阔肌。颈丛分为四个终末皮支：枕小神经、耳大神经、颈横神经和锁骨上神经（图23-2）。在分为皮支之前，颈丛也为膈神经、颈襻（支配颏舌骨肌和舌骨下肌）、部分副神经（支配胸锁乳突肌和斜方肌）以及颈椎前肌的直接分支提供运动神经纤维。在胸锁乳突肌后缘，颈丛分为皮支和肌支。在该位置的筋膜平面进行阻滞可选择性阻滞感觉，而不影响颈部及相关肌肉。一些作者利用这些平面将颈丛阻滞分为浅、中和深层阻滞。本章侧重于颈浅丛阻滞，仅作用于感觉神经。颈浅丛阻滞技术简单、安全，并能为大多数手术提供满意的麻醉。行该神经阻滞时应在颈深筋膜上方注射局麻药。

技术要点

定位胸锁乳突肌的后缘，这对肥胖病人来说可能是一个挑战。对于那些难以识别胸锁乳突肌的病人，可要求病人将头抬离床面从而帮助识别。另外，在乳突和胸锁乳突肌的锁骨头之间画一条线也可以识别出后缘。该连线的中点平第四颈椎水平，标记为注射部位。

使用超声时病人取仰卧位或者坐位，头部略偏向手术部位的对侧。探头横置于胸锁乳突肌后缘中点，短轴切面下在其深面可发现一小束结节影（深色椭圆形结构）（图23-3）。

神经就位于椎前筋膜上方。注意避免在椎前筋膜平面以下注射，以免出现运动阻滞。理想情况下，局麻药应注射在胸锁乳突肌下方，紧邻位于颈筋膜和胸锁乳突肌后缘之间的颈丛。以平面内方式进针，仔细回抽后，注射大约5～10ml局麻药来完成阻滞（图23-4A、B）。

如图所示，穿刺针从胸锁乳突肌外侧进针，突破颈筋膜，但没有穿透更深的椎前筋膜。传统的颈丛阻滞是在没有超声的情况下，在胸锁乳突肌后缘下方进行浅表扇形注射。

经验

- 该阻滞非常实用，即使没有超声，也易于操

4

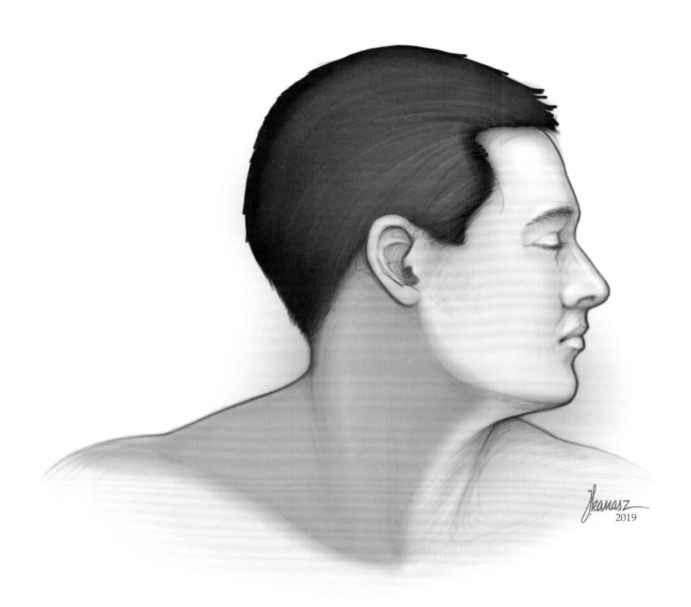

图 23-1 颈丛的感觉分布图示

4

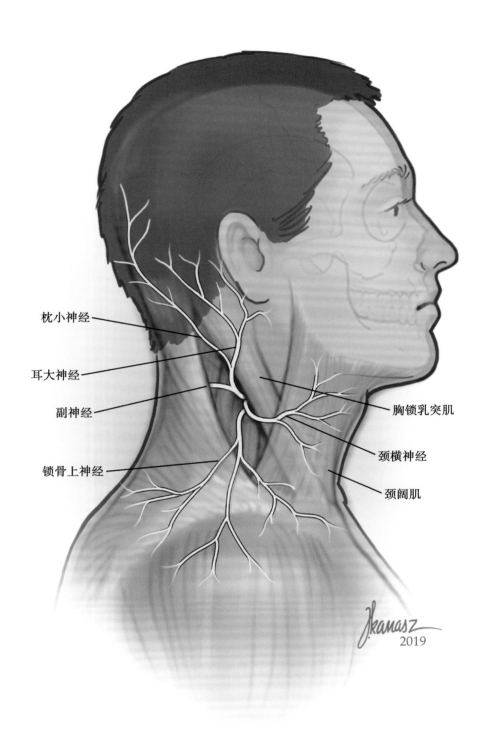

枕小神经

耳大神经

副神经

锁骨上神经

胸锁乳突肌

颈横神经

颈阔肌

图 23-2　颈丛的解剖结构，从胸锁乳突肌的后缘穿出

4

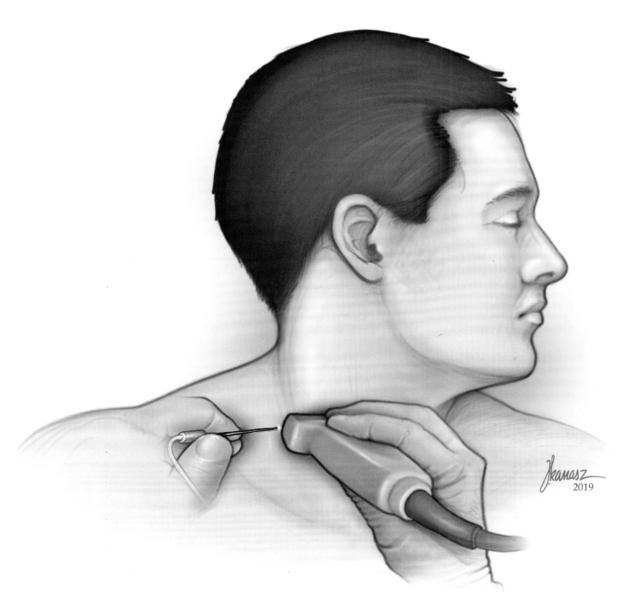

图 23-3　实施右侧颈丛阻滞时病人的正确体位

4

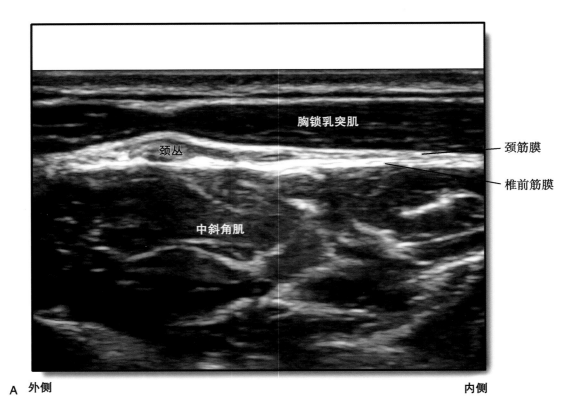

A　外侧　　　　　　　　　　　　　　　　　　　　　内侧

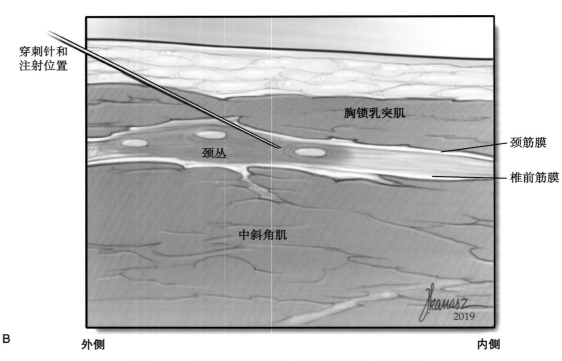

B　　外侧　　　　　　　　　　　　　　　　　　　内侧

图 23-4　实际超声图像（A）与示意图（B）的比较

作；然而，颈深丛阻滞被认为是一种先进技术，可能会造成严重甚至危及生命的并发症。

- 颈丛的显影并不是成功阻滞的必要条件。只要正确识别胸锁乳突肌的后缘，并在该肌肉后缘注射，就可成功完成阻滞。

- 如果难以辨认 C4 附近的筋膜平面，可以向远端扫描至第 6 颈椎水平识别阻滞平面。

（陈京奇　译，周来影　校）

第24章
星状神经节阻滞

Vicente Roqués-Escolar 和 Ana Isabel Sánchez-Amador

摘要：星状神经节阻滞（stellate ganglion block，SGB）用于诊断和治疗血管性疾病和交感神经介导的上肢、头颈部疼痛。本章节介绍了 SGB 的各种技术。超声因为其识别软组织、穿刺针轨迹和注射液扩散的能力被广泛接受。

关键词：慢性疼痛治疗，局部麻醉，星状神经节阻滞

要点

- 用于治疗或诊断复杂性区域疼痛综合征和上肢血液循环障碍性综合征。
- 超声技术可以实现更有效和精确的交感神经阻滞。
- 长效局麻药与类固醇常联合使用。
- 必须用高频线阵探头（6～13MHz）定位 C7 横突和颈长肌。
- 穿刺针应用平面内进针，针尖由外向内指向位于颈长肌上方和颈动脉下方的椎前筋膜。
- 注射 5ml 局麻药有助于实时观察药液扩散，避免血管内注射。

引言

星状神经节阻滞也被称为颈胸交感神经节阻滞，自 20 世纪 20 年代以来已被用于治疗或诊断复杂性区域疼痛综合征。它也被用于治疗难治性心绞痛、幻肢痛、血管机能不全和其他疼痛及血管综合征。

传统的星状神经节阻滞是通过触诊 C6 横突的前结节（Chassaignac 结节）来进行盲穿，并注射多达 20ml 的局麻药。这种方法的失败率相对较高，甚至有可能导致致命的不良反应。

超声引导可以通过小剂量注射来实现更有效精确的交感神经阻滞。它还可以通过实时观察血管结构和软组织结构来提高操作安全性。

适应证

疼痛综合征	血液循环障碍性综合征
复杂性区域疼痛综合征 Ⅰ型和Ⅱ型	雷诺综合征
难治性心绞痛	硬皮病
幻肢痛	冻疮
带状疱疹	血管闭塞性疾病
	血管痉挛
	创伤
	栓子形成
咽峡炎	多汗症

药物选择　即使在诊断性星状神经节阻滞的应用中，通常也需要产生持久的阻滞效果。因此，经常使用含有肾上腺素的 0.25% 布比卡因或 0.2% 罗哌卡因的溶液，并常添加类固醇。

热疗和脉冲射频已经成功应用于一些病例，因此可以作为治疗这些病人的一种选择，以延长阻滞效果。

操作

解剖　交感神经链是交感神经系统中成对的纵向分布的神经节，位于脊柱的两侧。交感神经干从颅底延伸至尾骨，正好位于椎体的侧面。交感神经链的颈部从颅底延伸至第 1 肋，在其下方与胸部相连。在颈部，颈交感神经链嵌入颈动脉鞘和深筋膜椎前层之间的深筋膜中。颈交感神经链由三个神经节组成：颈上神经节，位于颅骨正下方；颈中神经

节，位于环状软骨水平；颈下神经节，位于第 1 肋和第七颈椎横突之间。在大多数人中，颈下神经节与第一胸神经节融合形成星状神经节（图 24-1A、B）。

体位　病人取仰卧位，颈部稍后伸，头向对侧略微旋转。通常在摆体位前先去掉病人的枕头以便于定位。

超声引导技术　高频线阵探头（6～13MHz）放置在 C6 水平，以便观察横突前后结节。在该水平，必须定位颈长肌、椎前筋

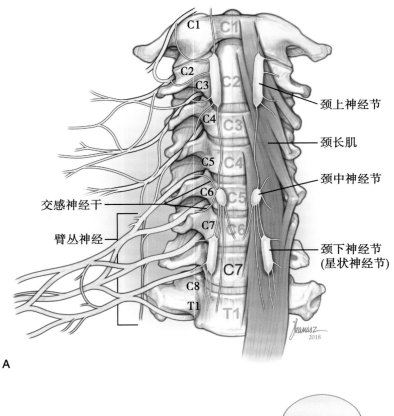

A

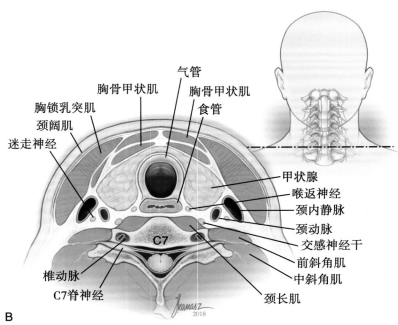

B

图 24-1　A. 星状神经节阻滞：交感神经链解剖。B. C7 水平的横断面解剖

膜、颈动脉、颈静脉、甲状腺、气管和食管。

　　探头略向尾侧移,直到找到 C7 横突结节和 C7 神经根,C7 神经根将单独形成中干。在此过程中,必须识别椎动脉和静脉。位于

该扫描平面的侧方,用平面内法从外向内进针,针尖指向颈长肌上方和颈动脉下方的椎前筋膜(图 24-2)。然后,注射 5ml 局麻药,并实时观察药液扩散,避免血管内注射。

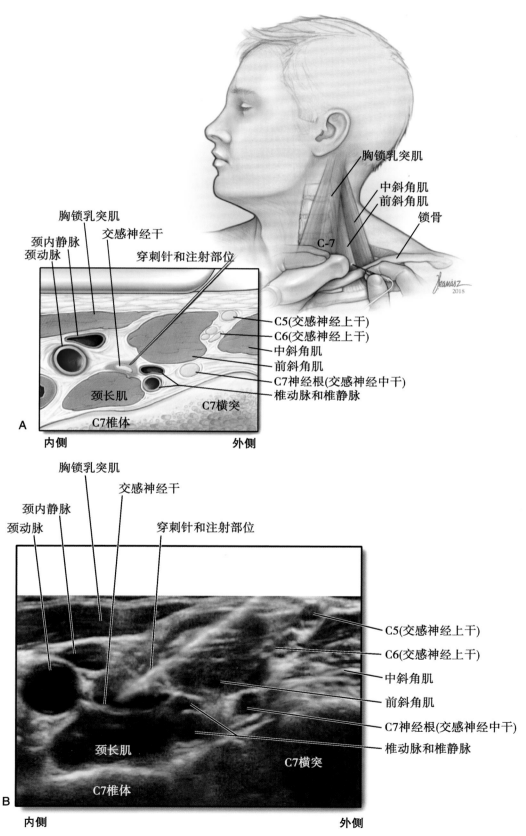

图 24-2　超声引导下星状神经节阻滞。A. 探头位置和穿刺针置入点。C7 水平轴向切面。B. 超声引导下星状神经节阻滞的声像解剖

潜在并发症

穿刺针位置不当引起的并发症：

- 颈动脉、颈静脉或椎动脉损伤引起的血肿。
- 迷走神经或臂丛神经根损伤引起的神经损伤。

局麻药扩散引起的并发症：

- 血管内注射。
- 椎管内麻醉或臂丛神经阻滞。
- 膈神经或喉返神经麻痹。
- 食管穿孔或脑膜炎引起的感染。

经验

- 应向病人说明可能出现的阻滞后症状，如上睑下垂、瞳孔缩小、视物模糊、眼球内陷、无汗、面部及结膜潮红、上肢麻木或无力、呼吸困难、吞咽困难或喉部有梗阻感。
- 在穿刺前，必须识别潜在的危险结构，如椎动脉和椎静脉、食管、气管和臂丛神经根。
- 在整个过程中应保持对穿刺轨迹和局麻药在颈长肌表面的分布进行持续和实时观察。

（张海航 译，周来影 校）

第五篇

气道阻滞

第25章
气道阻滞解剖学

David L. Brown

> **要点**
> ● 舌咽神经阻滞用于舌后 1/3 和咽壁处的操作。气道内会厌远端的结构需要阻滞迷走神经分支。

如果有麻醉医生必须掌握的局部阻滞方法,那就是气道阻滞。即使是那些主要使用全身麻醉的麻醉医生,也会面临这样的情况:一些有气道损伤、上呼吸道损伤或颈椎不稳定的病人需要在麻醉诱导前进行气道阻滞。如图25-1所示,气道的神经支配可分为3个主要神经通路:三叉神经、舌咽神经和迷走神经。如果计划进行经鼻插管,则需采用一定的方法阻滞三叉神经上颌支。由于操作涉及咽部和舌后 1/3,因此需要进行舌咽神经阻滞。气道内更远端的会厌需要阻滞迷走神经分支。

进行气道阻滞时,麻醉医生感兴趣的特定舌咽神经的分支包括:咽神经,它是主要的咽部黏膜感觉神经;扁桃体神经,为腭扁桃体和软腭毗邻部位的黏膜提供感觉;以及舌后三分之一处的感觉分支。舌咽神经通过颈静脉孔出颅,与副神经紧密相邻。当舌咽神经穿出颈静脉孔时,它也紧邻迷走神经,迷走神经同样在颈部上方的颈动脉鞘内走行。

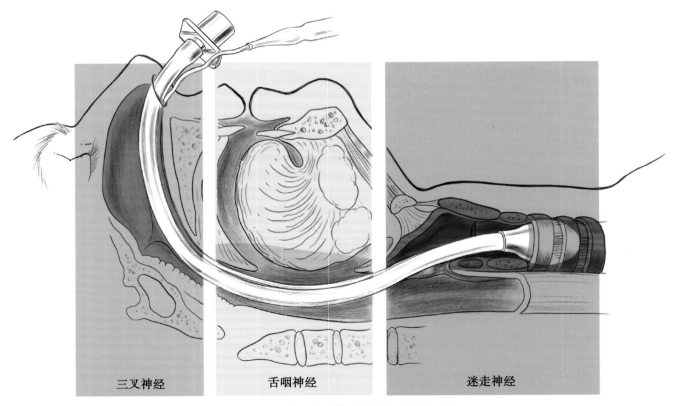

|三叉神经|舌咽神经|迷走神经|

图 25-1　气道阻滞:简化的功能解剖

迷走神经通过喉上神经和喉返神经支配从会厌至气道远端的黏膜,如图 25-2 和图 25-3 所示。虽然迷走神经主要是副交感神经,但也包含一些来自颈交感神经的纤维和支配喉肌的运动神经纤维。喉上神经为会厌表面至声带水平的气道黏膜提供感觉。它从舌骨大角和舌骨小角之间的舌骨下方进入甲状舌骨膜,为黏膜提供神经支配。这种黏膜神经支配是通过喉上神经的分支——喉内经进行的。喉上神经继续沿喉外部下行成为

喉外神经,为环甲肌提供运动神经支配。

喉返神经是迷走神经的分支,它从迷走神经发出,右侧在右锁骨下动脉下方形成环襻,左侧在动脉韧带外侧绕过主动脉弓左缘,之后沿气管后外侧边缘上行。喉返神经上行,支配喉部和声带以下的气管。解剖结构如图 25-2～图 25-4 所示。图 25-5 展示矢状面气道神经支配的磁共振图像,并根据图 25-1 中使用的颜色对气道神经支配进行解释说明。

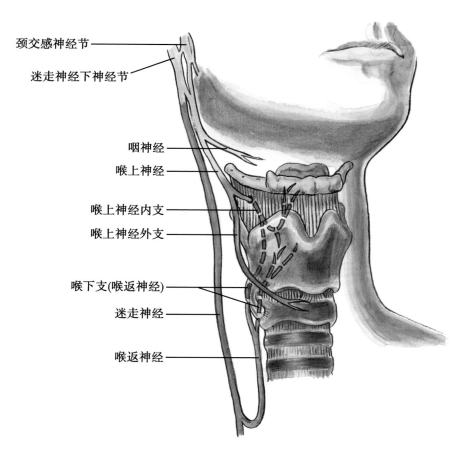

图 25-2　气道阻滞:喉神经支配解剖

颈交感神经节

迷走神经下神经节

咽神经

喉上神经

喉上神经内支

喉上神经外支

喉下支(喉返神经)

迷走神经

喉返神经

5

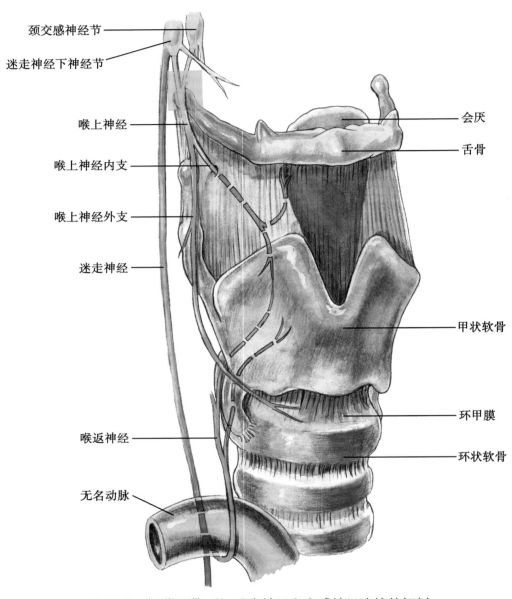

颈交感神经节

迷走神经下神经节

喉上神经

喉上神经内支

喉上神经外支

迷走神经

喉返神经

无名动脉

会厌

舌骨

甲状软骨

环甲膜

环状软骨

图 25-3 气道阻滞：喉、迷走神经和交感神经连接的解剖

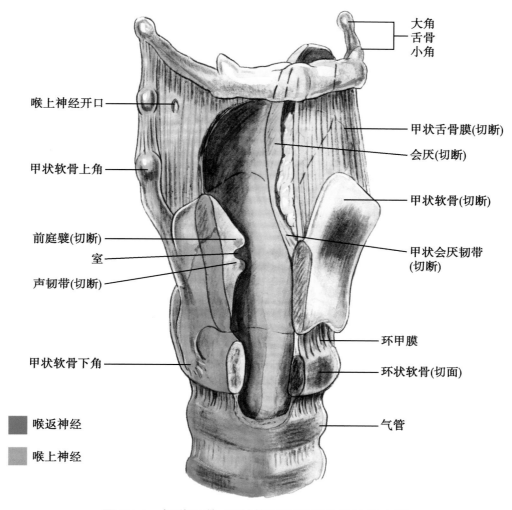

大角
舌骨
小角

喉上神经开口

甲状舌骨膜(切断)

会厌(切断)

甲状软骨上角

甲状软骨(切断)

前庭襞(切断)

甲状会厌韧带
(切断)

室

声韧带(切断)

环甲膜

甲状软骨下角

环状软骨(切面)

气管

喉返神经

喉上神经

5

图 25-4 气道阻滞：喉结构解剖和简化的神经支配

5

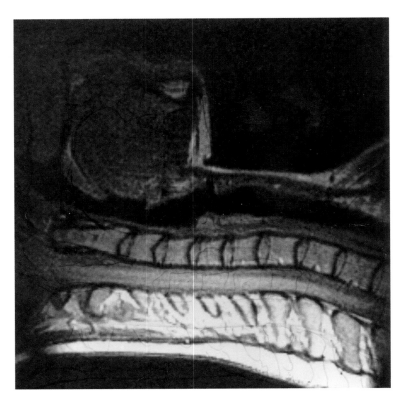

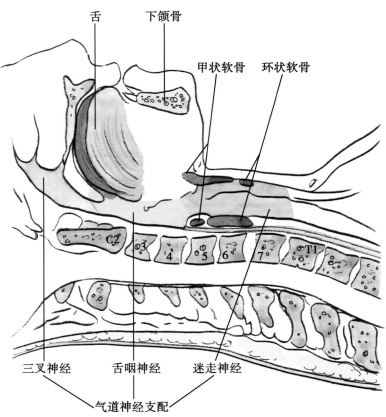

图 25-5　气道阻滞:磁共振成像上的矢状解剖图和线条示意图

（文杰琼　译,周来影　校）

第 26 章
舌咽神经阻滞

David L. Brown

要点

- 舌咽神经的远端分支位于腭扁桃体后方、扁桃体后脚深部的黏膜下。
- 舌咽神经阻滞可通过口内入路或茎突旁入路实现。
- 在进行口内阻滞时,弯曲针尖有助于将穿刺针定位在扁桃体后方的黏膜下。

引言

舌咽神经阻滞用于咽和软腭黏膜的麻醉,同时可以消除舌后 1/3 处受压所引起的咽反射。

病人选择 舌咽神经阻滞可用于大多数需要减少不良反应、镇静、自主呼吸和"清醒"气管插管的病人。

药物选择 舌咽神经阻滞选择的局麻药不需要提供运动神经阻滞。0.5% 利多卡因是较为合适的局麻药。

操作

解剖 如图 26-1 所示,舌咽神经在颅底经颈静脉孔穿出,与颈动脉鞘的其他结构、迷走神经和茎突关系密切。舌咽神经在颈部下行,走行于颈内动脉和颈外动脉之间,然后分为咽支、支配茎突咽肌的运动支以及支配扁桃体和舌后 1/3 的分支。舌咽神经的这些远端分支位于腭扁桃体后方、扁桃体后脚深部的黏膜下。

体位 舌咽神经阻滞可以通过口内或在茎突周围进行。若采用口内入路,病人必须能够张口并对舌进行充分的表面麻醉以便能在扁桃体后脚的基底进针。若采用茎突旁入路,则病人无需张口。

穿刺:口内入路 舌表面麻醉后,病人张大嘴巴,用 3 号 Macintosh 喉镜片暴露扁桃体后脚(腭咽襞)。用 9cm 的 22G 有角的弯针(见经验部分的说明)在扁桃体后脚的深面进针。针尖刺入黏膜下,回抽确认无血后,注射 5ml 局麻药。然后对侧重复阻滞(图 26-2)。

穿刺:茎突旁入路 病人仰卧,头中立位。如图 26-3 所示,标记乳突和下颌角。在这两个标记间画一直线,在这条线的中点向茎突进针。为方便识别茎突,用手指深压触诊,但这样做病人可能感觉不适,随后用 22G 短针穿刺,直至到达茎突。然后退针,重新向茎突后方进针。一旦骨性接触消失,回抽无血,立即注射 5~7ml 局麻药。然后对侧重复阻滞。

5

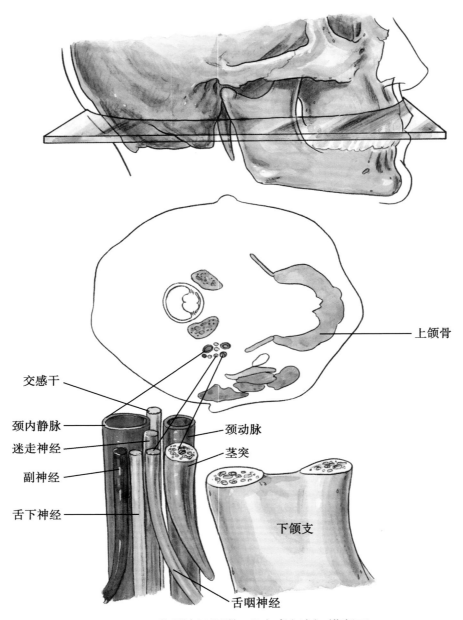

图 26-1　舌咽神经阻滞：茎突旁解剖 - 横断面

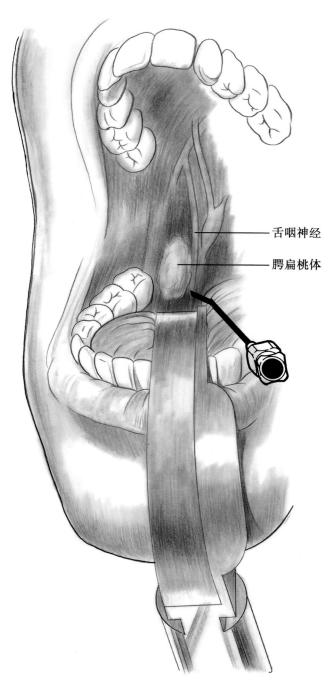

舌咽神经

腭扁桃体

图 26-2　舌咽神经阻滞：口内解剖和技术

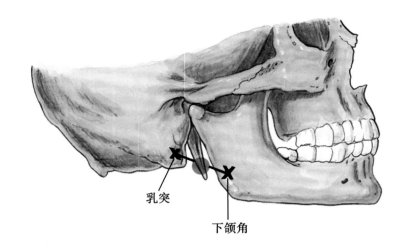

乳突

下颌角

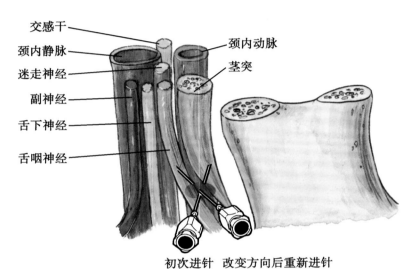

交感干

颈内静脉

迷走神经

副神经

舌下神经

舌咽神经

颈内动脉

茎突

初次进针　改变方向后重新进针

图 26-3　舌咽神经阻滞：茎突旁入路

5

潜在问题

　　如果在阻滞过程中仔细回抽无血，无论是口内阻滞还是茎突旁阻滞都很少有并发症。在茎突旁入路中，舌咽神经与颈内静脉和颈内动脉密切相关。在口内入路中，舌咽神经的末梢分支与颈内动脉密切相关，如果进针方向正确，颈内动脉紧邻针尖，位于其外侧。

经验

　　经口入路舌咽神经阻滞的一个常见问题是穿刺针的选择，通常使用 22G 一次性腰穿针。在无菌情况下从一次性腰穿针中取出针芯并丢弃，随后将穿刺针的远端 1cm 处折弯，放入无菌容器内备用，使穿刺针进入黏膜下后更容易控制。

　　当一个镇静、自主呼吸的"清醒"气管内插管的病人需要气道内麻醉时，应充分利用舌咽神经阻滞。笔者认为，即使在表面麻醉完善的情况下，该阻滞也能有效地进一步减少舌后1/3被压迫所引起的咽反射。

（戚博　译，周来影　校）

第27章
喉上神经阻滞

David L. Brown

要点

- 喉上神经阻滞部位位于舌骨下缘。
- 使用 25G 短针以降低血管内或喉内注射的风险。

引言

喉上神经阻滞是气道麻醉的方法之一。喉上神经阻滞提供从会厌到声带水平的喉部麻醉。

病人选择 该阻滞适用于任何需要在麻醉诱导前进行气管插管的病人。

药物选择 0.5% 利多卡因是该阻滞较为合适的局麻药。

操作

解剖 喉上神经是迷走神经的分支。当其离开迷走神经主干后,通过颈部向内向尾端走行至舌骨大角,在舌骨大角处分为内支和外支。内支是喉上神经阻滞的目标神经,其阻滞部位在舌骨骶面的下方、神经进入甲状舌骨膜处(图 27-1)。

体位 病人取仰卧位、伸颈。麻醉医生用食指和拇指捏住舌骨并将其推向阻滞侧(图 27-2)。然后用 25G 短针向舌骨大角进针直至碰到舌骨。穿刺针从舌骨尾缘滑下,并向前推进 2～3mm 使针尖位于甲状舌骨膜外缘与喉黏膜内缘之间,注射 2～3ml 局麻药,退针时追加 1ml。

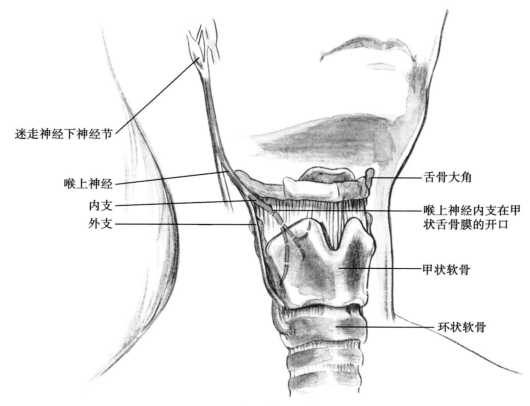

迷走神经下神经节

喉上神经
内支
外支

舌骨大角

喉上神经内支在甲状舌骨膜的开口

甲状软骨

环状软骨

图 27-1 喉上神经阻滞的解剖

5

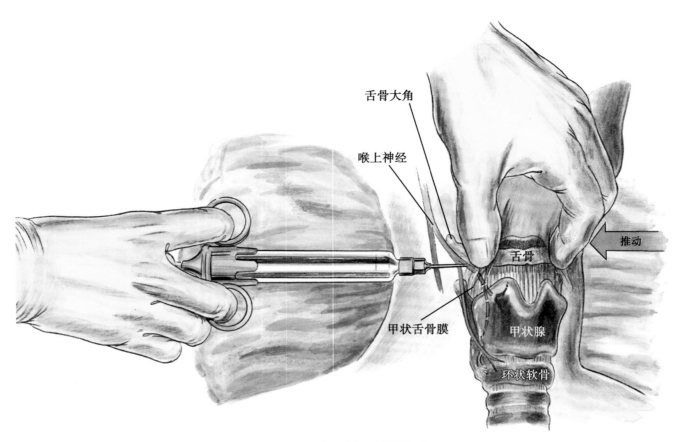

舌骨大角

喉上神经

推动

舌骨

甲状舌骨膜

甲状腺

环状软骨

图 27-2　喉上神经阻滞技术

潜在问题

　　这种阻滞方法可能使穿刺针进入喉内部，但一般不会引起长期的问题。虽然喉上动脉和静脉同喉上神经内支一起穿过甲状舌骨膜，但是如果按上述方法进行阻滞很少出现血管内注射。

经验

　　进行该阻滞时一个有用的手法是，将舌骨紧紧推向阻滞侧，这种手法有时会引起病人轻微的不适。适当的镇静可以降低这种不适感。如果使用三环注射器、镇静，加以有效的阻滞，可以为病人和麻醉医生提供了令人满意的体验。

（文杰琼　译，黄琪　校）

第28章
经喉部阻滞

David L. Brown

- 经喉部阻滞为迷走神经分支支配的喉气管黏膜提供表面麻醉。
- 经环甲膜注射会导致溶液向气管结构扩散，并通过咳嗽向上方的喉部结构扩散。
- 在注射局麻药之前，应让病人自由吸气。

引言

和其他气道阻滞一样，该神经阻滞用于需要气管内插管的镇静、保留自主呼吸的"清醒"病人。

病人选择 任何需要避免清醒气管内插管（病人镇静但有自主呼吸）时出现呛咳屏气反应的病人。

药物选择 最常用于该阻滞的局麻药为3～4ml的4%利多卡因。当采用多种气道阻滞时，应注意局麻药总量。

操作

解剖 经喉部阻滞是为迷走神经分支支配的喉部黏膜提供表面麻醉的最有用的方法。会厌到声带水平的喉内结构表面接受迷走神经分支——喉上神经内支的支配。气道远端黏膜接受迷走神经的另一分支——喉返神经的支配。经喉注射局麻药可以为这两个迷走神经分支提供表面麻醉，因为通过环甲膜在声带下方注射时，药液会向气管表面扩散进而通过咳嗽向上方的喉部结构扩散（图28-1）。

体位 病人取仰卧位、去枕，颈部略后伸。如图28-2所示，麻醉医生应将食指和中指置于甲状软骨和环状软骨之间（环甲膜）的空隙位置。

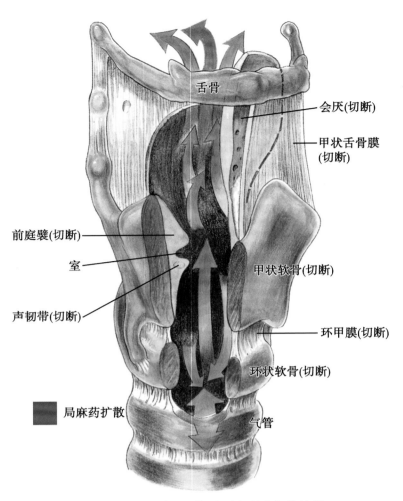

舌骨

会厌(切断)

甲状舌骨膜
(切断)

前庭襞(切断)

室

声韧带(切断)

甲状软骨(切断)

环甲膜(切断)

环状软骨(切断)

局麻药扩散

气管

图 28-1　经喉部阻滞：解剖及局麻药扩散

5

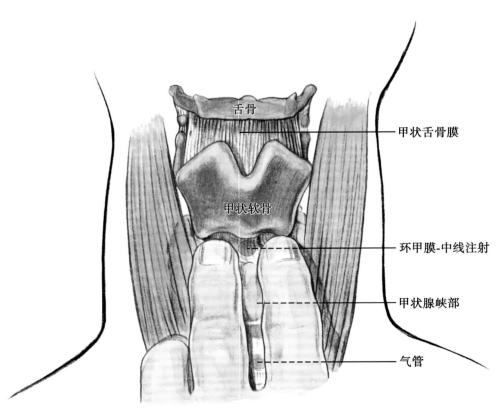

舌骨

甲状舌骨膜

甲状软骨

环甲膜-中线注射

甲状腺峡部

气管

图 28-2　经喉部阻滞：解剖与技术

穿刺　定位并确定环甲膜中线，选择 22G 或更小的针沿中线穿刺，直到可以回抽到空气。当回抽空气畅通时，快速注射 3ml 局麻药。然后立即拔出注射器，因为病人会不可避免地咳嗽。相反，也可以使用戴套管的针（静脉导管）来穿刺。一旦抽出空气立即拔除内针，保留套管并通过套管注药。

潜在问题

这种阻滞会引起咳嗽，对于咳嗽可能会导致不良后果的病人，需要多加考虑。应当在中线穿刺，因为该区域几乎没有大的血管结构。换言之穿刺针不能离中线太远，以免触及附近重要的动静脉。

经验

这种阻滞在适当镇静的病人中已被有效应用。长期以来有一种观点认为，存在误吸高风险的病人，应谨慎使用这种阻滞。但笔者认为，这种阻滞在合适的情况下没有被应用的概率远大于被用在有误吸风险的病人的概率。

另一个要点是，在要求病人用力呼气后进行局麻药注射。这迫使病人在咳嗽前必须先吸气，有利于气道远端的麻醉。

（张美峰　译，黄琪　校）

5

第六篇

躯干阻滞

第29章
躯干神经阻滞解剖学

David L. Brown

要点

- 胸腰部的躯干神经支配从胸部和腋窝延伸到脚趾。
- 与椎管内阻滞相比,椎旁阻滞在避免交感神经系统广泛阻滞方面具有优势。
- 主要的躯干神经是胸神经和腰神经的腹侧支。
- 脊神经背支为背部中线结构提供神经支配。

许多局部阻滞技术依赖于胸部或腰部(椎旁)的躯干神经阻滞。如图 29-1 所示,胸腰部的躯干神经支配范围为从胸壁、腋窝到脚趾的区域。虽然很少有外科大手术可以单独在躯干神经阻滞下进行,但适当的躯干阻滞配合长效局麻药可以提供特殊而有效的止痛。此外,如果有更长效的局麻药,某些胸部或腰部躯干神经阻滞,如肋间或椎旁神经阻滞,将能够提供更有效的术后镇痛。这与乳腺手术病人护理过程中使用胸椎旁神经阻滞更加具有临床相关性。

与椎管内阻滞相比,躯干(椎旁)阻滞的优势之一是能够避免广泛地交感神经系统阻断。如图 29-2 所示,主要的躯干神经是胸神经和腰神经的腹支。此外,如图 29-2 所示,神经通过白交通支向交感神经链提供节前纤维,并通过灰交通支接受交感神经链的节后神经。这些同交感神经系统相连的交通支在穿出椎间孔部位的附近与脊神经相连。这些脊神经的背支为背部中线结构提供神经支配。主背支的内侧支支配椎体背侧结构,包括棘上和棘间韧带、骨膜和小关节的纤维囊。

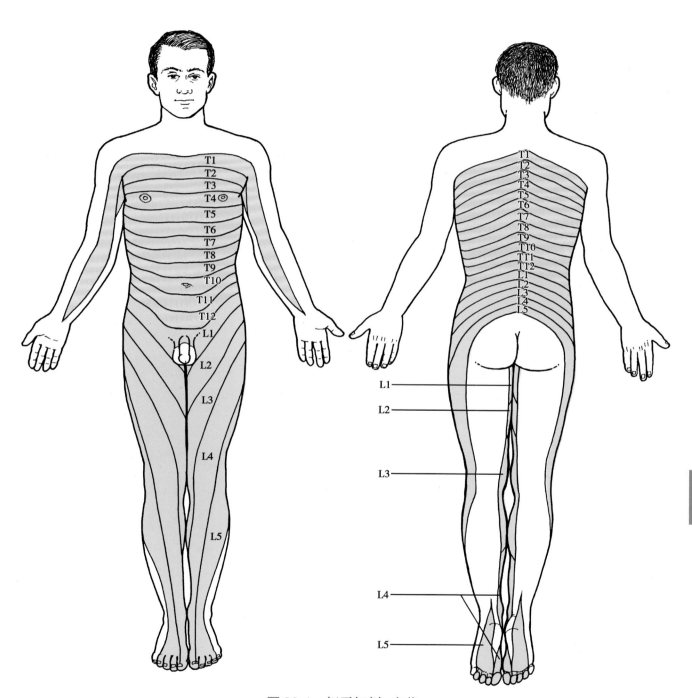

图 29-1　躯干解剖：皮节

6

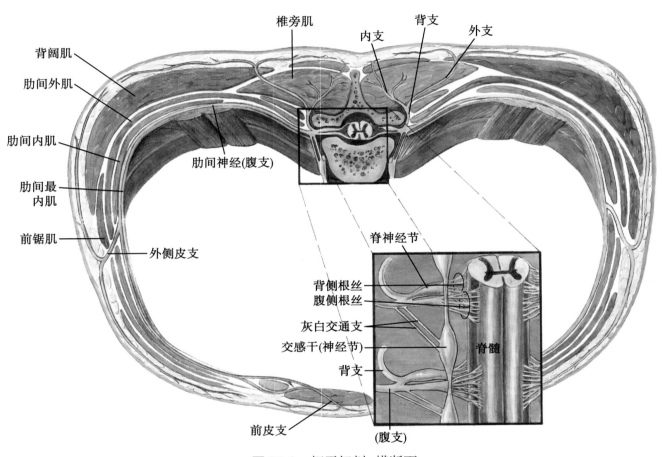

图 29-2　躯干解剖：横断面

（张美峰　译，黄琪　校）

第30章
胸神经和肋间神经阻滞

Loran Mounir-Soliman

关键词：PECS 1，PECS 2，胸肋间筋膜，前胸壁，胸骨切开术，乳腺手术

要点

- 胸壁神经阻滞用于乳腺手术和涉及前胸壁的手术，可替代胸段硬膜外和椎旁阻滞。
- 大手术可能需要锯肌平面阻滞和锁骨上阻滞。
- 胸大肌、胸小肌、前锯肌是胸神经（PECS）阻滞在第4、第5肋水平的主要标志。
- 胸骨切开需要双侧胸肋间筋膜阻滞。
- 所有筋膜平面阻滞都需要超声引导、熟练的超声引导技术，以及大剂量的局麻药。

引言和背景

将超声引入区域麻醉后可以识别不同肌肉之间的各种筋膜间平面，包括胸壁肌肉组织。一些筋膜间平面（肌肉的封套筋膜之间）被认为是神经血管的潜在空间，容纳着供应胸壁的不同神经和血管。当肋间神经在不同的筋膜间平面穿行时，它们的分支与相邻的肋间神经以及其他胸神经分支相交。

胸段脊神经腹侧支（T2-T9）穿出肋间肌，形成外侧皮支和前皮支，这些皮支进一步分为前、后、内侧和外侧支，为包括乳房在内的胸壁的前部和外侧提供感觉神经支配（T4-T5-T6）。腋窝尖由肋间臂神经支配，肋间臂神经是T2脊神经的一个分支。这些脊神经的多个分支通过存在于胸壁肌肉之间的神经血管平面与相邻的脊神经分支相交，而这些神经血管平面主要存在于胸大肌、胸小肌和前锯肌之间，其边界是覆盖肌肉的筋膜层（筋膜间平面）。这些平面还容纳了沿胸部走行的臂丛神经分支；包括胸内侧神经（C8-T1）、胸外侧神经（C5-C7）、胸长神经（C5-C7）和胸背神经（C6-C8）（图30-1～图30-4）。

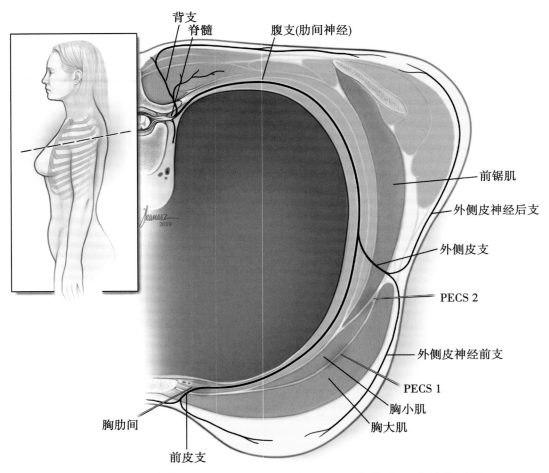

图 30-1　胸壁肌肉横切面，显示 PECS 1 和 PECS 2 阻滞的正确筋膜平面

6

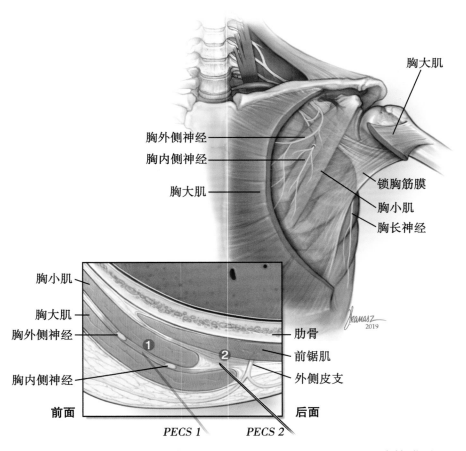

图 30-2　前胸壁解剖，横断面显示 PECS 1 和 PECS 2 的正确筋膜平面

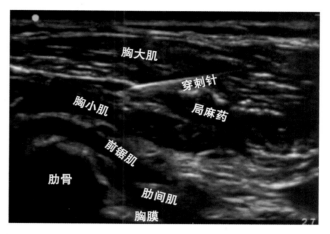

图 30-5　PECS 1 的超声图像显示穿刺针位于胸大肌深面

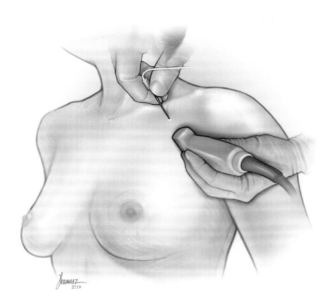

图 30-3　PECS 1、PECS 2 的探头位置，注意超声下平面内阻滞技术

PECS 2 阻滞

对于更广泛的前胸壁手术，包括乳房切除术、前哨淋巴结活检和腋窝淋巴结清扫术，需要阻滞肋间神经、肋间臂神经和胸长神经。这些手术需要在第 4～5 肋水平的胸小肌和前锯肌之间更深的平面（PECS 2 阻滞）注射局麻药进行阻滞。通常，将 PECS 1 阻滞作为 PECS 2 阻滞的一部分，穿刺针通过同一进针点进针，在穿过胸大肌和胸小肌之间时实施 PECS 1 阻滞（图 30-6）。

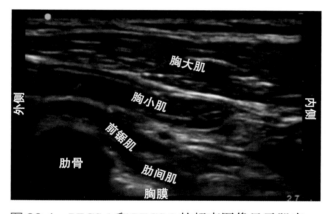

图 30-4　PECS 1 和 PECS 2 的超声图像显示肌肉

PECS 1 阻滞

PECS 1 阻滞是在第 3～4 肋水平的胸大肌和胸小肌之间的间隙内注射局麻药。可以沿该平面注射较大剂量的局麻药来阻滞胸内侧神经（C8-T1）和胸外侧神经（C5-C7）。此阻滞适用于涉及胸大肌的手术，例如，扩张器植入、导管放置术和心脏装置植入术（图 30-5）。

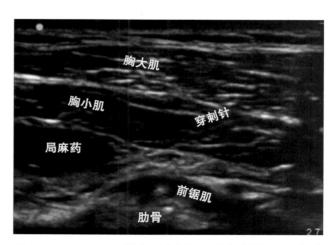

图 30-6　PECS 2 的超声图像显示穿刺针和局麻药位于胸小肌深面

6

胸肋间筋膜阻滞

对于胸骨切口，需要局麻药浸润至胸骨两侧胸大肌和肋间肌之间的筋膜平面，进而阻滞肋间神经的前皮支（胸肋间筋膜阻滞）（图 30-7，图 30-8）。

超声引导注射技术

病人通常取仰卧进行 PECS 和胸肋间筋膜阻滞，麻醉医生站在病人头侧。理想情况下，超声机应面向病人另一边的麻醉医生，以便他在同一视野内观察屏幕、进针点和穿刺针方向。

PECS 1 和 PECS 2   高频线阵探头最适用于这些浅表阻滞，以便更好地识别胸壁肌肉间不同筋膜平面和边界。扫描开始时将探头平行于身体长轴（头尾方向）放置在喙突内侧，观察胸大肌深面的腋动脉及其周围的臂丛神经束。在该水平向内倾斜探头可以看到第 2 肋和胸膜。向下扫描可以观察到胸大肌深面的胸小肌，特别是当探头前缘略微向外倾斜的同时朝向腋窝和胸肌的外侧缘（图 30-2）。通过倒计数肋骨，除了第 4 和第 5 肋之外，还能识别第 3 和第 4 肋之间的间隙。探头通常与身体的长轴成 45° 角，以便穿刺针从头端内侧向

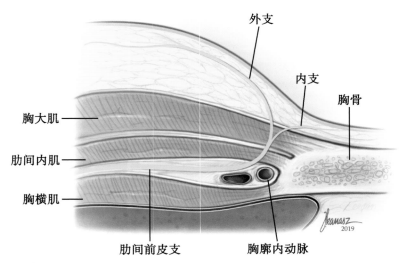

图 30-7   横断面显示肋间神经前皮支的解剖路线

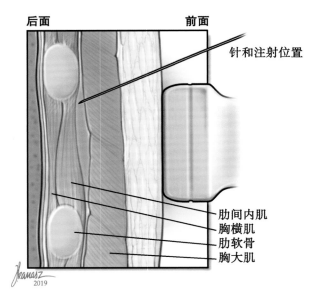

图 30-8   胸肋间筋膜阻滞的解剖和穿刺针位置，注意穿刺针和局麻药位于胸大肌深面和肋间肌浅面

尾端外侧进针。局麻药的浸润部位在胸小肌和锯齿肌之间（PECS 2），其次是在这两个水平的胸大肌和胸小肌之间的间隙（PECS 1）。当用同一穿刺针路径同时完成两个部位的阻滞时，首先进行较深部位的阻滞更为容易。这也将避免在第一次注射过程中意外注入空气后，导致深筋膜难以在超声下识别。应注意避免对同一目标平面（神经血管筋膜平面）内胸肩峰血管多个小分支的血管损伤（图 30-4～图 30-6）。

胸肋间筋膜阻滞　探头纵轴平行于胸骨长轴，在胸骨外 2.54cm 处横向放置。注射水平通常在胸骨中段。在这个视角下，可以看到多根肋骨，以及肋骨间的肋间肌和下方的胸膜。胸大肌是覆盖肋骨和肋间肌的唯一肌肉。为了阻滞胸骨切口的前皮支，局麻药的渗透部位应在胸肌与下方肋骨和肋间肌之间的筋膜间隙。应注意避免胸内动脉分支的血管损伤（图 30-7，图 30-8）。

潜在并发症

　　肌肉内血肿和气胸是这种阻滞的潜在并发症，但这些很罕见。应注意观察穿刺针在超声下推进的全过程，避免损伤血管或胸膜。

　　应该尽量减少对肋骨表面的多次碰触，可能会增加病人痛苦。

经验

- 在胸部高位（第 2 肋水平）胸大肌下方注射局麻药可能会意外阻滞臂丛神经。
- 和大多数筋膜平面阻滞一样，阻滞目标并非特定神经，而是由多个分支相交形成的神经丛。需要大容量（20～30ml）的注射以获得更广泛的扩散并阻滞大部分分支。应谨慎计算局麻药的最大注射剂量，避免全身毒性。
- 可能需要将 PECS 阻滞与前锯肌阻滞技术联合使用，以覆盖胸壁前和前外侧切口。
- 相较于持续输注，间断推注局麻药可以实现更好地扩散和更有效地阻断。
- 紧邻锁骨下方和乳房上部的区域由锁骨上神经（C3-C4）和锁骨下神经（C5-C6）支配。传统的 PECS 1 和 PECS 2 阻滞并不能覆盖该区域。如果切口在胸部高处向锁骨方向延伸，可能需要分别阻滞锁骨上神经（锁骨上方的浅层注射）和锁骨下神经（锁骨下方的浅层注射）作为补充。
- 可以用生理盐水来稀释局麻药，以限制局麻药的使用总量。

（张美峰 译，黄琪 校）

6

第31章
前锯肌阻滞

Loran Mounir-Soliman

要点

- 前锯肌阻滞适用于前外侧胸壁切口,针对上、中胸部皮节的外侧和后侧皮支。
- 前锯肌阻滞已经被用于各种胸腔镜和开放性胸壁切口手术,以及胸腔置管和肋骨骨折。
- 前锯肌阻滞可以阻滞胸长神经。
- 在前锯肌浅面或深面注射局麻药临床上效果相似。
- 最佳的进针点在腋中线后第5/6肋骨水平,这样可以更好识别肌肉以及药物扩散。

解剖

前锯肌起自胸壁外侧第1~8肋,止于肩胛骨内侧边缘及肩胛下角。它由多个连接肋骨的锯齿样肌组成,将肩胛骨肋缘拉向胸壁(前引),特别是向前推的时候。它还有助于肩胛骨向上旋转,增加斜方肌的活动度。前锯肌起点处(前面)较薄,后侧逐渐变大。

支配前锯肌的神经来自胸长神经,也被称为前锯肌神经,起自C5-C7神经根,当其损伤时形成"翼状肩胛"。胸长神经有多个感觉和运动分支,通常走行于腋中线和腋后线之间。

在腋前线之前,前锯肌被胸大肌覆盖。从第5肋水平开始,前锯肌背侧被背阔肌覆盖。因此,在腋中线的后方有两个潜在的筋膜平面:前锯肌浅面和深面。在前锯肌的浅面,筋膜平面以背阔肌的深面为界,而在前锯肌的深面,筋膜平面以肋骨和肋间肌为界。

T2-T9肋间神经的外侧和后皮支,连同胸长神经穿过这两个筋膜平面(腋中线后前锯肌浅面和深面)。临床结果表明,沿两个平面注射局麻药的效果相似;主要阻滞外侧胸壁的上、中皮节(图31-1)。

超声引导注射技术

通常,前锯肌阻滞使用高频线阵探头,能够更好的区分前锯肌浅和深的边界。而在过度肥胖病人中凸阵探头能够达到更好地穿透组织以及扩大视野范围。体位选取侧卧位,阻滞侧朝上。沿着前锯肌后面,平对第5肋横向扫描可以识别起自腋中线的前锯肌。肌肉的大小随其在胸壁的位置而变化,后方较大。根据超声束的轨迹改变左右倾斜旋转探头可以看到前锯肌的不同区域。前锯肌通过其在肋骨上方的位置确定,与位于肋骨高回声线之间的肋间肌区别。当探头向后移动时,将在前锯肌的浅面见到背阔肌。穿刺针在平面内从前向后穿入(如果需要,它可以从探头的背侧进针)。局麻药被注射到其中两个筋膜平面之一:前锯肌浅表(背阔肌深部)或前锯肌深部,上抬肋骨肌肉和肋间肌。如前所述,由于胸长神经和肋间神经分支横跨两个平面,因此临床上报道两个平面阻滞效果是相似的。本人的操作是每个平面注射一半的局麻药物,先从深面开始,以获得更广泛的药物扩散。

最佳的注药水平在腋后线平对第5/6肋骨水平,可以覆盖更多的外侧和后皮支。

前锯肌阻滞可用单次阻滞技术和留置导管连续阻滞(图31-2~图31-4)。

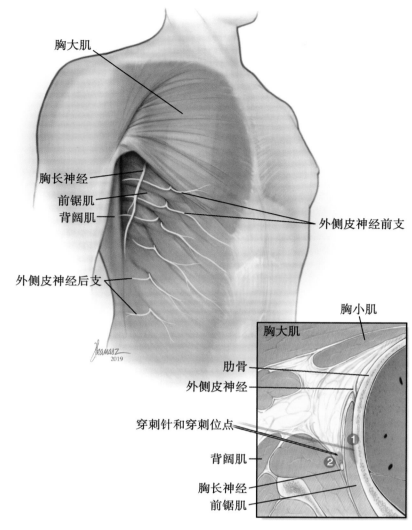

图 31-1 前胸壁解剖显示前锯肌阻滞的感觉分布

6

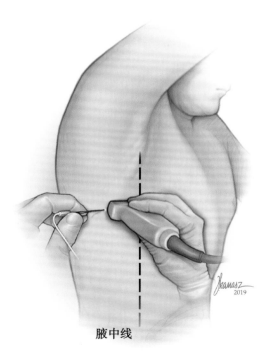

图 31-2 超声探头位置。前锯肌阻滞的平面内技术

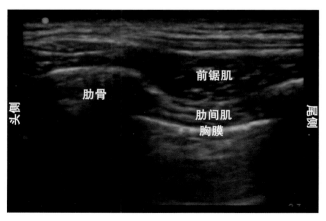

图 31-3 前锯肌阻滞的超声图像显示前锯肌和肋间肌。如图所示,在进行前锯肌阻滞时胸膜可视化是非常重要的

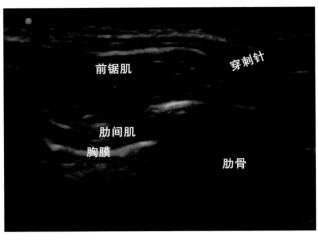

图 31-4　超声图像显示前锯肌阻滞, 针尖在前锯肌和肋间肌之间。在前锯肌和肋间肌之间注射局麻药物。在阻滞的过程中总是保持胸膜可视化可以避免气胸或损伤肺

潜在并发症

肌内血肿和穿破胸膜都可能是前锯肌阻滞的并发症, 但很少见。超声下应注意全程观察穿刺针的位置, 以避免血管或胸膜穿刺。

尽量减少穿刺针接触肋骨表面的次数, 这可能会给病人带来痛苦。

经验

● 前锯肌阻滞通常是 5～7cm 左右深度的浅面阻滞。因此不需要使用长度超过 7～10cm 的穿刺针。

● 就像大多数筋膜平面阻滞一样, 前锯肌阻滞目标不是特定的神经, 而是由多个分支交通形成的神经丛。需要注射大剂量局麻药 (20～30ml), 以便有广泛的药物扩散阻滞更多的分支。但应计算局麻药最大剂量, 以避免全身毒性。

● 将 PECS 阻滞和前锯肌阻滞联合应用可更好地阻滞前外侧胸壁的切口。

● 对于连续阻滞技术, 间断推注可提供更广的扩散范围和更好的阻滞效果。

（李秋余 译, 孙静静 校）

第32章
超声引导下肋间神经阻滞

Ehab Farag 和 Rajeev Krishnaney Davison

要点

- 肋间神经主要支配胸腹部的皮肤及肌肉组织。
- 肋间神经阻滞现在被广泛应用于治疗胸部和上腹部急慢性疼痛。
- 肋间神经阻滞对胸部外伤,比如肋骨骨折和胸部、上腹部术后镇痛效果极佳。
- 超声为肋间神经阻滞提供了最安全、成功的方法。
- 实时超声引导下肋间神经阻滞是更好的实施方法。

超声解剖学

　　肋间肌分为三层:肋间外肌、肋间内肌、肋间最内肌,它们都是不完整的、薄层的肌肉和纤维组织。神经血管束走行于肋沟内的肋间内肌和肋间最内肌之间。值得注意的是,在大多数情况下,神经血管束位于肋骨之间。

超声的使用可以让胸膜和肋间的不同层面可视化。胸膜在超声下显示为随着呼吸运动滑动的高回声线样结构(胸膜滑动征)。

技术要点

　　肋间神经阻滞选用高频线阵探头(6～13Hz)。病人体位可以选取俯卧位、坐位或阻滞点朝上的侧卧位。肋角是常用的穿刺点(距离棘突6～7.5cm或在椎旁肌外侧缘),肋骨在肋角处最粗,肋间神经还未分支。探头通常放置在肋骨的短轴上,此时可以看到连续的两根肋骨。探头也可以放置在连续的肋骨长轴上,作者首选后一种方法。无论是哪一种方法都可以应用于肋间神经阻滞。作者更喜欢平面内的方法,因为这种方式可以完整地看到针尖的走行路径。穿刺针在实时超声的引导下前进,直到针尖到达肋间肌和肋间最内肌之间。针到达正确位置后,通常在每个肋间隙注射4～5ml局麻药物(图32-1～图32-3)。

6

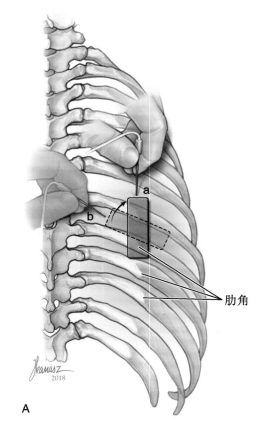

A

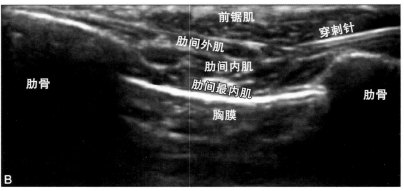

B

图 32-1　A. 超声探头的位置既可以位于肋骨短轴（a，跨过肋骨）也可以位于肋骨长轴（b，平行于肋骨）。平面内方法为首选。B. 肋间神经阻滞的超声图像显示了三种肋间肌肉和胸膜

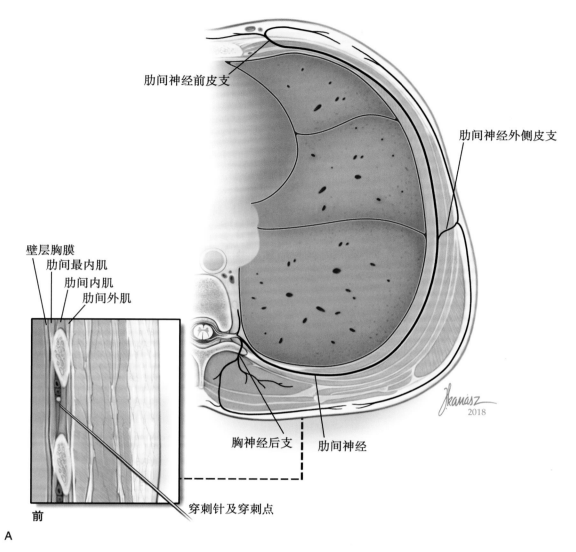

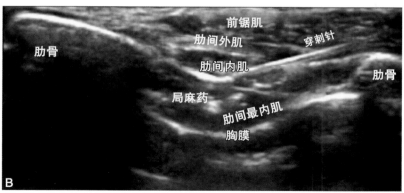

图 32-2　A. 穿刺针走行于肋间内肌和肋间最内肌之间。B. 超声图像显示了肋间神经阻滞中位于肋间内肌和肋间最内肌之间的穿刺针的位置和局麻药物的分布

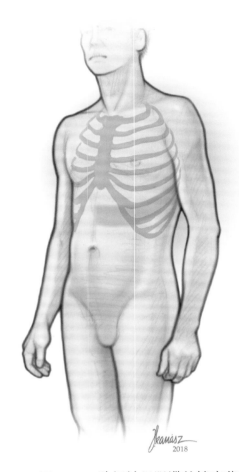

图 32-3　肋间神经阻滞的镇痛范围

经验

- 肋间神经感觉阻滞首选 0.2% 罗哌卡因，术后镇痛首选 0.5% 罗哌卡因。
- 超声引导下行肋间神经阻滞时应始终观察胸膜。

- 肋间神经阻滞后，超声可用于发现可能的并发症，如气胸。
- 气胸可通过无滑动征和 / 或彗星尾伪影（表现为与胸膜呈垂直线）诊断。

（李秋余　译，孙静静　校）

第33章
椎旁阻滞

Ehab Farag

要点

- 胸椎旁阻滞可以代替胸段硬膜外置管用于单侧手术和乳腺手术。
- 气胸是椎旁阻滞的主要并发症。
- 在进行椎旁阻滞时要确保针尖始终在平面内可见。

适应证

- 胸椎旁间隙置管可以替代胸段硬膜外镇痛用于单侧手术,如开胸手术、肾切除术(部分或根治性)、肋骨骨折以及乳腺手术。
- 椎旁阻滞可用于硬膜外置管困难或硬膜外镇痛失败的单侧手术。
- 双侧椎旁阻滞,无论是否置管,均可用于双侧手术,注意避免发生双侧气胸及局麻药过量的毒性反应。

禁忌证

- 在使用抗凝剂和抗血小板药物方面禁忌证与硬膜外置管相同。
- 气胸是胸椎旁阻滞的主要并发症,无论是否置管。因此,使用超声进行神经阻滞的经验不足被认为是胸椎旁阻滞的相对禁忌证。

超声解剖学

胸椎旁间隙毗邻胸椎体,包括发自椎间孔、前支(肋间神经)、后支、交通支的脊神经。胸椎旁间隙位于壁层胸膜前方和上肋横突韧带后方之间。椎体、椎间盘和椎间孔构成了内侧边界。胸椎旁间隙上下相通,尾端是腰大肌在第12胸椎水平的起点。

胸椎旁间隙可以通过横断面(肋间)和旁矢状面扫描。在横断面入路中,探头平行放置于相邻两根肋骨之间。在这种入路中,可以看到肋间外肌、与肋横突韧带内侧连接的肋间内膜和壁层胸膜。这种入路的标志点是横突的骨性投影以及会随着呼吸活动的胸膜投影。

在旁矢状面(纵行)入路中,探头位于横突的旁正中平面。这种方法的主要标志是横突尖端的反射投影和衰减。肋间外肌和肋横突韧带位于横突之间。壁层胸膜位于深处,可以通过随着呼吸运动表现出来的特征性滑动征和彗星尾征来识别(图33-1)。

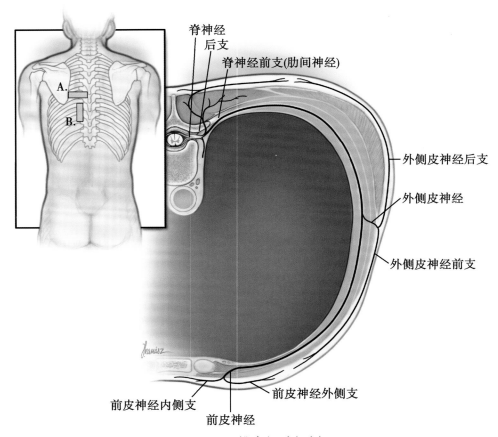

脊神经
后支

脊神经前支(肋间神经)

外侧皮神经后支

外侧皮神经

外侧皮神经前支

前皮神经内侧支

前皮神经

前皮神经外侧支

图 33-1 椎旁间隙解剖

6

技术要点

线阵探头通常被用于胸椎旁阻滞。在横断面入路,探头放置于肋骨长轴;然后向内侧移动以显示横突。通过切换(倾斜)探头,可以识别出肋外肌、与肋横韧带内侧连接的肋间内膜和壁层胸膜。从探头平面内的外侧向内侧进针,针间置于椎旁间隙肋横韧带深处。局麻药的扩散会引起胸膜向前移位。

在旁矢状面入路中可以使用线阵探头或凸阵探头。但作者更推荐使用线阵探头。首先,操作人员扫描棘突,然后向外侧移动探头看到横突。90°旋转探头使其位于脊柱外侧2.5cm处,到达胸椎水平。穿刺针在探头的下端平面内进针。为了更好地显示针尖,探头可以倾斜于脊柱而不是平行于脊柱。与横断面入路一样,针尖应位于椎旁间隙的肋横韧带深处。注射局麻药时可见胸膜前移。在这两种技术中,导管都可以通过 Tuohy 针置入(图 33-2～图 33-5)。

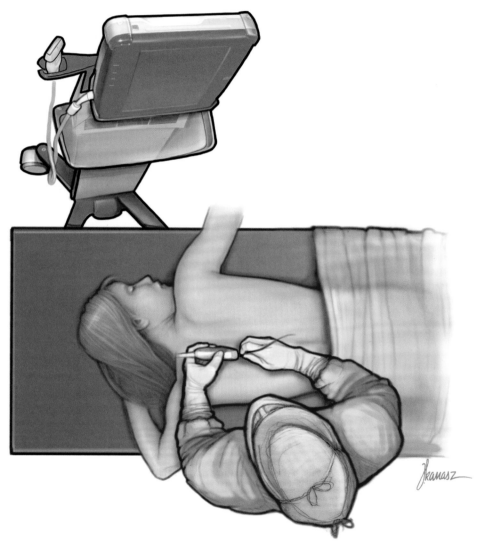

图 33-2 超声引导下椎旁阻滞病人体位

6

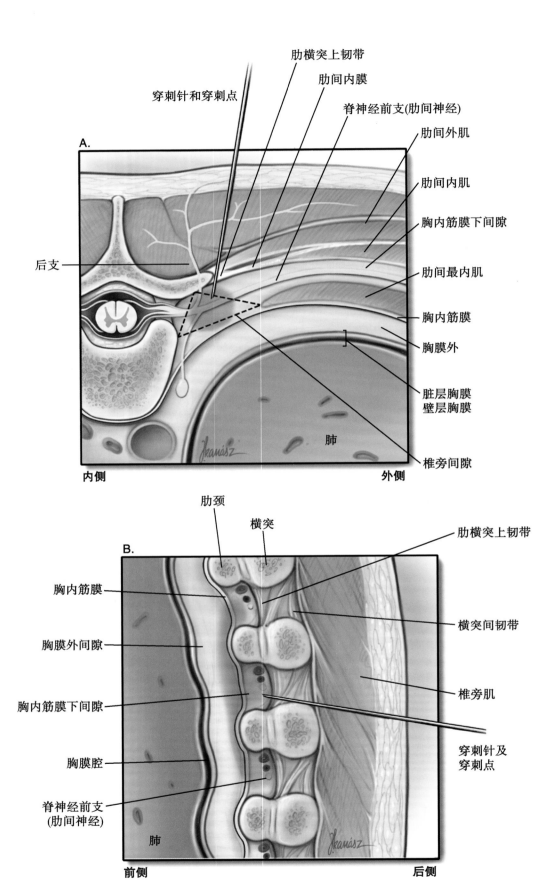

穿刺针和穿刺点

肋横突上韧带

肋间内膜

脊神经前支(肋间神经)

肋间外肌

肋间内肌

胸内筋膜下间隙

肋间最内肌

胸内筋膜

胸膜外

脏层胸膜
壁层胸膜

椎旁间隙

后支

内侧

外侧

肺

A.

肋颈

横突

肋横突上韧带

胸内筋膜

胸膜外间隙

横突间韧带

胸内筋膜下间隙

椎旁肌

胸膜腔

穿刺针及
穿刺点

脊神经前支
(肋间神经)

肺

前侧

后侧

B.

图 33-3　A. 横断面入路椎旁阻滞。注意肋间内膜与肋横韧带内侧结合。B. 椎旁阻滞的旁矢状面(纵向)入路

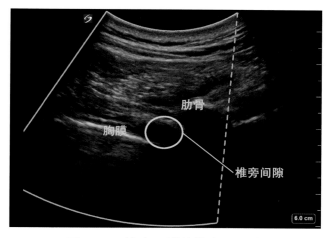

图 33-4 椎旁阻滞的横断面入路

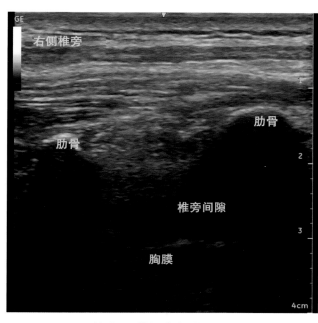

图 33-5 椎旁阻滞的旁矢状面（纵向）入路

经验

- 病人可以取坐位、侧卧位（患侧朝上）或俯卧位。
- 壁层胸膜在横突间表现为闪亮的高回声结构。
- 呼吸活动引起的胸膜滑动征和彗星尾征可排除胸椎旁阻滞后的气胸。
- 过度换气的病人，如慢性阻塞性肺疾病，发生气胸的风险较高。
- 肋横突韧带可能会被误认为是壁胸膜，在韧带表面注射局麻药会导致阻滞无效。最优化图像的深度和增益有助于准确识别胸膜和肋横突韧带。此外，嘱病人做深呼吸有助于分辨脏胸膜和壁胸膜。在超声下，深呼吸可以使脏胸膜和壁胸膜产生明显的相对运动（滑动征）。
- 旁矢状面入路是置管的首选方案，因为这种方法理论上可以减少将导管置于硬膜外的发生率。
- 胸椎旁阻滞置管每小时持续注射 5～10ml 0.2% 罗哌卡因。然而，对于未置管的胸椎旁阻滞每个平面注射 5ml 0.2% 或 0.5% 罗哌卡因。
- 气胸是胸椎旁阻滞的主要并发症。硬膜外阻滞或蛛网膜下腔阻滞是其他可能的并发症。

（李秋余 译，孙静静 校）

6

第34章
竖脊肌平面阻滞

Vicente Roqués-Escolar 和 Mauricio Forero

摘要：ESPB（竖脊肌平面阻滞）是一种筋膜间隙阻滞，通过横突上和竖脊肌下注射局麻药，以实现胸腹部手术的多模式镇痛。临床结果表明，局麻药向头侧和尾侧扩散，可达到多个椎体水平，并到达椎旁间隙阻滞脊神经背侧支、腹侧支以及交感神经链的分支。

关键词：慢性疼痛治疗，术后疼痛治疗，区域麻醉，胸腹部疼痛

要点

- 竖脊肌平面阻滞（erector spinae plane block，ESPB）通常用于急慢性胸腹疼痛综合征，尽管其适应证也包括治疗其他部位的疼痛。
- 建议使用高频探头（7~12MHz）。
- 在给药或置入导管前，必须明确识别横突。
- 通常使用 20~40ml 的长效局麻药进行阻滞。
- 在横突和竖脊肌下方注射局麻药，向头侧和尾侧扩散多个椎体节段并到达椎旁间隙。

引言

Forero 等人于 2017 年首次提出 ESPB，并最初应用于胸部神经病理性疼痛的治疗。实际上，已有 100 多篇文献报道，其中大多数证明了 ESPB 对急慢性胸腹痛综合征的疗效。

ESPB 是一种筋膜间隙阻滞，在竖脊肌下方的平面内注射局麻药，以实现胸腹部外科手术的多模式镇痛。其镇痛作用可能是局麻药扩散到椎旁间隙，阻滞胸段脊神经的背支和腹支的结果。

临床结果表明，在横突和竖脊肌下方注射局麻药可向头侧和尾侧扩散到多个椎体水平，并到达椎旁间隙，阻滞脊神经背侧支、腹侧支和交感神经链。局麻药到达脊神经的确切途径尚不清楚。在竖脊肌平面和椎旁间隙之间，我们可以发现一系列的解剖结构，被称为"横向结缔组织复合体"，该复合体是由多个独立结构（横突间韧带和肋横韧带、肋提肌、旋肋肌、肋间外肌和脂肪）组成。因此，局麻药很可能会渗透扩散到椎旁间隙。

适应证

脊神经支配区域	适应证
上胸段 T2 或 T3	慢性肩痛综合征，术后肩痛
中胸段 T4 至 T6	肋骨骨折（肋骨骨折水平中点）
	开胸手术和视频辅助胸腔镜下肺叶切除术（T5）
	胸外科手术胸段硬膜外阻滞失败后补救（T5）
	开胸心脏手术（T5）
	乳房手术伴腋窝淋巴结清扫（T3）
	慢性带状疱疹后遗神经痛（受累节段水平）
	开胸术后慢性疼痛（涉及的节段水平）
	转移性肋骨癌（涉及的节段水平）

脊神经支配区域	适应证
下胸段 T7 至 T12	肾切除术（T8）
	子宫切除术（T10）
	腹腔镜下腹部疝修补术（T7）
	剖腹手术（T7）
	慢性带状疱疹后遗神经痛（受累节段水平）
	慢性腹痛综合征（T7 至 T10）
	慢性盆腔疼痛综合征（T10）
腰段 L4	椎体手术（涉及的中点）
	髋关节置换术后疼痛管理（L4）

TE，胸段硬膜外麻醉；VATS，视频辅助胸腔镜手术。

药物选择　长效局麻药（布比卡因、左旋布比卡因或罗哌卡因）的浓度选择为 0.5%（单侧）或 0.25%（双侧），混合肾上腺素为 2.5μg/ml。需要进一步的研究来确定单次注药和连续输注的最佳剂量。

ESPB 中使用局麻药的确切浓度和容量尚无定论。注射量一般为 20～40ml。

初始负荷给药 20ml 后，可置入导管进行连续阻滞。单侧注药推荐的局麻药为 0.2% 的布比卡因，双侧注药浓度为 0.125%，连续阻滞给药速度为 8～12ml/h。通常 12ml/h 可提供约 6 个脊髓节段的感觉阻滞。由于注药时的压力可能是影响其有效性的一个重要因素，PCA（病人自控镇痛）程序化间断推注被认为是比持续输注更好的选择。

解剖　背部在整个身体的运动中起着重要作用。由于附着于脊柱，背部整合了下肢、上肢、脊柱和骨盆的活动。

该区域的肌肉可以很容易地分为两大类：

背部浅层肌肉：功能上属于上肢，但位于躯干的后侧，也被称为"移行"肌（斜方肌、菱形肌、背阔肌和下后锯肌）（图 34-1A）。

背部深层肌肉：作用于脊柱。竖脊肌属于这一组（图 34-1B）。

ESPB 以竖脊肌平面为目标，该平面位于竖脊肌前表面和脊柱横突后表面之间的胸壁间隙。

竖脊肌不仅仅是一块肌肉，而是一束肌肉和肌腱。实际上，竖脊肌由三束肌肉（髂肋肌、最长肌和棘肌）组成，每束肌肉都平行分布于脊柱外侧。该肌束包裹在韧带（混合

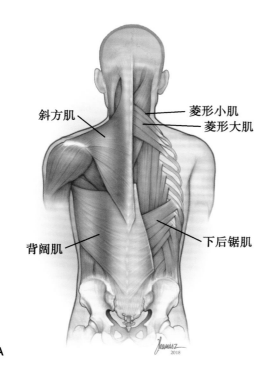
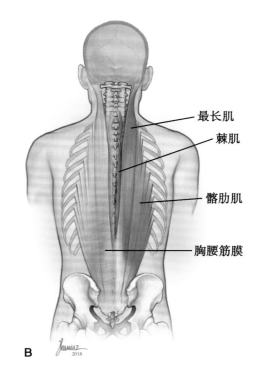

图 34-1　A. 背部浅层肌肉：斜方肌、菱形大肌和小肌、背阔肌和下后锯肌。B. 背部深层肌肉：最长肌、棘肌、髂肋肌和胸腰筋膜

腱膜和筋膜复合体)中,从骶骨延伸到颅底 (图34-2A、B)。

每根脊神经在从椎间孔穿出分成背侧支和腹侧支。背侧支穿过肋横突向后行进,进入竖脊肌。腹侧支作为肋间神经侧向行进,深入肋间内肌。

体位 根据操作者和病人的舒适度,可以选择坐位、侧卧位或俯卧位。

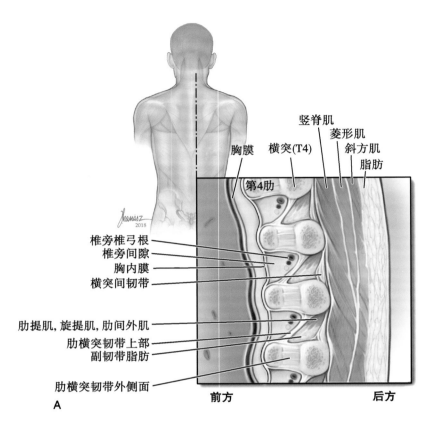

- 胸膜
- 横突(T4)
- 竖脊肌
- 菱形肌
- 斜方肌
- 脂肪
- 第4肋
- 椎旁椎弓根
- 椎旁间隙
- 胸内膜
- 横突间韧带
- 肋提肌,旋提肌,肋间外肌
- 肋横突韧带上部
- 副韧带脂肪
- 肋横突韧带外侧面

前方　　后方

A

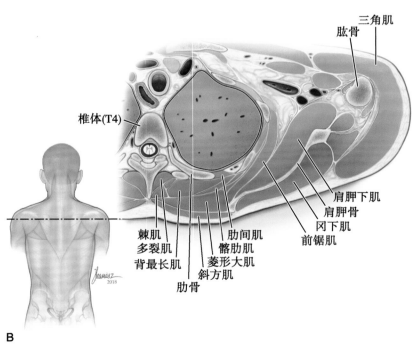

- 三角肌
- 肱骨
- 椎体(T4)
- 肩胛下肌
- 肩胛骨
- 冈下肌
- 前锯肌
- 棘肌
- 多裂肌
- 背最长肌
- 肋间肌
- 髂肋肌
- 菱形大肌
- 斜方肌
- 肋骨

B

图34-2　A.胸后壁矢状旁正中截面。B.在T4水平处的轴向横截面

超声引导下阻滞技术　使用高频线性探头（7～12MHz）。对于高体重指数[BMI，体重（千克）除以身高（米）的平方]或低胸腰椎区域，建议使用凸阵探头（2～6MHz）。

首先，将探头横向放置于棘突中线和横突上（轴向视图）。横突的尖端、肋横关节和肋骨显示为椎板表面和外侧的高回声结构。轴向视图允许在病人皮肤上标记我们的目标（横突尖端），以便头尾方向上向后旋转探头（矢状面 - 旁正中视图）。注意将目标横突尖端保持在超声屏幕的中间。

当探头向外侧或内侧移动时，可以观察到肋横关节、肋骨和椎板分别产生的声影。在注药或置入导管前，必须明确识别横突。横突会更浅、更钝、更宽，而肋骨则更深、更圆、更薄（图 34-3）。

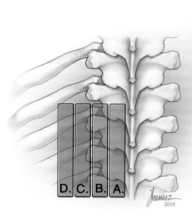

A. 终板

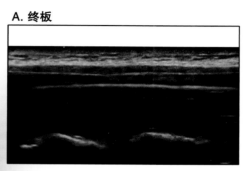

B. 横突

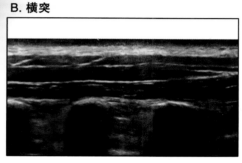

C. 肋横突关节

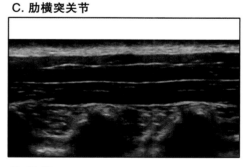

D. 肋骨

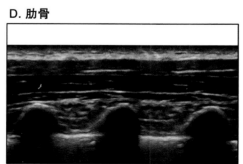

A

图 34-3　竖脊肌平面阻滞时旁正中矢状面的超声解剖

6

6

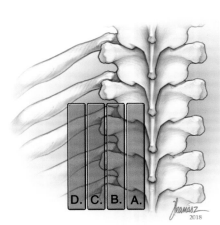

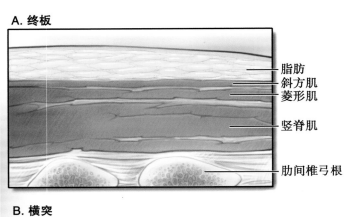

A. 终板

脂肪
斜方肌
菱形肌

竖脊肌

肋间椎弓根

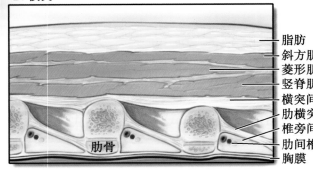

B. 横突

脂肪
斜方肌
菱形肌
竖脊肌
横突间韧带
肋横突韧带
椎旁间隙
肋间椎弓根
胸膜

肋骨

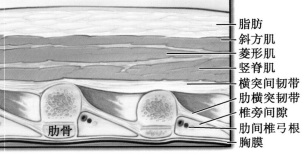

C. 肋横突关节

脂肪
斜方肌
菱形肌
竖脊肌
外肋间肌
横突
肋间内膜
肋间椎弓根
胸膜

肋骨

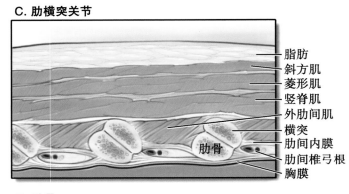

D. 肋骨

脂肪
斜方肌
菱形肌
竖脊肌
肋间外肌
肋间内膜
肋间椎弓根
胸膜

肋骨

B

图 34-3(续)

　　头尾侧平面入路更有利于促进局麻药的扩散。进针点距离超声探头 1～1.5cm。一旦针尖远端接近其横突,则采用生理盐水进行水分离,以确保其扩散到竖脊肌筋膜前和横突后方。在确认适当的头 - 尾向扩散后,注入剩余的局麻药(图 34-4)。

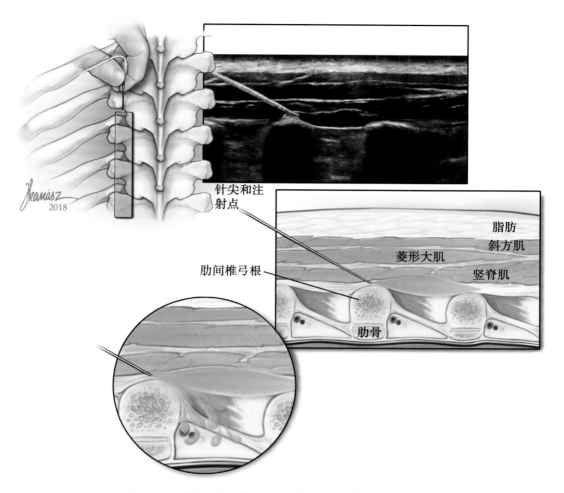

针尖和注射点

肋间椎弓根

脂肪
斜方肌
菱形大肌
竖脊肌
肋骨

图 34-4　平面内入路，从矢状旁正中的头 - 尾视图

潜在问题

　　虽然使用高容量和高剂量的局麻药与高血药浓度水平相关，可能增加局麻药毒性反应，但尚未有并发症的报道。

经验

- 扫描时可以发现横突尖端从内侧移动到外侧（从椎板移动到横突）或从外侧移动到内侧（从肋骨移动到横突）。椎板是一个扁平、更深的骨性结构，从椎板移动到外侧可能更容易识别出横突。在外侧，横突可被清楚地识别为更浅的骨平面结构。

- 针必须与超声探头的长轴对齐。将目标横突放置在超声屏幕的中间，然后确保进针点距离探头 1～1.5cm，避免进针太陡。
- ESP 阻滞成功与否完全取决于局麻药是否适当扩散。完全的水分离确保注射药物位于竖脊肌的最前筋膜层和横突之间。使用小容量如 5ml 生理盐水的水分离后，必须观察到至少三个脊柱水平的头尾方向扩散。在确认适当扩散后，注射过程中必须进行安全操作，每注射 3ml 进行回抽，以避免血管内注射。
- 如果置入导管，我们建议在首次单次注射（通常为 20ml）建立空间后放置导管。

（李阳　译，孙静静　校）

6

第35章
成人腹直肌鞘阻滞和置管

Jacob Ezell, Junaid Mukhdomi, Samantha Stamper 和 John Seif

关键词:腹直肌鞘阻滞,超声引导下神经阻滞,脐周手术

要点

● 首选高频探头。

● 腹直肌鞘阻滞从 T9-T11 水平提供脐周水平躯体镇痛,用于脐周手术切口。

● 阻滞应在脐或脐平面以上进行,以避免损伤腹壁下动脉。

● 腹直肌鞘阻滞并不需要直接显示神经;反之,识别筋膜平面至关重要。

● 胸腰段神经的分支不穿过中线;因此,为提供双侧阻滞效果,需进行左右腹直肌鞘阻滞。

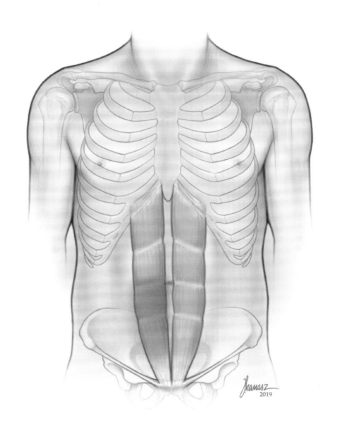

图 35-1 T9-T11 胸腰脊神经在腹直肌中的感觉分布

超声解剖学

腹直肌由来自 T7-L1 胸腰段脊神经支配感觉运动。这些神经在腹内斜肌和腹横肌之间的筋膜平面走行至前腹壁。

在腹直肌的外侧,腹外斜肌、腹内斜肌和腹横肌的腱膜形成半月线。在外侧,胸腰段脊神经穿过腹直肌,形成神经丛,支配腹直肌感觉和运动(图 35-1)。共同的腱膜分成前后鞘,将腹直肌和神经丛包裹其中。

腹直肌鞘由前后鞘组成,包裹腹直肌,形成腹直肌鞘。在中线,左右腹直肌的前鞘和后鞘融合形成一条厚筋膜纤维带,白线。胸腰段脊神经不穿过白线;因此,腹直肌鞘阻滞需双侧阻滞或双侧置管。

值得注意的是,腹壁下动脉为腹直肌提供血液供应,并在弓状韧带水平进入腹直肌。为了避免误入血管,阻滞应始终在脐或脐平面以上进行。阻滞期间,应注意识别腹直肌鞘下腹腔内容物。

技术要点

病人取仰卧位,在脐外侧横向放置高频线性探头(图 35-2)。在超声探头下方识别梭形的腹直肌,并在操作过程中注意识别和避开腹壁下动脉(图 35-3)。作者建议将探头从该位置侧向滑动,以识别半月线。该位置可

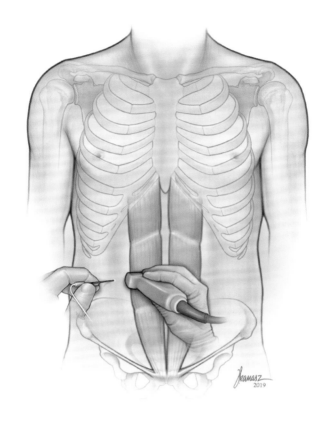

图 35-2　腹直肌鞘阻滞的首选方向

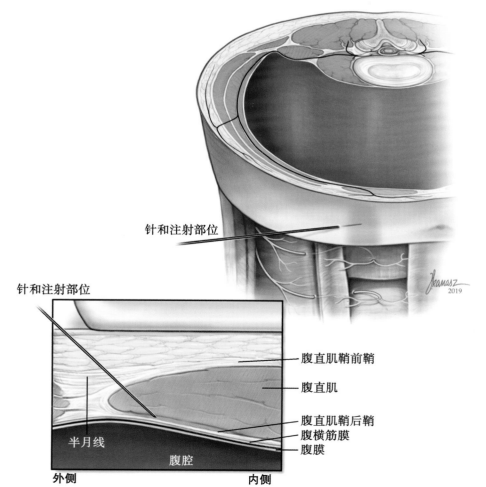

针和注射部位

针和注射部位

腹直肌鞘前鞘

腹直肌

腹直肌鞘后鞘
腹横筋膜
腹膜

半月线

腹腔

外侧　　　　　　　内侧

图 35-3　冠状面显示胸腹神经到达腹直肌的路径。旁边是脐部和前、后直肌鞘包裹着肌肉而组成的超声图像

以更直接地显示腹直肌后鞘,且位置更浅(图35-4)。无需识别肋间神经即可成功完成腹直肌鞘阻滞。

　　在这个位置,穿刺针从超声探头侧面以45°角进针,穿过腹直肌前鞘和腹直肌。当针尖靠近腹直肌后鞘时,回抽无血后,注射少量局麻药或生理盐水,以确定针尖位置。对于导管的放置,作者建议在这一步骤中使用生理盐水,节约局麻药,以便超声显示经导管注药后局麻药的扩散。当针尖位于肌肉内,则小心地将针尖向前推进1~2mm,然后进行抽吸试验和注药,直到到达满意的位置。

经确认到达满意位置、回抽无血后,注射10~20ml局麻药。超声直视下将针推进到形成的梭形药液空间中,将腹直肌与腹直肌后鞘分离,以确保阻滞肋间神经,同时避免腹直肌与腹直肌后鞘分离时针尖移位。作者建议在置入导管之前建立药液空间。

　　置入导管后,回抽无血,通过导管注射局麻药,超声显示药液扩散,确认正确放置导管。

经验

- 穿刺针应从探头的侧面以45°角或更小的角度进针,以避免穿透腹膜。
- 超声引导下放置腹直肌鞘导管时应使用生理盐水,以节约局麻药,方便置管后超声可视化。
- 一旦在超声下观察到正确的针尖位置(腹直肌与腹直肌后鞘分离),回抽无血后可注射10~20ml的局麻药。
- 在注射过程中,超声直视下将针推进到形成的梭形药液空间中,将腹直肌与腹直肌后鞘分离,以确保阻滞肋间神经。

（李阳 译,潘薇 校）

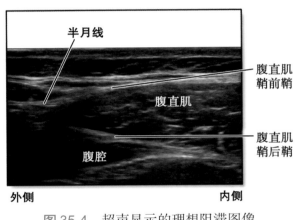

图35-4　超声显示的理想阻滞图像

半月线　腹直肌鞘前鞘　腹直肌　腹直肌鞘后鞘　腹腔　外侧　内侧

第36章
腹横肌平面阻滞(经典入路)

Loran Mounir-Soliman

要点

- 腹横肌平面(transversus abdominis plane,TAP)阻滞是一种筋膜平面阻滞,效果取决于局部麻醉药在该平面的充分扩散,因此,有效阻滞通常需要至少20ml的容量。
- 进针的同时,频繁、少量、逐步地推注生理盐水,可以识别针尖前进穿过各个组织平面的过程。
- 若操作得当,TAP阻滞非常安全,没有严重并发症,可以安全地应用于麻醉状态下的病人。
- 对于正中切口,需行双侧阻滞;腹直肌鞘阻滞可作为一种替代选择。

解剖

　　6条低位胸神经腹侧支(T7-L1)经椎间孔穿出,穿过相应的肋间隙,伴随血管进入腹横肌与腹内斜肌之间的筋膜平面(简称TAP)。它们沿着该神经血管平面到达前腹壁至腹直肌外侧缘的半月线(图36-1)。

　　腹壁由三层肌肉组成:腹外斜肌、腹内斜肌、腹横肌及其相关的筋膜鞘。这三块肌肉以及壁层腹膜受同侧 T7-L1 脊神经腹侧支支配。腹外斜肌和腹内斜肌腱膜的前层向前方穿过腹直肌,形成腹直肌前鞘。腹内斜肌后层和腹横肌的腱膜向后方延伸至腹直肌,形成腹直肌鞘的后层。低位胸神经腹侧支位于腹直肌鞘后层和腹直肌后缘之间。它们在鞘内向内侧走行,然后向前穿过肌肉,形成前皮支。胸段低位脊神经在腋中线后方形成外侧皮支。在腹横肌平面内,神经相互交错,在靠近神经血管平面形成神经丛。

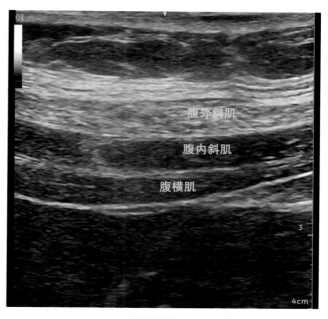

图 36-1　TAP 阻滞的静态超声解剖图

技术要点

　　线阵、高频探头(8~12MHz)通常用于最佳识别不同的肌肉层及其相应的筋膜鞘,而凸阵、低频探头(2~5MHz)可用于肥胖病人。神经阻滞可以取仰卧位或侧卧位,阻滞侧朝上,朝下的一侧可以垫上楔形垫子以便摆好体位。定位下肋缘和髂骨,探头横放在腋窝中线两个骨性标志之间。探头向头侧和尾侧移动,以获得三块肌肉的最佳图像。探头太靠内侧可能只显示两层肌肉,因为腹外斜肌形成腱膜;此外,探头过于靠后可能会遇到大的背阔肌,这可能会混淆肌肉的视野。

　　筋膜层在超声下表现为高回声结构,表现为肌肉特征性的多条纹。

　　使用平面内技术(与超声束平行)从探头的后边缘进针,并向内侧前方穿过皮肤、皮下脂肪和腹内外斜肌,到达腹内斜肌和腹横肌平面(transversus abdominis plane,TAP)之间的筋膜层。针尖的位置应该在腹横肌的浅面。在腹横肌深面,有一层腹膜前脂肪将其与腹膜和肠道隔开,通常可通过肠道的蠕动来辨别。当穿过筋膜层时,穿刺针能感受到"砰"的一下突破感。穿刺针在腹内斜肌时是通过穿刺针撤出的回缩以及注射液体时肌肉的肿胀来确定的,而不是与腹横肌的分离。

适应证

- TAP 阻滞可为前腹壁的皮肤、肌肉和壁层腹膜提供单侧镇痛,尽管不同的研究中阻滞的程度有所不同。
- 双侧 TAP 阻滞用于腹壁正中切口和腹壁横切口。
- 研究报道经典 TAP 阻滞可为剖腹产、子宫切除术、疝修补、肾移植、结肠造口回纳和其他多种下腹部手术提供足够的术后镇痛。
- 单次阻滞和连续置管阻滞均已成功应用。
- TAP 阻滞已用于慢性腹痛病人,以识别源于腹壁和腹膜的躯体疼痛和交感神经支配传递的内脏疼痛。

经验

- 将神经阻滞针放置在尽可能靠后的位置(腋中线或后方),理论上具有阻滞外侧皮支的优势。
- 腹内斜肌通常被认为是三块腹肌中最大的肌肉。
- 腹横肌有时表现为低回声带,可能与腹膜前脂肪层混淆。腹膜前脂肪层内肠道的蠕动可以将其与肌肉层区分开来。
- 在神经阻滞穿刺针不易显影的肥胖病人中,平面外技术更适合。

(黎佳 译,潘薇 校)

第37章
肋下腹横肌平面阻滞

Ehab Farag

要点

● 肋下腹横肌平面（transversus abdominis plane，TAP）入路对脐平面以上的手术非常有用。

● 头侧感觉皮节扩散可达 T8 水平。

● 双侧置管连续阻滞可用于硬膜外镇痛存在禁忌或失败的上腹部手术。

● 该技术成功的关键是正确识别腹横肌和腹直肌之间的筋膜平面。

超声解剖学

　　腹壁前外侧有四对肌肉：腹直肌，以及从深到浅的三块腹外侧肌：腹横肌、腹内斜肌和腹外斜肌。只有在腹外侧部，三块肌肉相互覆盖而内侧延续成腱膜。在超声下，腹直肌很容易被识别出来，通过侧向移动，腹横肌将出现在腹直肌的下方。腹横肌在超声成像中有两个关键特征，超声图像上，它通常比其他肌肉成像的颜色更深（回声更低），且位于腹直肌的下方（图 37-1）。

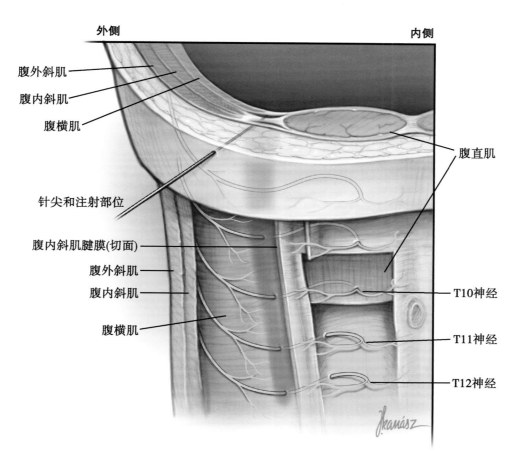

图 37-1　腹前壁解剖

技术要点

　　将线阵超声探头置于前腹壁,平行于肋缘稍下方。腹直肌将在内侧被显露,然后将探头向外侧移动,直到显露腹横肌。将超声探头进一步横向移动将显示腹前外侧壁肌肉（腹外、腹内斜肌和腹横肌）。采用平面内入路,从后外侧进针,直到针尖位于腹直肌和腹横肌之间的筋膜平面。通常在双侧阻滞时,两侧各注射 20ml 0.5% 的罗哌卡因（图 37-2～图 37-4）。

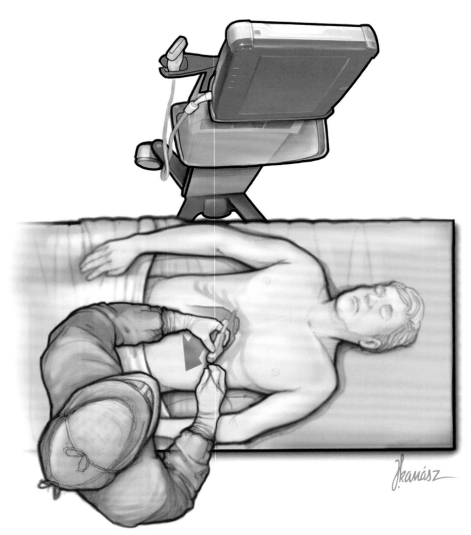

图 37-2　病人体位与超声位置。注意探头应放置于肋缘下方且与肋缘平行。横向移动探头可以看到腹直肌和腹横肌

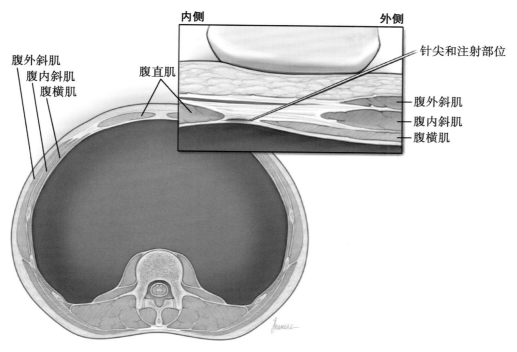

图 37-3　肋下 TAP 阻滞的平面内技术。针的方向是从外侧向内侧

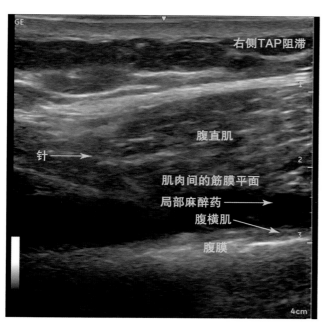

图 37-4　肋下 TAP 阻滞的穿刺超声图像

适应证

- 用于脐平面以上手术。
- 双侧连续肋下 TAP 可用于替代脐平面以上手术的硬膜外镇痛。

经验

- 在右侧进行操作时，应注意不要损伤肝脏，特别是肝肿大或身材消瘦的病人。
- 对于单次阻滞，作者倾向于使用 22G 针头；在置管连续阻滞技术中，作者通常使用 17～18G 的 Tuohy 针。

（李阳　译，潘薇　校）

6

Hesham Elsharkawy 和 Ehab Farag

关键词：腰方肌，胸腰筋膜，腹壁，筋膜平面阻滞

要点

● 腰方肌（quadratus lumborum，QL）阻滞是一种治疗腹部和髋关节手术病人术后疼痛的新方法。
● 腰方肌阻滞的感觉覆盖范围可达 T7-L2 脊神经。
● 腰方肌阻滞的作用机制目前尚无共识。
● 这是一种筋膜间隙平面阻滞，因此需要大量的局麻药来获得可靠的阻滞效果。

超声解剖学

超声探头放置在髂嵴和肋缘之间的腋后线上（图 38-1）。腹横筋膜（transversalis fascia，TF）覆盖腹横肌的表面，并向后内侧继续覆盖腰方肌（QL）和腰大肌（psoas major，PM）的前侧。相对于腰方肌前内侧的高回声腰大肌，腰方肌通常表现为低回声。

阻滞的目标是被胸腰筋膜（thoracolumbar fascia，TLF）包围的腰方肌，而不是肌肉本身。胸腰筋膜由前、中、后三层组成，后层围绕着竖脊肌，胸腰筋膜中间层穿过竖脊肌和腰方肌之间，前层很薄位于腰方肌和腰大肌的前面。胸腰筋膜前层（anterior layer of the thoracolumbar fascia，ATLF）在腰方肌和腰大肌之间向后转并附着于每个横突的前部（图 38-2）。

在 L3-L4 水平，第三或第四腰椎的横突、竖脊肌、腰大肌和腰方肌形成所谓的"三叶草征"。

腹外斜肌毗邻背阔肌。腹内斜肌与腹横肌腱膜一起，形成腰方肌后方的中胸腰筋膜（中线外侧）（图 38-2）。

技术要点（图 38-3～图 38-8）

腰方肌外侧入路（以前称为腰方肌 1 型阻滞）　神经阻滞针可从前向后朝向锥形腹横肌和腰方肌的交界处；然后，将局麻药（LA）注射在腰方肌与腹横筋膜交界处的腰方肌外侧边界，并穿透腹横肌（中缝外侧）的腱膜（图 38-3，图 38-4）。

腰方肌后侧入路（以前称为腰方肌 2 型阻滞）　通过将神经阻滞针向后方推进，局麻药可以在腰方肌外侧缘后方，即腰方肌与竖脊肌和背阔肌之间扩散（图 38-3，图 38-4）。

腰方肌前入路（以前称为穿腰方肌入路或腰方肌 3 型阻滞）　神经阻滞针可向后穿过竖脊肌或向前穿过背阔肌，然后通过肌肉（穿腰

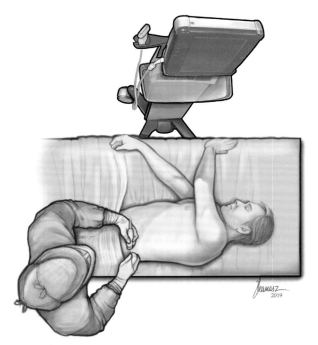

图 38-1　侧卧位腰方肌阻滞

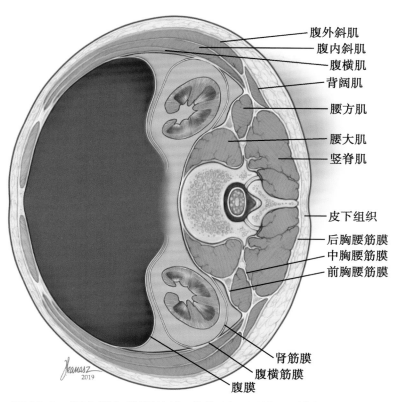

图 38-2　腰方肌与胸腰筋膜不同层（三层模型）横截面示意图

图中标注：腹外斜肌、腹内斜肌、腹横肌、背阔肌、腰方肌、腰大肌、竖脊肌、皮下组织、后胸腰筋膜、中胸腰筋膜、前胸腰筋膜、肾筋膜、腹横筋膜、腹膜

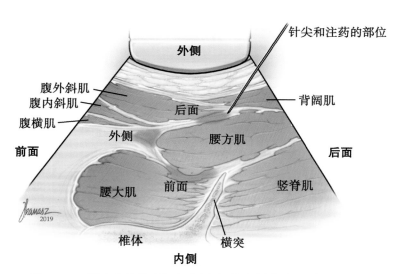

图 38-3　腰方肌周围的多个局麻药注射位点示意图

图中标注：外侧、针尖和注药的部位、腹外斜肌、腹内斜肌、腹横肌、后面、背阔肌、前面、外侧、腰方肌、后面、腰大肌、前面、竖脊肌、椎体、横突、内侧

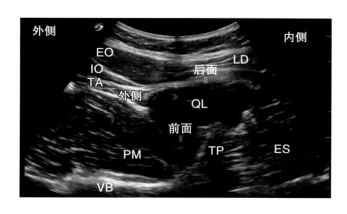

图 38-4　超声引导下腰方肌局麻药多个注射位点。EO，腹外斜肌；IO，腹内斜肌；TA，腹横肌；LD，背阔肌；QL，腰方肌；PM，腰大肌；VB，椎体；TP，横突；ES，竖脊肌

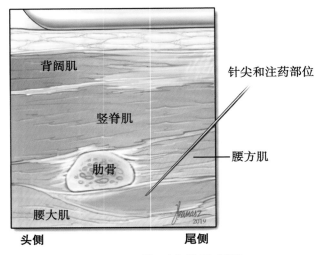

图 38-5 　肋下入路示意图

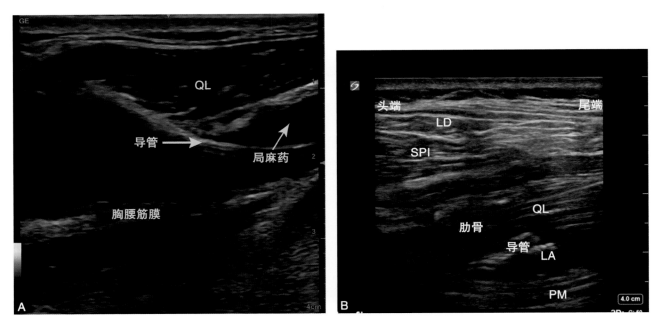

图 38-6 　肋下入路局麻醉药扩散和置管的超声影像。A. 腰方肌和胸腰筋膜之间。B. 在腰方肌和腰大肌之间。SPI，后下锯肌。LD，背阔肌；QL，腰方肌；LA，局麻药；PM，腰大肌

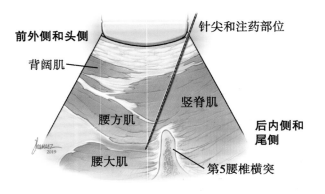

图 38-7 　髂前上棘入路局麻药注射示意图

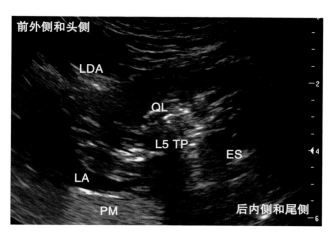

图 38-8 髂前上棘入路局麻药扩散超声影像。L5 TP，第 5 横突声窗；QL，腰方肌；PM，腰大肌；LDA，背阔肌腱膜；ES，竖脊肌；LA，局麻药

方肌入路）在腰方肌和腰大肌之间的筋膜平面注射局麻药（图 38-3～图 38-4）。

肋缘下入路（旁斜矢状位） 超声探头位于腰椎棘突 L1-L2 水平外侧。使用凸阵探头，超声标志点朝向头侧，探头略微向内侧倾斜。超声引导下神经阻滞针从尾侧向头侧进针，穿过背阔肌和腰方肌；然后在腰方肌前方，即腰方肌与胸腰筋膜/腹横筋膜前层之间注射局麻药，给药后可见药液向头侧越过 12 肋以及肋缘下的胸腰筋膜前层向正中线方向扩散（图 38-5～图 38-6）。

髂前上棘入路 在髂嵴上方横向放置凸阵超声探头，轻微地向内侧和尾侧倾斜，获得 L5 横突的横向斜位视图。超声探头进一步倾斜，使超声探头外侧比探头内侧更靠近头侧，以避开髂嵴的声影。神经阻滞针在平面内由外侧向内侧前进，穿过背阔肌和腰方肌，将针尖置于腰方肌和腰大肌之间，靠近横突。当局麻药在腰方肌和腰大肌之间并向 L5 横突内侧蔓延时，可认为扩散充分（图 38-7～图 38-8）。这种

方法可阻断 T10-L3 神经支配区域，在髋关节手术镇痛中具有临床应用价值（图 38-7～图 38-8）。

经验

● 腰方肌附着在锥体横突上，一旦确定，可以作为操作者的定位标志。

● 若腰方肌较小，难以显示，则可将同侧髋关节外展并屈曲同侧大腿以收缩腰方肌，这可使腰方肌增厚，更好的显影。

● 在腰方肌阻滞过程中尤其是肋下入路时，通常会看到肾脏的下极、肝脏下叶和脾脏，应谨慎操作，避免内脏损伤。

● 腰方肌类似于肾脏的床，这有助于识别腰方肌。

● 进针前先用超声的彩色多普勒功能识别腰方肌后方的腰动脉腹部支或任何其他靠近横突的血管，以及神经阻滞针的潜在走行路径。

● 由于解剖平面的复杂性、胸腰筋膜肌肉的多层组成以及进针角度等原因，在腰方肌群中遇到不同筋膜平面时的触觉反馈（如"砰"的突破感）并不准确；因此，应采用可视化超声和水分离观察来共同确认。

● 通过腰方肌前入路阻滞，将局麻药扩散在腰方肌和腰大肌之间的平面。在注药期间和注药后，超声探头应从横向转换为纵向。在纵向位置放置凸阵探头，可见局麻药从髂嵴向头侧扩散至第 12 肋骨。

● 通常初始剂量为 0.2% 罗哌卡因 0.3ml/kg。但是高达 0.6ml/kg 的高剂量可以阻滞更多的区域。

（黎佳 译，潘薇 校）

6

第七篇

椎管内阻滞

第 39 章
超声引导下椎管内阻滞

Loran Mounir-Soliman

要点

- 穿刺前超声扫描有助于确定中线、皮肤深度、预期阻滞水平和脊柱弯曲情况。
- 关于超声实时引导下椎管内阻滞的结果数据有限。
- 现有证据表明,使用超声可以提高第一次椎管内阻滞尝试的成功率,减少尝试次数,并提高病人舒适度。
- 使用超声进行硬膜外穿刺是一项先进技术,需要丰富的超声扫描经验和进针角度不佳时超声引导穿刺针在组织深部走行的经验。
- 深入了解不同回声结构的椎管解剖和超声下影像表现是应用硬膜外超声所必需的。

脊柱相关的超声解剖

关于脊柱和椎管内结构的超声成像有若干挑战。脊柱的深度使得超声波光束无法产生更高分辨率的图像。此外,椎板和关节突的骨骼结构掩藏了神经阻滞的目标结构。因此,在超声引导椎管内阻滞时,视觉判断脊柱轮廓极为重要。

一般来说,超声扫描脊椎可显示三个高回声层:棘突、椎板和带有横突的小关节突。

棘突是最接近皮肤的浅表高回声影。仔细扫描棘突的头侧和尾侧,可发现一个回声较弱的声学窗口,即棘突之间的棘突间韧带。仔细查看深层韧带结构,可见黄韧带为稍高回声层,经硬膜外间隙与另一高回声层(后硬脊膜)分离。其下方更深的一个无回声层代

表椎管。在椎管的深侧(前侧),前硬脊膜与后纵韧带形成称为前复合体的高回声结构。

考虑到前面提到的椎管内结构的回声特征,扫描脊柱的不同层次会出现不同的视图特点。这些视图也取决于超声束的扫描平面和方向。以下是超声扫描脊柱的主要平面:

- **正中矢状面**:沿中线纵向扫描,超声束平行于棘突顶部的脊柱长轴(脊柱侧凸除外)。
- **旁正中矢状切面**:平行于脊柱长轴但偏离中线的纵向扫描。超声波通常位于横突或椎板上方,可见相邻棘突之间关节(或关节面)的连接。
- **旁正中矢状斜切面**:另一个纵向平面,类似于正中矢状面,探头向内侧倾斜以使超声波束朝向中线。超声束通常穿过椎板,椎间孔位于两者之间。通过椎间孔,黄韧带、硬脊膜和椎管可在超声下显现。
- **横切面**:即超声束垂直于脊柱长轴。在这个方向,超声探头可以放置在椎体顶部,超声束穿过棘突、椎板和横突。通过滑动或倾斜探头将光束转向头侧或尾侧,则可获得棘间的(声学)窗口,从而看到韧带、硬膜外间隙和椎管。

技术要点

除骶管阻滞外,椎管阻滞需要低频(2～5MHz)凸阵探头来观察目标结构的深度。与线性探头产生的有限视野相比,凸阵探头除了能够扫描更深层次的结构,还可以提供更宽广的视野,有助于在单一视图中扫描不同的解剖结构。凸阵探头的缺点是缺乏更深层次的空间分辨率,在进行神经阻滞时寻找针尖是一项挑战。根据所要进行的神经阻滞的

部位，可以采用坐位、侧卧位和俯卧位进行脊柱扫查。

骶管硬膜外间隙阻滞

由于骶裂孔相对较浅表，高频线性探头（6～13MHz）通常用于骶尾部扫描。采用俯卧位，骨盆下垫枕头进行神经阻滞操作。超声探头横向放置（轴向扫描）寻找骶骨角，表现为两个高回声、反 U 型结构。连接两个骶角的骶尾韧带，形成骶裂孔的浅表边界，呈高回声带。骶管的前边界由骶骨后表面形成，骶骨后表面表现为骶尾韧带前（深）的另一个高回声线性结构。骶裂孔表现为两条高回声线之间的低回声暗区。在这个超声视图下，神经阻滞穿刺针就可以由平面外入路在探头中间进入皮下，垂直于超声束，瞄准骶裂孔（图 39-1）。

确认骶裂孔和骶尾韧带后，超声探头可旋转 90° 至正中矢状面扫描。再次确定长轴视图中骶尾韧带和骶骨表面之间的骶裂孔。从探头的尾侧端采用平面内方法进针，以便在超声下完整显示整个针的长度。针尖穿过骶尾韧带进入骶管会有落空感，尤其是当使用钝针时。骶骨的骨性结构阻碍了超声束，超声下很难看到针尖显影或注射在骶管中的药液的扩散（图 39-2～图 39-4）。

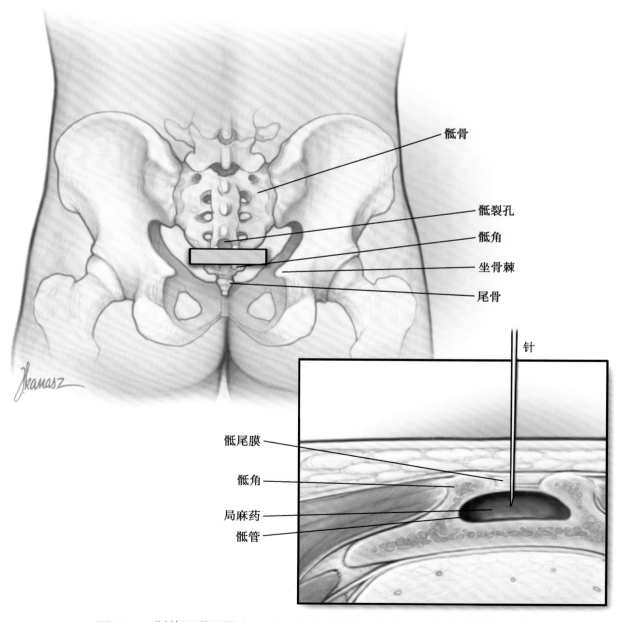

图 39-1　骶管阻滞的横向入路。针从平面外方向进入，瞄准骶裂孔中间

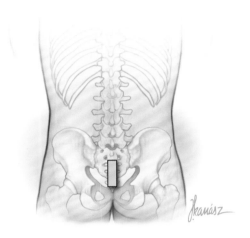

图 39-2 骶管阻滞的正中入路。注意探头位于骶尾韧带的长轴位

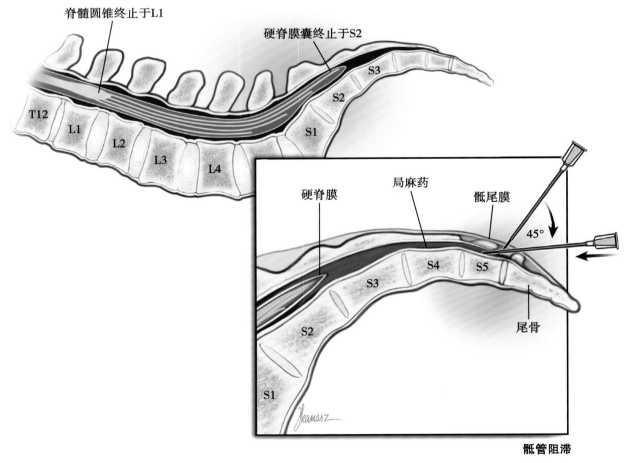

图 39-3 正中入路骶管阻滞的解剖。注意针的平面内位置及其从尾侧到头侧的方向

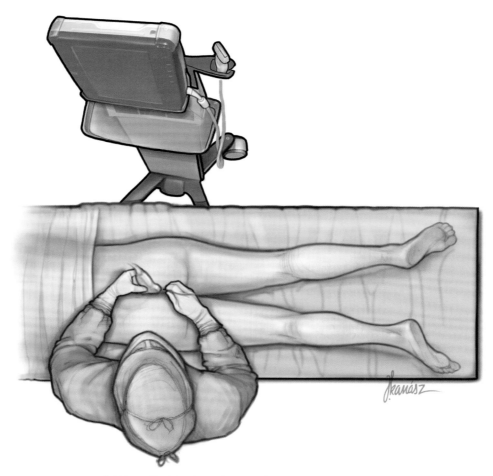

图 39-4　骶管阻滞时超声的位置。请注意，探头位于脊柱的长轴位

腰段椎管内阻滞

　　超声扫查腰椎硬膜外隙可在坐位、侧卧位或俯卧位进行。本文作者倾向于在坐位时进行超声扫查，以便让脊柱最大程度屈曲（类似于椎管内麻醉操作）。首先将超声探头平行于骶骨中线的长轴，以确定腰段椎管内阻滞所需的平面。探头向头侧缓慢移动，以确定 L5 和 S1 之间的椎间隙，即骶骨连续性的中断。超声探头可沿此中线平面向头侧纵向移动或旋转 90°，以获得 L5-S1 棘间隙的横截面，然后保持探头的横轴切面向头侧推进。计数棘突（高回声结构）和棘突间隙（低回声窗口）可帮助定位阻滞的理想平面。

　　横向视图　棘突间隙的韧带结构可通过其特有的回声特点（如前文所述）在相对应的水平被识别，且能够看到更深的椎管。穿刺针通常由外侧向内侧推进，平行于超声束（平面内入路）直到针尖进入黄韧带。硬膜外腔通常是通过传统的阻力消失法确认，通常需

要放下超声探头（单人操作）或另一名人员操作。

　　小提示：超声探头的侧边可离开皮肤表面，以获得更接近中线的进针点（图 39-5，图 39-6）。

　　旁正中矢状位斜视图　在确定适当的平面（如前所述）后，探头在旁正中矢状斜切面（如前所述）定向，通过声窗识别硬膜外间隙。硬膜外腔为黄韧带（后方）和后硬脊膜（前方）两条高回声线之间的低回声带。椎管（鞘内间隙）可被视为后硬脊膜前方的无回声带，将其与高回声结构的前复合体区分开来。

　　穿刺针可以采用平面内技术从探头尾部或平面外技术从探头中间进针（图 39-7）。

胸段椎管内阻滞

　　同样的理论和超声技术适用于胸段椎管内阻滞。然而，由于成角尖锐和棘间及椎间

7

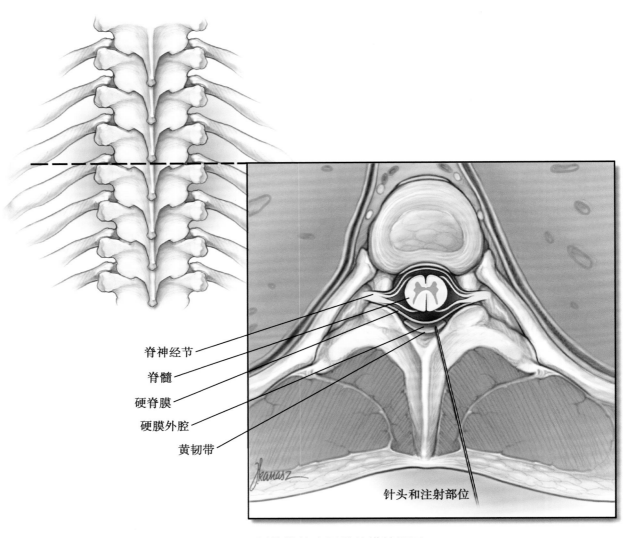

脊神经节
脊髓
硬脊膜
硬膜外腔
黄韧带

针头和注射部位

图 39-5   腰椎椎管内阻滞的横轴视图

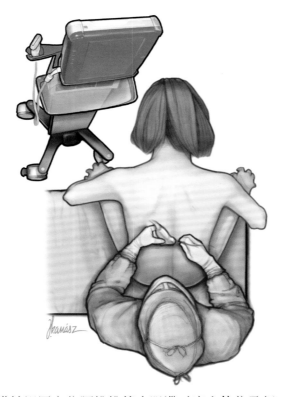

图 39-6   使用横轴视图定位腰椎椎管内阻滞时病人体位及超声探头摆放位置

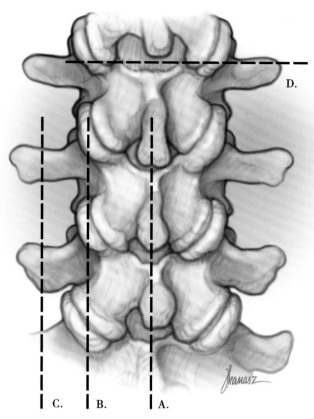

图 39-7　腰段椎管内阻滞的旁正中矢状斜位图。(A)正中线长轴视图：棘突水平。(B)旁正中长轴视图：椎板和关节突水平。(C)旁正中长轴视图：横突水平。(D)横轴视图：横突水平

间隙狭窄，回声窗更难识别，而且椎管内结构难以显现。旁正中扫描是显露胸段硬膜外间隙的唯一技术(特别是具有最大成角的中段胸椎)。通常采用超声引导穿刺针到相应椎板的上缘，利用阻力消失的感觉进针穿过黄韧带，到达硬膜外间隙。

经验

- 采用超声显影的 Tuohy 针有助于识别针尖。
- 通常需应用阻力消失法确认针尖在硬膜外间隙。

- 在儿科病人和瘦小病人中，除注射生理盐水时阻力消失，以下征象也可用于确定针尖位置是否正确：
  - 硬膜外腔增宽，后硬脊膜向前移位。
  - 偶见硬膜囊受压。
  - 注射药物见多普勒信号(主要见于儿童)。
  - 弹簧式注射器最近已投入市场，可在单人操作确认阻力消失的情况下，进行实时超声引导穿刺针进入硬膜外腔。

(黎佳 译，曹艳楠 校)

7

第40章
蛛网膜下腔阻滞

David L. Brown

要点

- 蛛网膜下腔阻滞是用少量的局部麻醉药产生确切效果的手术麻醉方式。
- 布比卡因是蛛网膜下腔阻滞的理想药物。
- 旁正中入路成功的关键是识别棘突外侧1cm处的椎板。
- 使用 25G 穿刺针可有效避免硬膜穿刺后的头痛。
- Taylor 技术是一种旁正中入路,在 L5-S1 间隙(脊柱最大的椎间间隙)穿刺。

引言

蛛网膜下腔阻滞(腰麻)是无可比拟的,因为仅使用几乎没有全身药理作用的少量药物就可以产生完全的、可重复的手术麻醉效果。此外,通过改变药物量,可以实现不同类型的麻醉。低位腰麻,即 T10 以下的阻滞,与高位腰麻(T5 以上)相比,具有不同的生理影响。该方式对于下腹部或下肢外科手术效果极佳。然而,对于中腹部到上腹部的手术,由于手术过程中刺激膈肌往往会引起病人一些不适,因此可能需要加用全身麻醉药来补充麻醉效果。该手术区域很难通过高位腰麻完全阻滞,因为这会引起膈神经麻痹。

病人选择 腰麻病人的选择往往过分强调该技术的副作用(腰麻后头痛),而不是该技术在特定病人中的适用性。腰麻后头痛的发病率增加与年纪越小和女性性别明确相关;然而,在选择合理的穿刺技术、穿刺针直径和针头形态的情况下,如果阻滞效果优于硬膜外麻醉,则不应因为头痛的发生率高而拒绝对年轻健康的病人采用蛛网膜下腔阻滞。蛛网膜下腔阻滞几乎适用于所有下肢手术的病人,以及大多数下腹部手术的病人,例如腹股沟疝修补术以及妇科、泌尿科和产科手术。

药物选择 在美国,通常使用三种局部麻醉药:利多卡因、丁卡因和布比卡因。利多卡因是一种短效至中效麻醉药物;丁卡因和布比卡因是中效至长效麻醉药物。不加肾上腺素的利多卡因通常用于 1h 或更短时间内完成的手术。5% 利多卡因加入 7.5% 葡萄糖溶液是最常用的利多卡因混合液,越来越多的麻醉医生也使用 1.5%~2% 浓度的利多卡因原液作为替代品。当在利多卡因中加入肾上腺素(0.2mg)时,可使下腹或下肢的麻醉有效时间达到 90min。市面上丁卡因由丁卡因晶体 20mg 和 1% 溶液共 2ml 组成。当添加葡萄糖使丁卡因成为高比重溶液时,通常能达到 1.5~2h 的临床麻醉效果,添加肾上腺素(0.2mg)时能长达 2~3h,当添加去氧肾上腺素(5mg)作为血管收缩剂时,下肢手术的麻醉效果能到 5h。通常用 0.5% 或 0.75% 的布比卡因进行腰麻,用原液或者加入 8.25% 的葡萄糖溶液。作者认为 0.5% 丁卡因和 0.75% 布比卡因都是高比重液,其临床差异是微乎其微的。布比卡因适用于持续 2h 或 3h 的手术。

此外,这些局麻药也可配制为低比重液。可用灭菌水将丁卡因稀释成 0.1%~0.33% 的混合液。利多卡因也可以稀释成低比重液。30~40mg 利多卡因可用灭菌水从 2% 的浓度稀释成 0.5% 浓度。

许多麻醉医生不使用血管收缩剂,因为担心会增加蛛网膜下腔阻滞的风险。他们认为去氧肾上腺素或肾上腺素具有强效的血管收缩作用,会使脊髓的血液供应减少。然而没有人体实验数据支持这一理论。事实上,因为大多数局麻药都有血管扩张作用,加入血管收缩剂只不过是将脊髓血流量维持在基础水平。常用的血管收缩剂使用方法是在麻醉药中加入 0.2～0.3mg 的肾上腺素和 5mg 的去氧肾上腺素。

操作

解剖　正如第 39 章椎管阻滞解剖学所述,腰椎棘突相对于各自椎体的长轴几乎成水平方向(图 40-1)。当穿刺针经中线插入腰椎棘突之间时,进针方向垂直于背部的长轴是最有效的。为了达到良好的蛛网膜下腔阻滞效果,麻醉医生必须时刻记住病人身体的中线、椎管与穿刺针的关系。如图 40-1 所示,针在中线位置穿入脑脊液(cerebrospinal fluid,CSF)时,理论上必须穿过皮肤、皮下组织、棘上韧带、棘间韧带、黄韧带、硬膜外间隙,最后穿过硬脊膜和蛛网膜才能到达 CSF。

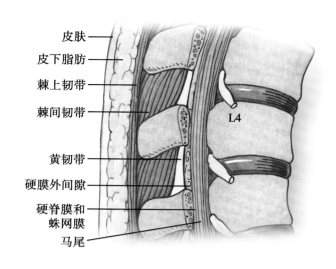

图 40-1　蛛网膜下腔阻滞:腰椎功能性解剖

体位　蛛网膜下腔阻滞采用三种主要体位:侧卧位(图 40-2)、坐位(图 40-3)和俯卧折刀位(图 40-4)。无论是侧卧位还是坐位,如果麻醉医生想要轻松有效地进行操作,训练有素的助手都是必不可少的。如图 40-2 所示,助手可以帮助病人保持腿屈向腹部、下巴屈向胸部的姿势。助手可将病人头部推向胸部,将一只手臂放在病人膝盖后面,将头部和膝盖靠到一起。也可以通过使用适量的镇静药,使病人放松从而合作。

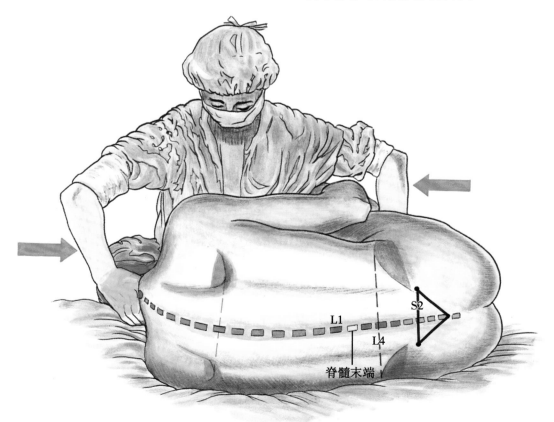

图 40-2　蛛网膜下腔阻滞:侧卧位

7

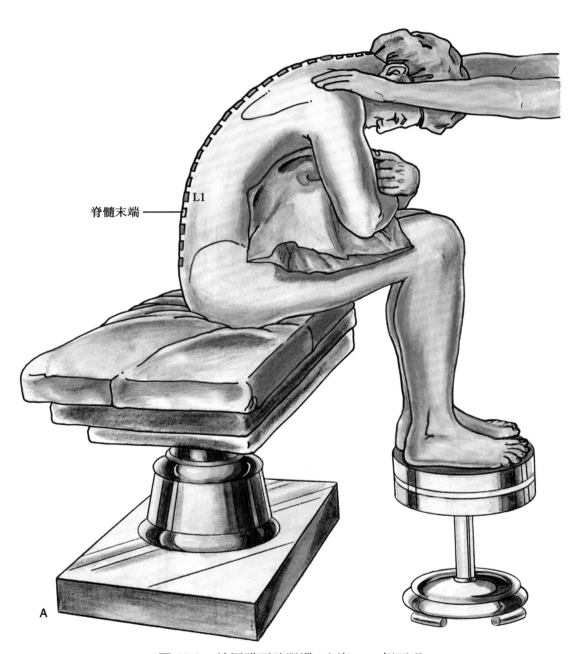

脊髓末端 ——

L1

图 40-3　蛛网膜下腔阻滞：坐姿。A. 侧面观

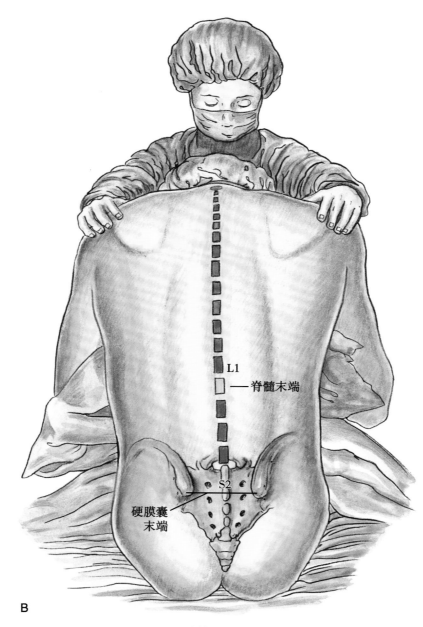

L1
—脊髓末端

S2

硬膜囊
末端

B

图 40-3（续）　B.后面观

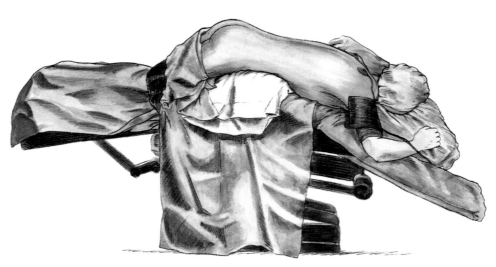

图 40-4　蛛网膜下腔阻滞：俯卧折刀位

在一些病人中,特别是肥胖或脊柱侧弯病人,中线的识别更加困难,坐姿则有助于定位中线。如图 40-3A 所示,病人应采取舒适的坐姿,双腿放在手术台边缘,双脚由凳子支撑。枕头可以放在病人的膝盖上,让病人的手臂靠在枕头上。助手应位于病人前方,支撑病人肩部,使病人尽量减少腰椎前凸,同时确保椎体中线保持垂直(图 40-3B)。

有时,在施行蛛网膜下腔阻滞前将病人置于俯卧折刀位更有效(图 40-4)。为了缩短在手术室的操作时间,在麻醉医生准备麻醉托盘和药物时,助手可以协助病人摆成俯卧折刀位,但助手在该体位中并不像侧卧位和坐位那样必不可少。

所有体位的目的都是为了使病人中线易于识别,减少腰椎前凸。图 40-5 显示了病人因体位不佳而导致腰椎前凸无法有效减轻的腰椎解剖结构。如图所示,椎板间空间很小,穿刺针在中线很难进入。相比之下,图 40-6

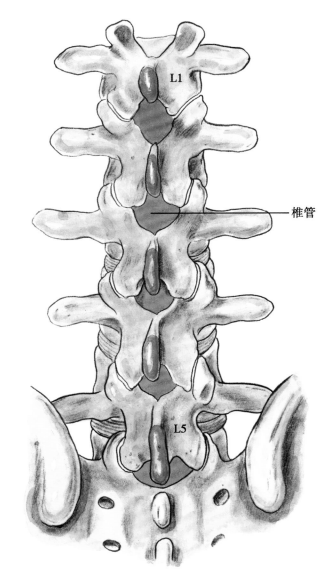

图 40-6   蛛网膜下腔阻滞:理想的体位能逆转腰椎前凸

显示了有效的体位如何打开椎板间间隙,便于进行蛛网膜下腔穿刺。

穿刺   在考虑蛛网膜下腔阻滞时,首先要做出的决定之一是使用哪种穿刺针。尽管腰麻穿刺针有很多种,但主要分为两大类:一类是锐利型切割硬脊膜,另一类是通过锥形尖端来分开硬脊膜纤维。前一类包括传统的一次性腰麻针,Quincke-Babcock 针;后一类包括 Greene、Whitacre 和 Sprotte 针。如果选择连续椎管内麻醉,使用 Tuohy 或其他薄壁、弯曲尖端的穿刺针有助于导管通过。要合理选择腰麻穿刺针,必须了解每种穿刺针的风险和益处。使用细针能降低硬膜穿刺后头痛的发生率;使用较粗的针可改善进针过程中的触感,增加麻醉医生的信心。

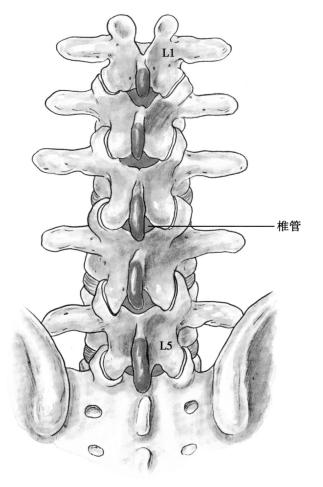

图 40-5   蛛网膜下腔阻滞:因为体位不当而腰椎前凸存在

风险与收益的权衡可能没有这么简单。例如，使用细针，如 27G，如果在 CSF 流出之前多次"穿过"硬脊膜，则不会降低年轻病人头痛的发生率。同样，使用粗针，如 22G Whitacre 针，如果在第一次穿刺时就能确定穿刺针进入蛛网膜下腔，则可能会降低硬脊膜穿刺后头痛的发生率。即使针尖大小相当，

不同的针尖设计导致硬脊膜穿刺后头痛的发生率也有差异。

当病人处于适当的体位时，麻醉医生通过触诊可清楚地识别病人的椎间隙和中线。如图 40-7（步骤 1）所示，麻醉医生可以通过头尾向移动触诊的手指及左右移动来有效地实现这一重要操作。确定了正确的椎间隙

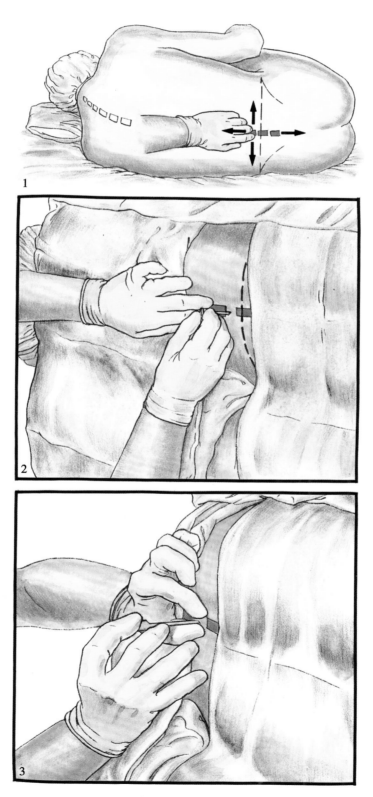

图 40-7　蛛网膜下腔阻滞：进针方法

后，在其上方打一皮丘。然后将穿刺针穿入棘间韧带，注意使穿刺针保持中线位置（图40-7，步骤2）。一只手稳定穿刺针，另一只手像拿飞镖样持针，见图40-7（步骤3）。持针手的第五指像三脚架一样靠在病人的背部，针的斜面（如果存在）与脊柱的长轴平行，缓慢进针以增强穿过各个组织的感觉，并避免向神经根偏斜，直到发现针穿过黄韧带和硬脊膜时阻力的特征性变化。然后取下针芯，

CSF应流到针尾处。如果没有流出，将穿刺针旋转90°直到CSF出现。如果CSF没有出现在任何象限，应进针几毫米，并在四个象限重新检查。如果仍未出现CSF，且针处于足够的深度，应撤回针和导芯，并重新进针，因为CSF未反流的最常见原因是穿刺针未从中线插入。蛛网膜下腔穿刺的另一个常见错误是初次穿刺时穿刺针向头侧的角度过大（图40-8）。

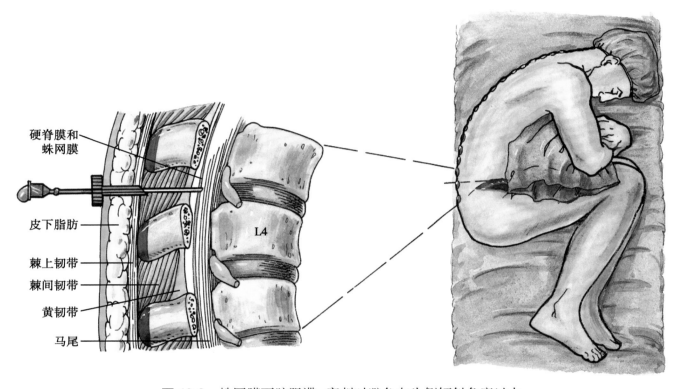

图40-8   蛛网膜下腔阻滞：穿刺时避免向头侧倾斜角度过大

一旦CSF回流通畅，麻醉医师用非惯用手的背部靠在病人的背部以将穿刺针固定，同时将含有治疗剂量局麻药的注射器连接在穿刺针上。再次将CSF回抽入注射器，并注射局麻药。有时，CSF本来可以流出，但当注射器接到穿刺针上时，却无法回抽出CSF。如图40-9所示，一种可促进CSF回流的技术是"拧开"注射器活塞（图40-9A），而不要持续回抽（图40-9B）。

注射局麻药后，应根据手术和所使用药物的情况调整病人和手术台的位置。正中入路蛛网膜下腔阻滞是首选方法，因为它只需要关注两个解剖投影平面，而且进针方向是一个血管相对少的平面。当正中入路在进针遇到困

难时，可选择使用旁正中入路，该入路不需要病人同样的配合程度或逆转腰椎前凸就能成功。如图40-10所示，如果进针稍旁开于中线，则采用旁正中入路可利用较大的"蛛网膜下腔目标"。在旁正中入路中，触诊手指应识别所选椎间隙的头向棘突的尾缘，并在偏外侧和尾侧各1cm的位置打一皮丘。使用较长的穿刺针，如4cm，22G，短斜面针，逐步浸润深层组织。然后将导芯和穿刺针向头内侧与矢状面成10~15°插入，如图40-10所示。与正中入路一样，这种技术最常见的错误是初始进针的角度太偏头侧。一旦针在穿刺过程中接触到骨头，可将针稍微调向头侧进针。如果重新穿刺后在更深的组织层次上再次接触骨头，要继

续重新调整进针方向,因为针很可能是在椎板上"行走"到椎间隙。在 CSF 回流后,以与正中入路相同的方式完成阻滞。

　　旁正中入路的一种变体是 Taylor 的腰骶入路。该技术在 L5-S1 间隙进行,这是脊柱最大的椎间隙。如图 40-11 所示,穿刺针皮肤插入部位位于同侧髂后上棘内侧 1cm 和尾侧 1cm 处。通过该点,将一根 12～15cm 长的穿刺针沿中线方向朝头侧穿刺。如果在第一次进针时遇到骨头,就像腰椎旁正中入路所用的方法一样,将穿刺针离开骶骨进入蛛网膜下腔。CSF 回流后,其余的步骤与之前的类似。

潜在问题

　　许多麻醉医师和病人最害怕的蛛网膜下腔阻滞并发症是神经损伤。然而麻醉后神经系统损伤的利弊权衡必须包括全身麻醉后可能发生的神经损伤。病例对比表明,蛛网膜下腔阻滞后神经损伤的发生率实际上低于全身麻醉后的发生率。然而,这种说法仍然是推测性的。

　　对于必须精确控制蛛网膜下腔阻滞平面或预计手术持续时间超过麻醉药物持续时间的病人,可以使用连续蛛网膜下腔阻滞技术。然而,当使用连续蛛网膜下腔阻滞技术时,如

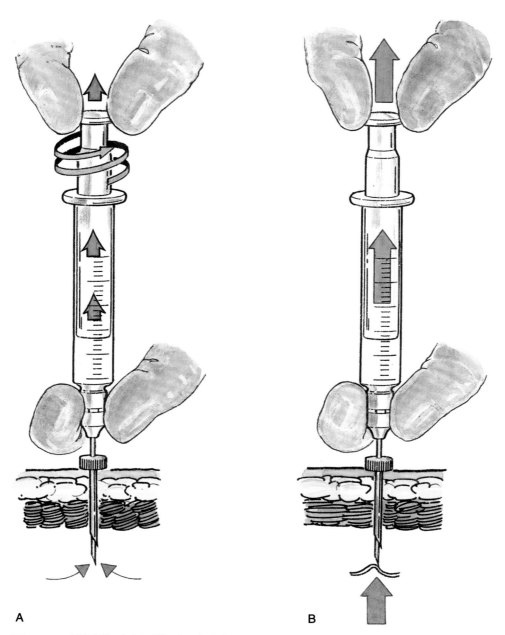

A   B

图 40-9　蛛网膜下腔阻滞:促进脑脊液的回抽注射器技术。A. 拧开注射器活塞。B. 避免持续回抽

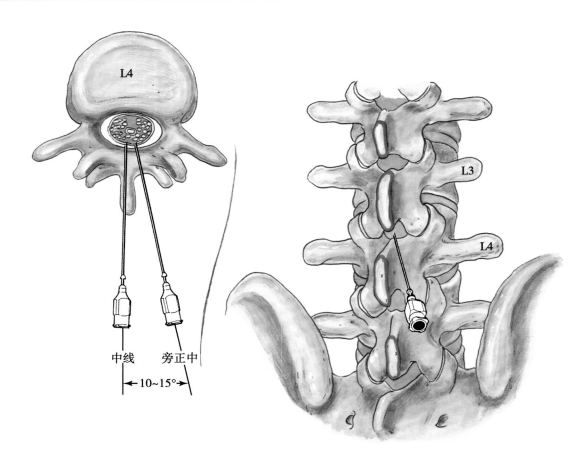

图 40-10   蛛网膜下腔阻滞：旁正中技术

果阻滞高度未达到预期水平，在重复注射局部麻醉药时应当谨慎。由于放置了蛛网膜下腔导管，使得局麻药浓度高于预期水平时，可能发生神经毒性（马尾综合征）。

蛛网膜下腔阻滞比较常见的并发症是术后头痛。影响因素包括年龄（年轻的病人发生率更高），性别（女性病人发生率更高），针尺寸（大的针发生率更高），针斜面方向（硬脊膜纤维被横向切割时发生率更高）、妊娠（发生率增加）和获得 CSF 所需的硬脊膜穿刺次数（多次穿刺发生率更高）。对于医生来说，可能比了解导致硬脊膜穿刺后头痛发生率增加的因素更重要的是，了解如何以及何时进行效果确切的治疗——即硬膜外血补片。为了有效地应用腰麻，硬膜外血补片（如果有指征）必须及早使用。单个硬膜外血补片的成功率应该在 90%～95% 之间，如果需要第二次补片，成功率应该类似。

蛛网膜下腔阻滞的另一个常见副作用是大约 25% 的病人会出现背痛。病人经常将背痛归咎于"脊柱"，但是，当系统地观察后，全身麻醉后出现背痛的病人似乎与椎管内麻醉后一样多。因此，椎管内阻滞后的背痛不应立即归因于背部"穿刺"。

经验

在麻醉医生的日常工作中，影响蛛网膜下腔阻滞成功的最重要因素可能是操作效率。如果护士和外科医生能接受蛛网膜下腔阻滞，那么它的使用并不会影响手术的时间。因此，应该提前计划以最大限度地提高效率。经常被忽略的是，如果病人得到适当的镇静，则几乎可以在阻滞实施后立即开始手术准备。

在高位腰麻期间（通常在剖宫产手术期间），术中病人偶尔会感觉呼吸困难。这通常是胸壁感觉丧失而不是吸气能力显著下降的结果。胸壁感觉丧失时病人无法体验深呼吸的感觉，通常可以通过要求病人将一只手举到他或她的嘴前并用力呼气来克服。深呼气的触觉能使病人感知到呼吸存在。

如果腰麻术后发现了神经系统并发症，则必须尽早请神经科医生会诊，从而客观地检查病人并确定"新的"神经系统症状是否术

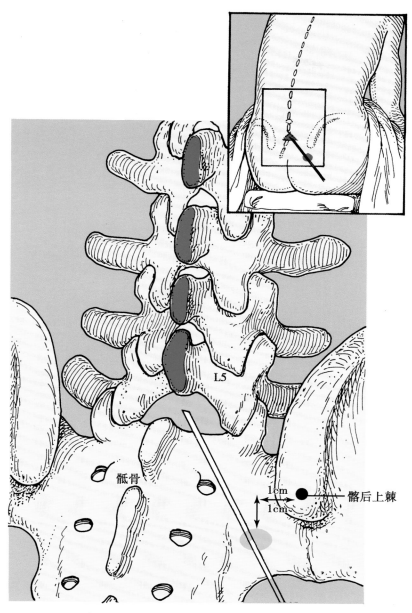

图 40-11　蛛网膜下腔阻滞：L5 至 S1 旁正中技术（Taylor 入路）

前已存在，是否与周围神经病变有关，或者更罕见的是否与腰麻有关。与下肢神经损伤引起的去神经支配相关的肌电图改变需要一段潜伏期（14～21 天）。因此，在确定可能与腰麻相关后，应及早进行肌电图检查以建立损伤前基线并进行比较。

在临床上也有将芬太尼（15～25μg）而非肾上腺素添加到一些短效局麻药（例如利多卡因）中，因为它可以有效地延长感觉阻滞时间，而不会显著延长运动阻滞或尿潴留时间。该方法对特定的门诊手术病人特别有效。

需要精确地行椎管内麻醉的门诊病人或任何手术时间难以预测的外科手术可以使用蛛网膜下腔阻滞 - 硬膜外联合技术。在这种技术中，硬膜外针以标准方式放置在硬膜外腔中，然后通过硬膜外针将小规格的腰麻针穿刺进入 CSF 中，注射与外科手术预计的最短时间相匹配的腰麻药量。退出腰麻穿刺针后，将硬膜外导管置入硬膜外腔。如果外科手术持续的时间比预期长，可以通过硬膜外导管注射手术需要的局部麻醉药。这种蛛网膜下腔阻滞 - 硬膜外技术使得为特定病人实施腰麻或硬膜外麻醉时更具有灵活性。

（彭心怡 译，曹艳楠 校）

第41章
硬膜外阻滞

David L. Brown

要点

- 硬膜外阻滞可在脊柱的颈椎、胸椎和腰椎区域进行。
- 旁正中入路是胸段硬膜外阻滞的首选技术,而正中和旁正中入路适用于腰段硬膜外阻滞。
- T5-T6间隙是胸段硬膜外导管置入的首选位置。
- 有些人先天性中线处黄韧带缺失,故在硬膜外阻滞时容易穿破硬脊膜。
- 在尝试硬膜外阻滞前,检查病人的凝血功能非常重要。
- 硬膜外血肿的早期诊断和治疗对避免永久性神经损伤至关重要。

引言

硬膜外麻醉是椎管内阻滞的第二种主要方法。与蛛网膜下腔阻滞相比,硬膜外阻滞需要的局麻药剂量更大,因此需要关注全身毒性。在熟练的操作人员中,硬膜外麻醉的硬膜穿刺后头痛的发生率应低于蛛网膜下腔麻醉。然而,正如第40章"蛛网膜下腔阻滞"中所述,作者不认为这是两种技术之间的主要区别点。蛛网膜下腔麻醉通常是单次注射技术,而硬膜外麻醉通过硬膜外导管进行间歇性注射,从而允许重新注射和延长硬膜外阻滞的时间。另一个区别是硬膜外阻滞可以产生节段麻醉。因此,如果在胸段注射适量的局部麻醉药,则可以产生不阻滞下肢的麻醉效果。

病人选择　适用蛛网膜下腔麻醉的病人同样可使用硬膜外阻滞,但硬膜外麻醉也可以用于颈椎和胸椎区域,蛛网膜下腔麻醉则不建议在该水平进行。与蛛网膜下腔麻醉一样,如果将硬膜外阻滞用于上腹部的腹腔手术,建议将此技术与较浅的全身麻醉相结合,因为膈肌刺激会给病人、外科医生和麻醉医生带来不便。除此之外,硬膜外持续给药越来越多地用于重大手术后需要硬膜外镇痛或阿片类镇痛的病人。这些临床应用表明过去20年来人们对硬膜外阻滞越来越感兴趣。

药物选择　为有效使用硬膜外局部麻醉药,必须将局麻药效力和持续时间与预计手术时间和术后镇痛要求相结合。用于硬膜外麻醉的药物可分为短效、中效和长效药物;在这些药物中加入肾上腺素后,单次注射可使手术麻醉持续45～240min。

氯普鲁卡因是一种短效的酯类局麻药,即使在门诊病人中也可有效满足手术时长和硬膜外镇痛的持续时间。2-氯普鲁卡因的有效浓度分别为2%和3%;后者更适用于手术麻醉,而前者适用于无肌松要求的医疗操作。

利多卡因是典型的酰胺类局麻药,硬膜外阻滞中的使用浓度为1.5%和2%。硬膜外麻醉所需的甲哌卡因浓度与利多卡因相似;然而,在同等剂量下,甲哌卡因的持续时间会长15～30min。肾上腺素可显著延长(接近50%)2-氯普鲁卡因、利多卡因和甲哌卡因的手术麻醉持续时间。普通利多卡因产生的手术麻醉效果可持续60～100min。

布比卡因是一种广泛用于硬膜外麻醉的长效酰胺类局麻药。它的使用浓度为0.5%和0.75%,而镇痛效果在0.125%～0.25%的浓度范围内可实现。尽管添加肾上腺素可以使手

246

术麻醉效果长达 240min，但其作用时间并没有随着肾上腺素的继续添加而延长。

罗哌卡因是另一种用于区域和硬膜外麻醉的长效酰胺类药物。在外科麻醉中，它的使用浓度为 0.5%、0.75% 和 1%。0.2% 的浓度可以达到镇痛效果。其作用时间略短于布比卡因在硬膜外麻醉中的作用时间，并且其产生的运动阻滞作用略低于同等浓度的布比卡因。

除了使用肾上腺素作为硬膜外辅助药物外，一些麻醉医生建议调整硬膜外局麻药溶液以提高其起效速度和阻滞效果。一个建议是向局麻药中添加碳酸氢盐来碱化局麻药液，以实现以上这两个目的。然而，在局麻药中常规添加碳酸氢盐的临床可行性需由各地实际情况决定。

操作

解剖　与腰麻一样，成功实施硬膜外麻醉的关键在于了解位于手指触诊下方的三维中线脊椎解剖结构（图 41-1）。当成人采用腰

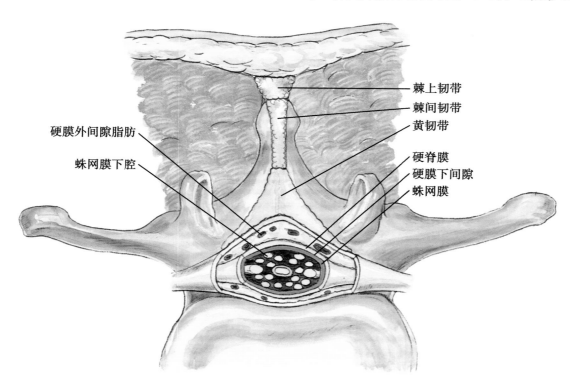

棘上韧带
棘间韧带
黄韧带

硬膜外间隙脂肪

蛛网膜下腔

硬脊膜
硬膜下间隙
蛛网膜

图 41-1　硬膜外阻滞：横断面解剖

椎入路进入硬膜外间隙时，从皮肤到黄韧带的距离通常接近 4cm；80% 的病人在距皮肤 3.5～6cm 的硬膜外间隙置管。少数病人的腰椎硬膜外间隙距离皮肤只有 2cm。腰椎中线处的黄韧带厚度为 5～6mm，而胸椎区域的厚度为 3～5mm。在胸椎区域，从皮肤到硬膜外间隙的距离取决于旁正中入路的头侧成角程度以及病人的体型（图 41-2）。颈椎区域的黄韧带深度大致与腰椎相同，为 4～6cm。

如果针保持在正中入路，而不是远离中线穿过黄韧带外侧的延伸部分，穿刺过程中能感受到更厚的黄韧带。图 41-3 说明了在腰段硬膜外阻滞中保持硬膜外针（A 针）处于中线位置的重要性。如果采取斜入路，可能会产生"假落空感"（针 C）或韧带变薄的感觉（针 B）。

体位　硬膜外麻醉病人的体位与腰麻相似，均可采用侧卧位、坐位和俯卧折刀位。侧卧位适用于腰椎和胸椎的硬膜外麻醉，坐位用于腰椎、胸椎和颈椎的硬膜外麻醉。俯卧折刀位适合骶管麻醉。

穿刺：腰段硬膜外阻滞　可采用与腰麻类似的方法来识别中线结构；可使用骨性标志来确定合适的入针间隙（图 41-4）。选择硬膜外麻醉穿刺针的主要决定因素是需要确定连续麻醉还是单次麻醉。Crawford 针适合单次硬膜外注射；Tuohy 或其他具有侧向开口的针适合连续置管麻醉。

中线入路最常用于腰段硬膜外阻滞。针尖插入中线的方式与腰麻相同。在硬膜外麻

7

醉阻滞中,针头缓慢向前插入,直到当针尖接触黄韧带时,观察到组织阻力的变化。此时,在3～5ml的玻璃注射器中注入2ml生理盐水,并注入一个小(0.25ml)气泡。注射器与针头相连,如果针尖在黄韧带上,气泡是可压缩的(图41-5A)。如果尚未到达黄韧带,推注射器活塞将不会压缩气泡(图41-5B)。一旦被气泡压缩,用非惯用手抓住针并向硬膜外

腔进入,而惯用手(拇指)在注射器活塞上施加恒定且稳定的压力以压缩气泡。当进入硬膜外间隙时,施加在注射器活塞上的压力使溶液无阻力地流入硬膜外间隙。另一种替代技术,是用于识别进入硬膜外间隙的悬滴技术,尽管作者认为该方法不太精确。在这种技术中,当针抵达黄韧带时,不连接注射器,在针蒂上悬挂一滴溶液(图41-6A)。当针进

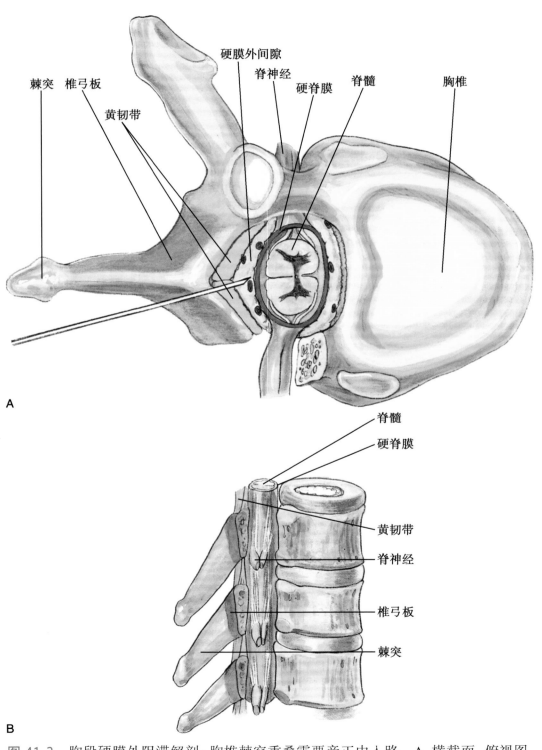

图41-2　胸段硬膜外阻滞解剖:胸椎棘突重叠需要旁正中入路。A.横截面,俯视图。
B.正中矢状面,侧视图

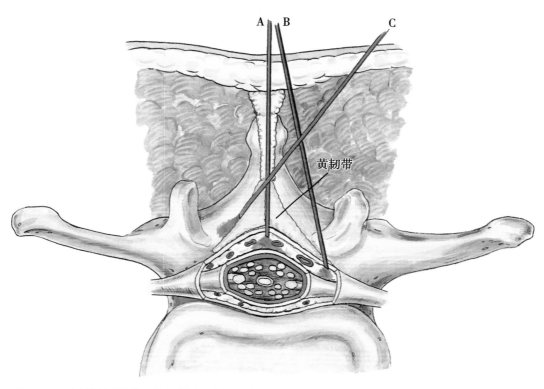

图 41-3　硬膜外阻滞：黄韧带的功能解剖。该图显示了在腰段硬膜外阻滞中保持硬膜外穿刺针（A 针）保持中线位置的重要性。如果采取斜入路，可能会产生"假落空"（针 C）或韧带变薄的感觉（针 B）

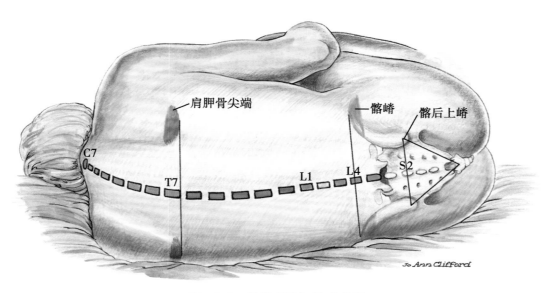

图 41-4　脊柱解剖：体表关系

7

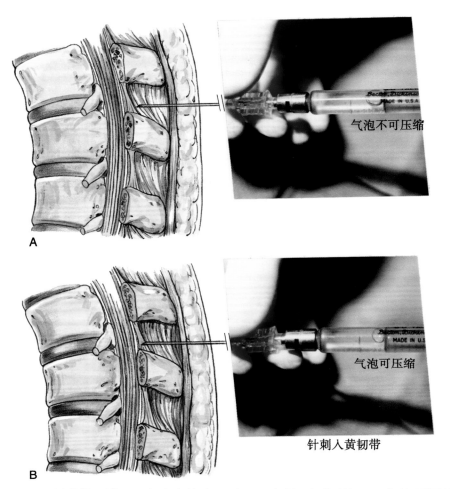

图 41-5 硬膜外阻滞：阻力消失技术显示。A.气泡不可压缩。B.气泡可压缩

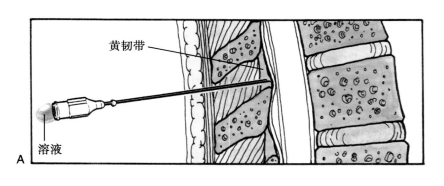

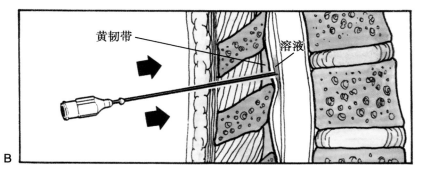

图 41-6 硬膜外阻滞：悬滴技术。A.在针蒂上悬挂一滴溶液。B.当进入硬膜外间隙时,溶液被"吸入"硬膜外间隙

入硬膜外间隙时，溶液将被"吸入"该间隙（图 41-6B）。

无论选择何种方式进针，当导管置入硬膜外间隙时，一旦确定了间隙，可将针向前推进 1～2mm 以增加成功率。此外，在硬膜外导管置入前注射 5～10ml 溶液可降低误入静脉的发生率。置入导管时应仅置入硬膜外

间隙 2～3cm，因为置入过远会增加导管错位的可能性。产科病人需要导管置入硬膜外间隙 3～5cm 处，以减少分娩镇痛过程中的移位。

穿刺：胸段硬膜外阻滞　与腰段硬膜外麻醉一样，病人通常处于侧卧位，以便将针穿刺入胸椎硬膜外间隙（图 41-7）。在这种技术中，

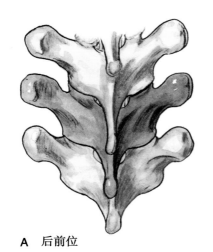

A　后前位

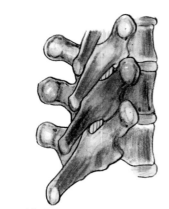

B　斜面观

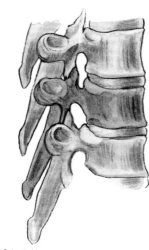

C　侧面观

紫色椎体突出了胸椎棘突的重叠

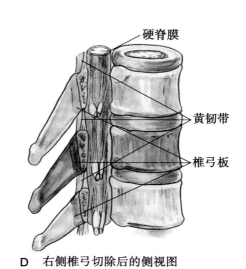

D　右侧椎弓切除后的侧视图

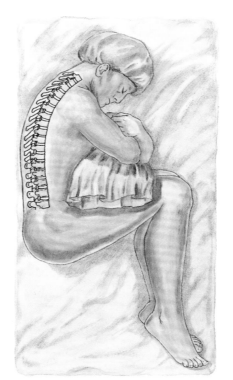

E　病人采用左侧卧位

图 41-7　胸椎硬膜外阻滞解剖：中段胸椎。A. 后前位视图。B. 斜视图。C. 侧视图。D. 右侧椎弓切除后的侧视图。E. 病人采用左侧卧位进行胸段硬膜外麻醉

首选旁正中入路,因为它更容易进入硬膜外间隙。这是因为胸椎棘突从头侧到尾侧相互重叠(图 41-8)。旁正中入路的入路方式与腰椎硬膜外相似,尽管在几乎所有情况下,针最初插入时都会导致硬膜外针与胸椎椎板接触(图 41-9)。当这种情况发生时,将针稍微退出,针尖稍向头侧,直到针牢固地固定在黄韧带中。此时,用与腰段硬膜外阻滞相同的方式进行确认阻力消失并置入导管。同

样,悬滴技术是确认胸段硬膜外间隙的另一种替代方法,尽管经典的 Bromage 针 - 注射器抓持法是作者用于胸段硬膜外阻滞的首选(图 41-10)。

穿刺:颈段硬膜外阻滞　在颈段硬膜外阻滞中,病人通常采用坐姿,头部前倾并支撑在桌子上(图 41-11)。

颈段硬膜外阻滞和腰段硬膜外阻滞有许多相似之处。颈椎的棘突几乎垂直于脊柱的

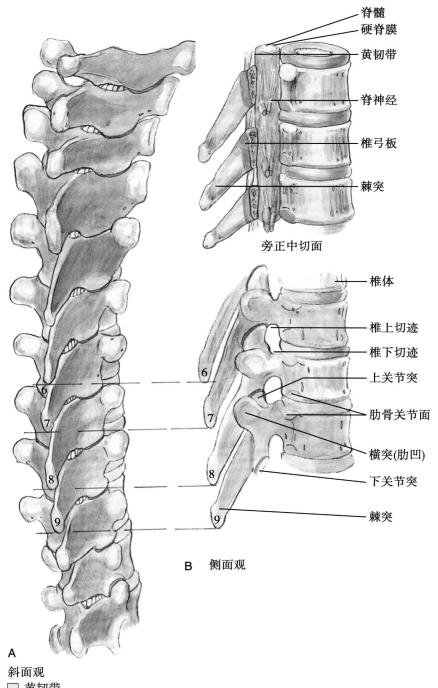

图 41-8　胸椎解剖:从上胸椎到中胸椎再到下胸椎棘突重叠程度的变化。A.斜视图。B.侧视图和旁正中切面图

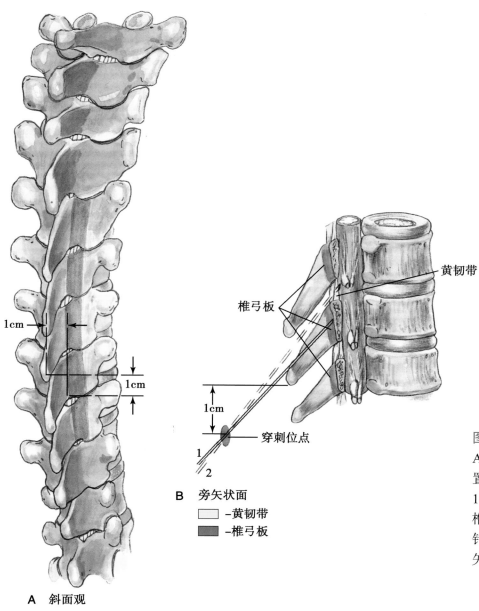

黄韧带

椎弓板

1cm

穿刺位点

1
2

B 旁矢状面

☐ —黄韧带
■ —椎弓板

A 斜面观

图 41-9 胸段硬膜外阻滞。A. 采用旁正中入路,进针位置为头侧棘突尖端向尾侧 1cm 和外侧 1cm,类似于腰椎旁正中入路技术。B. 穿刺针置入与最初接触椎板的旁矢状面图(蓝色阴影)

7

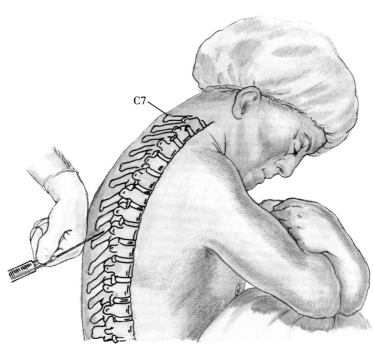

C7

图 41-10 胸段硬膜外阻滞:胸段硬膜外阻滞中用于测试阻力消失的 Bromage 抓持法

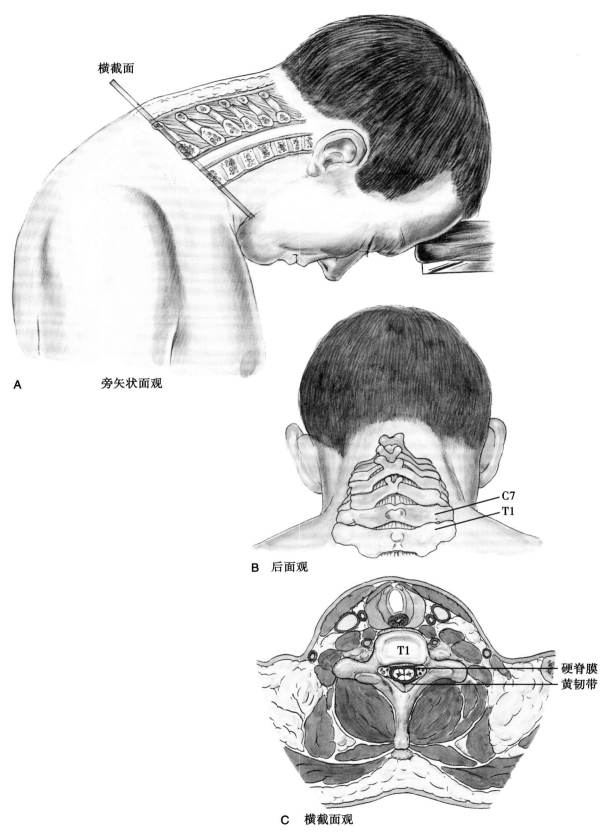

图 41-11　颈段硬膜外解剖。A. 病人采用坐位,头靠在桌子上的锥体横截面平面。B.后视图。C. C7 至 T1 处的锥体横截面图

长轴；因此中线法适合颈段硬膜外阻滞。颈部屈曲时，C7 和 T1 的脊椎棘突最突出（图41-12）。触诊手的第二指（食指）和无名指横跨于 C7 和 T1 之间，硬膜外针在大致平行于地板（或平行于颈椎棘突的长轴）的平面慢慢进针。在与腰段硬膜外阻滞相似的深度（即3.5～5.5cm）处将针头到达黄韧带，然后使用与其他硬膜外阻滞中相似的阻力消失法继续进针。悬滴法也是确定颈段硬膜外间隙的一种选择。

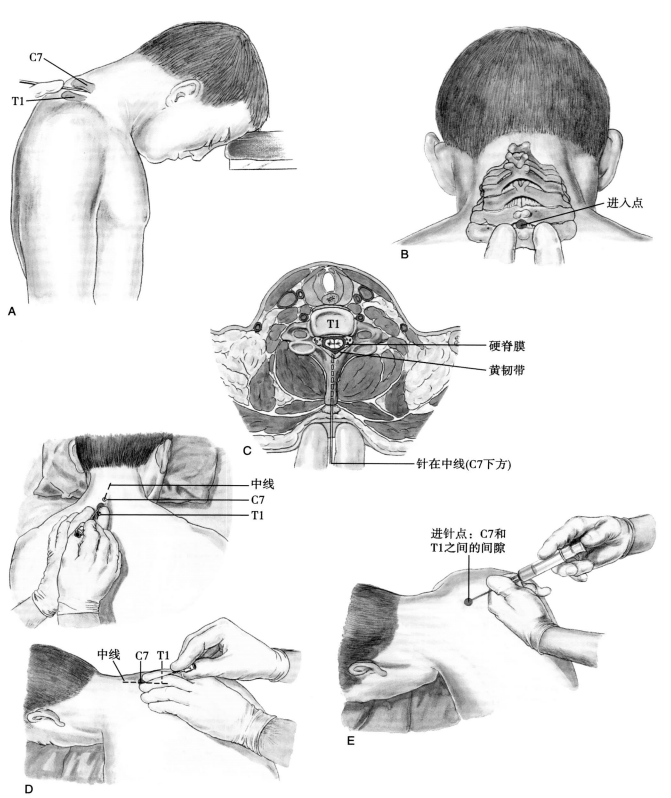

图 41-12　颈段硬膜外阻滞。A. 病人采取坐位，头部靠在桌子上，穿刺针与地板平行。B. 将手指放置于颈后部以协助颈段硬膜外阻滞。C. 穿刺针进入黄韧带。D. 触诊时置入穿刺针。E. 进针过程中采用 Bromage抓持法

潜在问题

硬膜外麻醉最令人担忧的并发症之一是血管内注射引起的全身毒性（图 41-13）。这可能发生在经导管或硬膜外穿刺针注射中。减少将硬膜外麻醉所需局麻药剂量误注入血管内的一种方法是，通过注射试验剂量来确认硬膜外腔。目前推荐的试验剂量为 3ml 含有 1∶200 000 肾上腺素（15μg 肾上腺素）的局麻药溶液。即使试验剂量为阴性，麻醉医生也应逐步向硬膜外腔注药，警惕意外的血管内注射，并准备必要的抢救设备和药物来应对局麻药中毒引起的全身毒性反应。

硬膜外麻醉可能发生的另一个问题是意外将硬膜外试验剂量注入蛛网膜下腔。在这种情况下，当脊麻平面过高时，应使用药物维持血压和心率，并根据情况辅助通气。通常阿托品和麻黄碱足以控制，或者至少能够为使用更有效的儿茶酚胺类药物争取时间。如果将全部剂量（20～25ml）的局麻药注入蛛网膜下腔，则需要气管插管和机械通气，因为大约需要 1～2h 病人才能恢复足够的自主通气。当进行硬膜外麻醉时，若 15～30min 后出现高于预期平面的阻滞，必须考虑局麻药注射到硬膜下。治疗方法是对症处理，而最难的地方是意识到硬膜下注射的可能。

与腰麻一样，如果硬膜外麻醉后发生神经损伤，则有必要采取系统的方法来解决这个问题。没有特定的局麻药、使用针或导管技术、添加或省略肾上腺素、硬膜外穿刺的位置可能与神经损伤的发生率增加有关。除此之外，颈段或胸段硬膜外阻滞技术的实施需要特别注意手和针的控制，因为脊髓直接位于这两种硬膜外阻滞的穿刺位置下方。

硬膜外麻醉的另一个问题是担心穿刺针或导管造成硬膜外血肿。这可能比全麻后严重神经损伤发生率要低。一直服用抗血小板药物如阿司匹林或术前接受抗凝治疗的病人更易发生硬膜外血肿。术前抗凝情况的可接

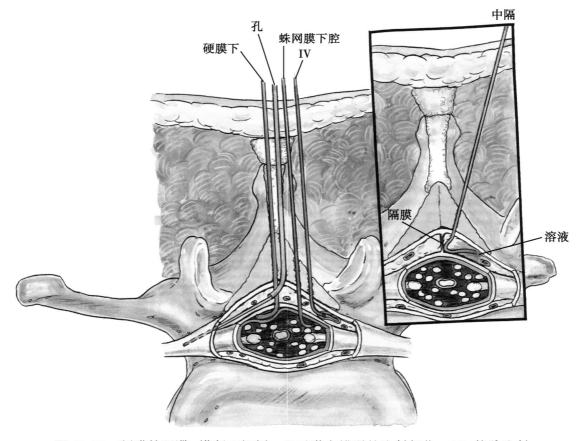

图 41-13   硬膜外阻滞：横断面解剖。显示潜在错误的注射部位。IV，静脉注射

受水平和抗凝病人进行硬膜外麻醉的风险 - 收益目前仍不确定。如果阻滞可以无创伤地进行，接受皮下肝素治疗的病人进行硬膜外阻滞或许也可接受，然而必须权衡每位病人的风险 - 收益比。需要特别斟酌的围手术期抗凝治疗方案是低分子肝素（low-molecular-weight heparin，LMWH）联合强效抗血小板药物。低分子肝素用于预防深静脉血栓形成，比其他间断给药的肝素制剂效果更佳。目前建议使用低分子肝素后 12h 内不应进行硬膜外操作，包括拔管或硬膜外导管置入，下一次使用低分子肝素应在无创伤硬膜外穿刺或硬膜外导管置入 2h 后。抗血小板药物（如噻氯匹定、氯吡格雷和血小板糖蛋白 IIb/IIIa 受体拮抗剂）有时与阿司匹林和其他抗凝药物联合使用。随着使用抗血小板药物的病人越来越多，在进行区域阻滞时需要参考专家指南。

与腰麻一样，在进行硬膜外麻醉时意外穿破，可导致硬膜外穿破后头痛。当使用较大直径的硬膜外针（18 和 19 号针）时，预计至少 50% 的硬膜外意外穿破的病人会出现术后头痛。

经验

在硬膜外麻醉时通过选择合适的局麻药以避免置入硬膜外导管，可以避免该技术的潜在问题。硬膜外导管错位有多种原因。如果导管置入硬膜外间隙太深，可能会从椎间孔穿出，导致局部硬膜外阻滞。导管也可能误入硬膜下、蛛网膜下腔或硬膜外静脉。同样，硬膜外导管的使用也可能因一些病人明显的背侧结缔组织（硬膜外隔膜或脂肪垫）而变得复杂。

另一种有助于硬膜外麻醉成功的方法是在开始手术前让阻滞有足够的"浸润时间"。最有效的方法是在独立于手术室的诱导室中进行阻滞。硬膜外局麻药的剂量存在平台效应；也就是说，一旦注射了一定剂量的局麻药，同一种药物药量的增加并不会显著提高阻滞的平面，而是增加阻滞的程度，可能会提高阻滞质量。

需要强调一个常见的有关硬膜外置管中错误的临床逻辑，通过导管逐渐增加剂量，可以使麻醉效果缓慢产生，从而让虚弱和生理上受损的病人更好地接受硬膜外麻醉。然而，当采用这种方法时，麻醉医生通常无法保证两次注射间有足够的时间，因为在常规手术室内存在现实的时间压力。通过导管注射小剂量局麻药，但在进行下一次注药前无法保证足够起效时间。通常的临床结果是超出所需的阻滞平面。此外，这种硬膜外麻醉的方法不必要地延长了病人的手术准备时间，造成外科和护理同事对该技术接受度较低。

硬膜外置管适用于许多情况，特别适用于术后镇痛。将已知长度的导管放入硬膜外间隙，要么导管和针有距离标记，要么当针从导管上拔出时可以保持导管的位置。因为一些硬膜外针没有距离标记，当针从导管上拔出时需要找到一种保持导管位置的方法。一种放置导管的方法如图 41-14 所示。选择一个已知长度的物体，如注射器或麻醉医生的手指，在导管插入硬膜外间隙 3cm（或其他已知距离）后，将该物体放置在针 - 导管组件旁边。由于导管上有标记，导管上的已知点可以与手指或注射器上的已知点相关联。如图 41-14A 所示，15cm 的标记点与注射器上的柱塞或麻醉医生的指关节相对。一旦这种关系确定，在保持导管位置的同时移除针。然后将测量对象放置在导管旁，并将导管退回到导管上与先前确定的距离标记处，如图 41-14B 所示。在这个例子中，导管上的 15cm 标记点在注射器的活塞或麻醉医生的指关节处。通过使用这个方法，可以不需要有刻度标记的针头或尺子就准确的放置硬膜外导管。

7

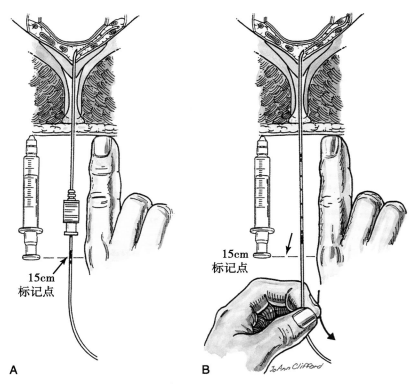

图 41-14　硬膜外阻滞：导管测量方法。A. 15cm 标记对应在注射器活塞或麻醉医生指关节。B. 然后将测量对象放置在导管旁边

（高媛 译，曹艳楠 校）

7

第42章
骶管阻滞

David L. Brown

关键词：尾部，骶裂孔，超声

要点

- 约 5% 成年病人，骶管裂孔闭合而无法实施骶管阻滞。
- 部分病人骶骨覆有组织，使骶管阻滞变得困难。
- 骶管裂孔位于以双侧髂后上棘连线为底边的等边三角形的顶端。
- 骶管阻滞可采用侧卧位或俯卧位。
- 成年病人通过骶管阻滞注射 25～35ml 局麻药，最高可达到 T12-T10 的阻滞水平。

引言

随着腰椎硬膜外麻醉技术的进步，骶管阻滞技术越来越少的应用于临床。然而，骶管阻滞仍是一项可有效应用于肛门直肠、会阴部手术及部分下肢手术的阻滞技术。

病人选择　病人是否适用骶管阻滞技术，应通过检查骶管裂孔的解剖结构来决定。约 5% 的成年病人，骶管裂孔闭合无法实施骶管阻滞；因此，临床上 20 例病人中有 1 例无法使用该技术。同样，部分病人的骶骨覆有致密组织，实施骶管阻滞时非常困难，此类病人若可使用其他麻醉技术，应避免骶管阻滞。麻醉医师的经验和信心对于有效地实施这项技术可能比任何其他阻滞都更加重要。

药物选择　在选择局麻药用于骶管阻滞时，相关注意事项与硬膜外麻醉相同。成年病人通过骶管阻滞注射 25～35ml 局麻药，最

高可达到 T12-T10 的阻滞水平。

操作

解剖　与骶管阻滞相关的解剖学标志以骶骨裂孔为中心（图 42-1）。最有效的定位方法是找到两侧髂后上棘连线，向尾端做等边三角形。等边三角形的顶端为骶管裂孔处（图 42-2）。骶管裂孔位于骶骨角附近，是第五骶椎棘突未融合的部分。骶管裂孔上覆有纤维膜，是由黄韧带向尾端延伸形成。骶骨解剖结构在男性和女性之间的差异较大。男性骶骨腔从 S1 到 S5 形成一个平滑的曲度。而女性的骶骨从 S1 到 S3 较平坦，在 S4 到 S5 区域曲度更明显（图 42-3）。

体位　骶管阻滞的病人一般采用侧卧位或俯卧位。在成年病人中，采用俯卧位时在下腹部放置枕头，可以让病人更放松从而有利于操作，并且相较于侧卧位其中线更容易识别。小儿骶管阻滞通常采用侧卧位（图 42-4）。由于大多数小儿骶管阻滞是在全身麻醉诱导后进行的，并且小儿病人中线识别容易且操作简单，因此侧卧位在临床上更实用。为了更好地辨别出骶管裂孔的位置，俯卧位时病人应将双腿分开呈 20°，脚趾内旋，脚跟外旋，帮助放松臀肌，更容易识别骶管裂孔（图 42-5）。

穿刺　与腰段硬膜外阻滞一样，骶管阻滞需要确定是否置管。如果进行单次骶管阻滞，可选择任何可达到骶管长度的针。成年病人建议使用 22 号及以上的针，可以足够快速地注药，以帮助判断注药部位是否正确。若需置管，建议选择可置入导管的针（图 42-6），确认骶管裂孔的位置后，触诊手的食指和中

指分别放在骶骨角上,针与骶骨呈约45°进行穿刺。针向前推进时会有落空感,意味着针已进入骶管(针位置1)。然后继续往里进,直到碰到骶骨腹侧的背面。然后稍退针,减小针与骶骨的角度。成年男性病人继续进针时与手术台平行;而成年女性患进针需在一个稍陡峭的角度(针位置2)。

进针过程中,有落空感后压低针尾再进

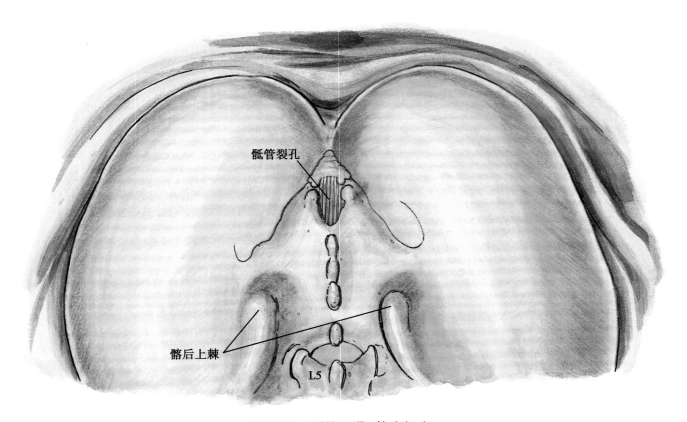

图 42-1 骶管阻滞:体表标志

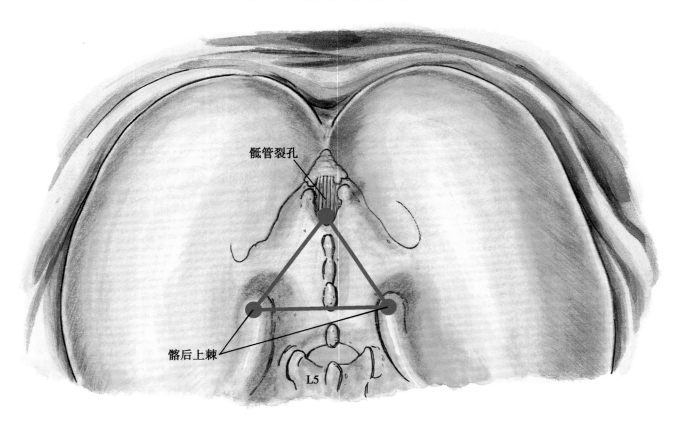

图 42-2 骶管阻滞:根据体表标志定位骶骨裂孔位置

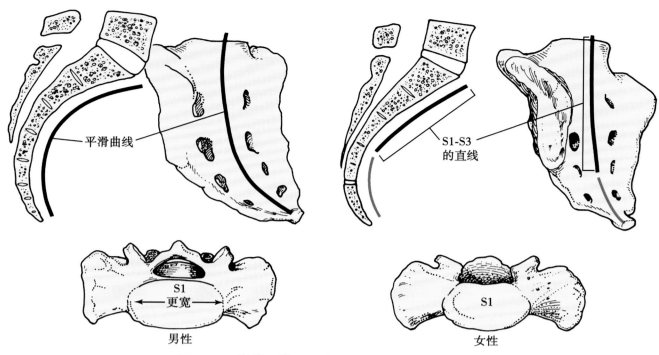

平滑曲线

S1-S3
的直线

S1
更宽

男性

S1

女性

图 42-3　骶管阻滞：不同性别骶骨解剖结构的差异

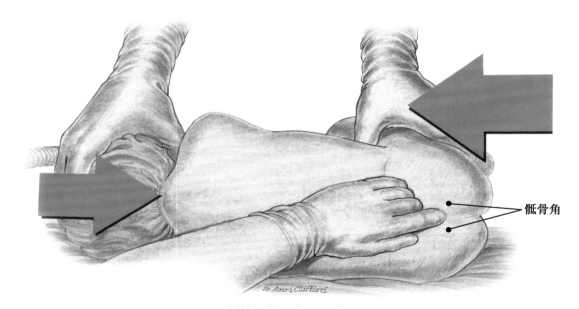

骶骨角

图 42-4　骶管阻滞：小儿骶管阻滞体位

针约 1～1.5cm 进入椎管内。此时继续进针穿透硬脑膜及血管的可能性变大，不建议继续进针。由于存在误入静脉或蛛网膜下腔的可能，与腰段硬膜外麻醉一样，回抽无血及脑脊液后给予试验剂量。

潜在问题

骶管阻滞的大部分并发症与腰段硬膜外麻醉相同，但也有一些区别：①骶管阻滞发生局麻药物毒性的概率高于腰段硬膜外麻醉。

②骶管阻滞技术穿透蛛网膜下腔的发生率极低。硬脊膜囊止于 S2 水平，因此，只有穿刺针入骶管内很深的位置才有可能穿透蛛网膜下腔。进行小儿骶管阻滞时需考虑的是，儿童病人硬脊膜囊止于骶管内更远的位置。

骶管麻醉最常见的问题是阻滞无效，这是由于骶管裂孔的解剖结构存在相当大的差异。若操作的麻醉医师不熟悉骶管阻滞技术，针头可能会穿过骶骨腹侧的前方，可能会穿透直肠，在产科麻醉中，可能会刺到胎儿。如图 42-7 所示，骶骨裂孔周围的区域可以想

7

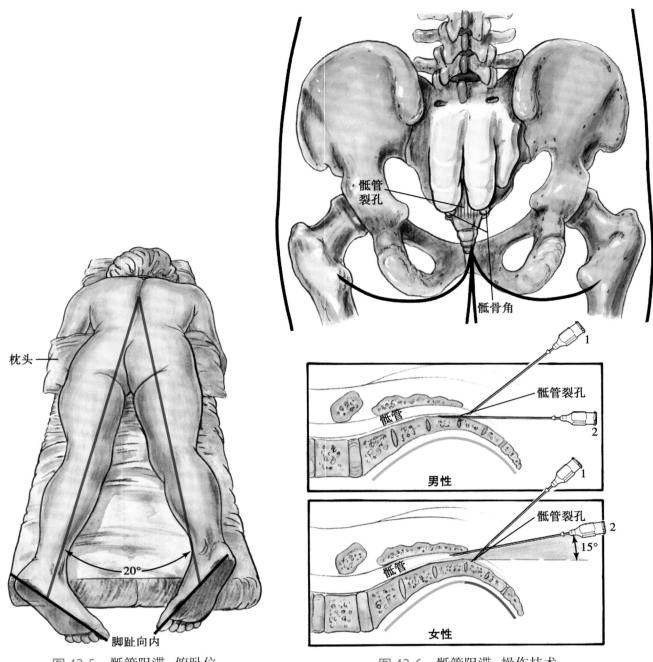

图 42-5　骶管阻滞：俯卧位

图 42-6　骶管阻滞：操作技术

7

象为一个潜在的"误差范围"。有些病人骶骨裂孔缝隙很小以至于穿刺针无法通过，有些病人骶骨裂孔的位置可能比预期更靠近头侧，或者已经闭合。同时，当穿刺针入骶椎间孔而不是骶骨裂孔时会有明显的落空感。在侧位图上可以看到，针会误入皮下组织、骨膜下层和骶骨的骨髓腔。

经验

为了提高骶管阻滞的效果，麻醉医师应严格掌握骶麻的适应证及解剖学知识，骶麻

不适用于骶管裂孔解剖学变异的病人。由于骶管裂孔周围区域的解剖学变异，进行骶管阻滞与其他区域阻滞相比，需要麻醉医师具有更多的操作经验和更长的成长周期。麻醉医师应在解剖学条件好的病人中提升他们的技术。

图 42-8 展示了一种在骶管阻滞时确认穿刺针位置的方法。当穿刺针进入预期位置时，麻醉医师可将一只手放在骶部触诊，然后迅速注入 5ml 生理盐水。如图所示，通过触诊可感知针在骶骨上的位置。如果针在皮下，注射时局部会出现隆起。如果针在骶管

误差范围

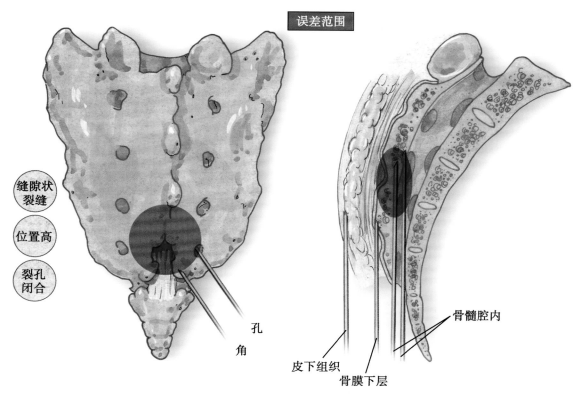

缝隙状
裂缝

位置高

裂孔
闭合

孔

角

皮下组织

骨膜下层

骨髓腔内

图 42-7　骶管阻滞：错误注射范围

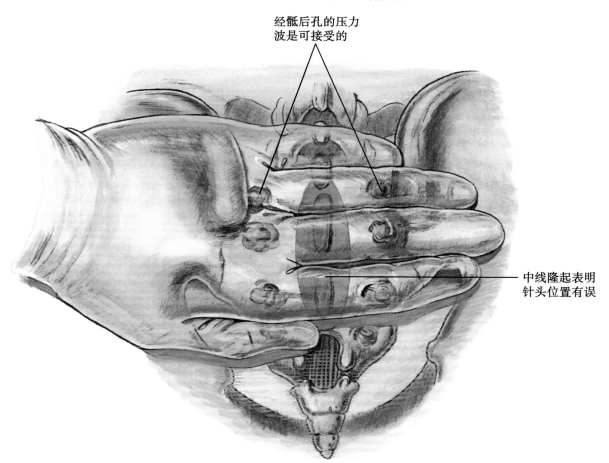

经骶后孔的压力
波是可接受的

中线隆起表明
针头位置有误

7

图 42-8　骶管阻滞：触诊技术

内，则不会触及隆起。对于较瘦的病人，若针在骶管内准确且快速注射生理盐水，麻醉医生可能会感觉到骶后孔上一个侧向的小压力波。这些小压力波不应与针在皮下注射造成的压力相混淆。

（高荣青　译，曹艳楠　校）

第八篇

超声引导下小儿区域阻滞

第43章
小儿骶管阻滞

John Seif

要点

- 在操作前和操作过程中使用超声确认解剖结构有助于操作成功。由于骶骨未完全骨化,超声波仍可穿透。
- 穿刺针穿入硬膜外腔时阻力消失并不明显,因为小儿的骶尾部韧带较软。
- 穿刺针可能误入皮下骨膜层或穿过硬脊膜进入蛛网膜下腔中。

体位

患儿全身麻醉后,侧卧位是充分暴露骶管裂孔的最佳位置。将患儿双膝弯曲靠近腹部并确定臀凹陷上方的中线,可在此处触及骶管裂孔。

解剖

以两个髂后上棘(posterosuperior iliac spine,PSIS)之间的连线和骶管裂孔处的顶点绘制一个三角形。骶管裂孔的尾端位于第五骶椎的两个骶角之间。类似于黄韧带的骶尾韧带位于两个骶骨角之间(图 43-1)。

超声解剖学

考虑到患儿年龄、体重和骨化水平的不同,超声解剖也更复杂。超声引导下操作有助于识别潜在的解剖结构,最常关注的包括骶管裂孔、骶骨角、尾骨和骶尾韧带。虽然可用探头在中线上通过横向或纵向视图来进行定位,但通常应在超声探视之前就定位好穿刺点。将探头横放于尾骨处,可见两侧驼峰样骶骨角。上面的高回声线代表骶尾膜或骶尾韧带,下面的高回声线代表骶骨骨盆表面,骶管裂孔位于两者之间(图 43-2,图 43-3)。

技术要点

如需单次阻滞,则使用 22G 静脉留置针,如需置管,则需要更大型号的静脉留置针(如 20G 或 18G)。确定解剖结构后,用食指触诊到骶骨角。以 45° 角进针,当穿刺针前进时,会感觉像刺在面团上。然后将穿刺针角度降低到 15° 继续前进,直到感到阻力消失(在小龄儿童中有时可感到轻微的"啪"声)。在注射局麻药之前,应回抽和注射试验剂量的药物。

经验

- 注射局麻药前先注射生理盐水并触诊骶骨,以确认未在皮下注射。
- 病人选择和操作者经验对阻滞成功起着重要作用。

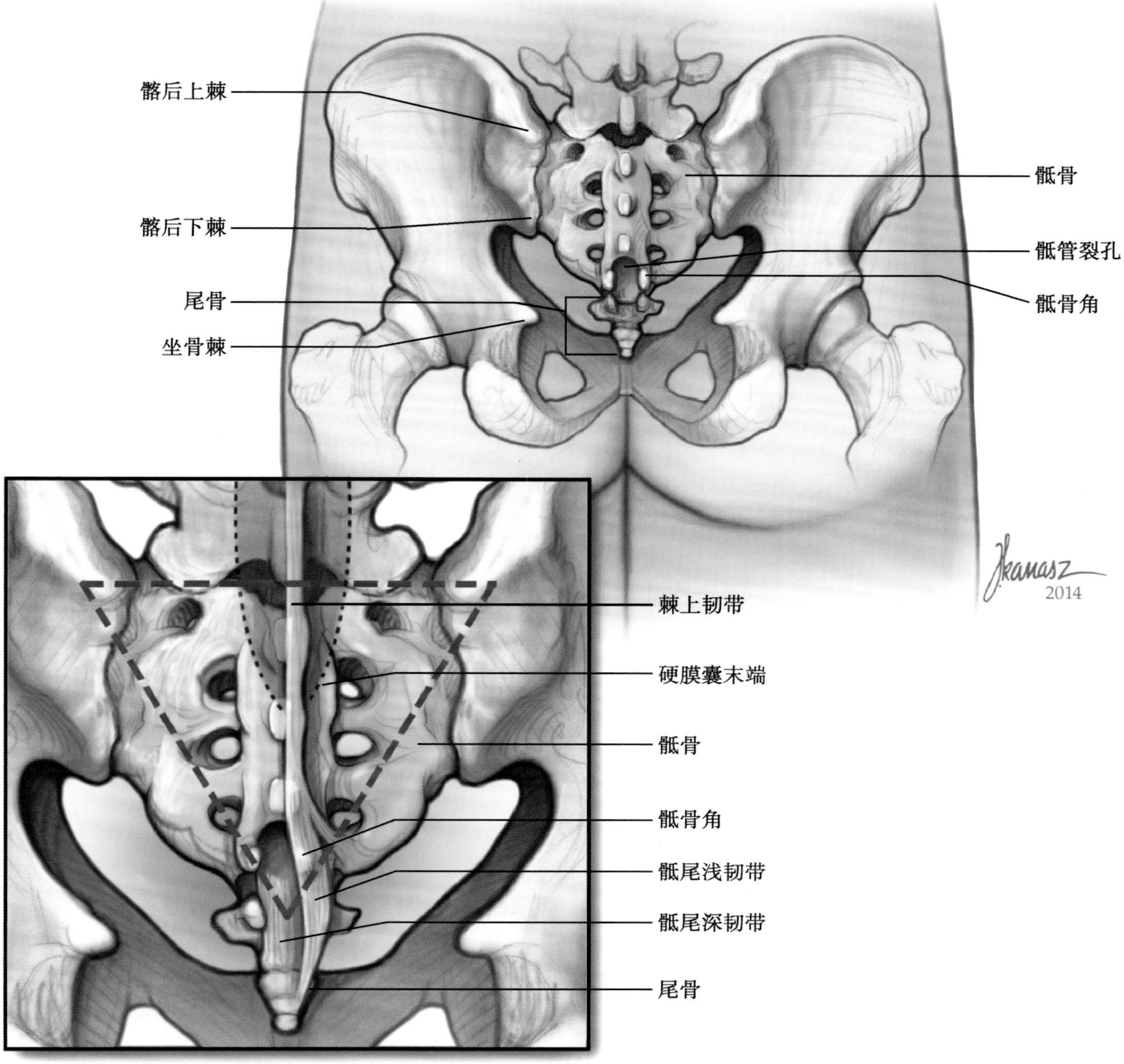

髂后上棘
髂后下棘
尾骨
坐骨棘
骶骨
骶管裂孔
骶骨角
棘上韧带
硬膜囊末端
骶骨
骶骨角
骶尾浅韧带
骶尾深韧带
尾骨
Jkamasz 2014

图 43-1　骶尾部的表面解剖；髂后上棘和骶骨裂孔

骶角
骶尾部韧带
骨盆表面

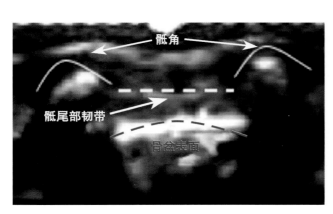

图 43-2　小儿骶管阻滞解剖的超声图像

骶骨背侧面
骶管置管
骶骨盆腔面

图 43-3　小儿骶管阻滞解剖的超声图像

（彭心怡　译，伍颖　校）

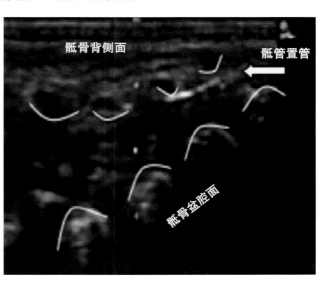

第44章
髂腹股沟和髂腹下神经阻滞

John Seif

要点

- 辨别不同的肌肉层次至关重要,因为腹膜是腹横肌下最亮的一层。超声可见腹膜层下肠管随着呼吸滑动的征象。
- 进针时穿透不同肌层时会有落空感,应避免穿透腹膜进入腹腔损伤肠道。
- 腹壁浅血管有时与髂腹股沟及髂腹下神经伴行,应避免误入血管,尤其是腹股沟下动脉,超声多普勒有助于识别小血管。

体位

病人取仰卧位,充分暴露腹部及腹股沟区域(图44-1)。

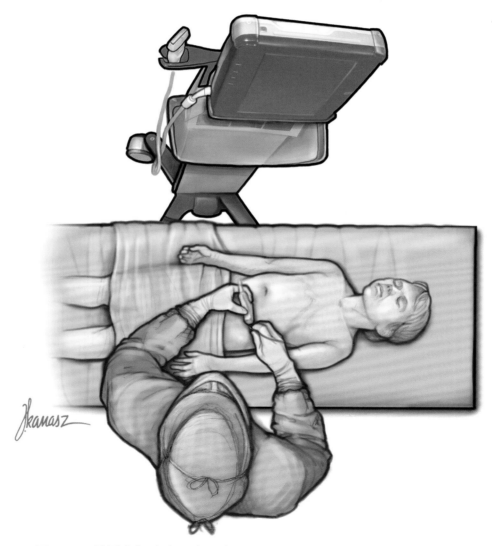

图44-1 暴露腹部及腹股沟区域,探头水平置于髂前上棘与脐的连线上

解剖

　　进针点位于髂前上棘（anterior superior iliac spine，ASIS）与脐连线的中外 1/3 交点处。这一点距髂前上棘靠内侧和头侧约 2cm（图 44-2）。

　　髂腹股沟和髂腹下神经是腰丛 T12-L1 的分支，起始于髂肌和腰大肌的后方，穿过腹横肌走行于腹内斜肌和腹横肌之间。髂腹股沟和髂腹下神经阻滞可应用于腹股沟区域大多数手术。

超声解剖学与技术要点

　　探头水平置于髂前上棘与脐的连线上，上下滑动探头，此时前腹壁平面显示，由浅入深依次为腹外斜肌、腹内斜肌和腹横肌（图 44-3）。超声引导下平面内由内向外或由外向内进针，有 2 次突破感，第一次突破感穿透腹外斜肌与腹内斜肌间的筋膜，第二次突破感穿透腹内斜肌与腹横肌间的筋膜（图 44-4A），在腹内斜肌与腹横肌之间注射局麻药（图 44-4B）。

经验

● 超声引导下注射局麻药有助于确认药物在

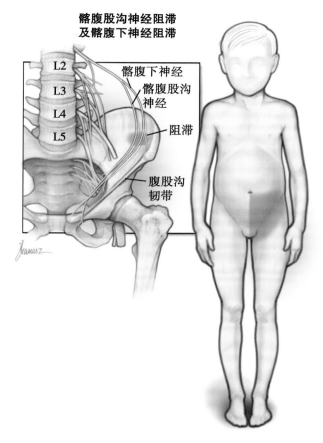

图 44-2　确认髂前上棘与脐两点连线，将超声探头置于两点连线上，进针点为中外 1/3 交点处

腹内斜肌和腹横肌间隙中扩散以保证良好的阻滞效果。

● 在使用钝针时，肌肉被拉伸是比较常见的现象，因此可以使用更垂直的角度进针。

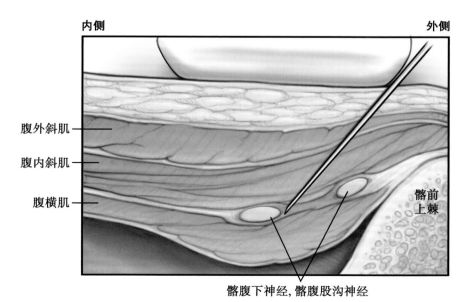

图 44-3　采用平面内技术，穿刺针穿过腹外斜肌和腹内斜肌，以腹内斜肌和腹横肌之间的髂腹股沟神经和髂腹下神经平面为靶点

8

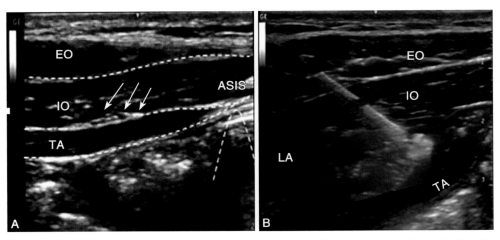

图 44-4　A. 超声可依次见腹外斜肌、腹内斜肌、腹横肌三块肌肉,箭头所指为髂腹股沟神经和髂腹下神经所在处。B. 如图所示,局麻药在腹内斜肌和腹横肌间扩散。ASIS,髂前上棘;EO,腹外斜肌;IO,腹内斜肌;LA,局麻药;TA,腹横肌

（高荣青　译，伍颖　校）

8

第45章
颈浅丛阻滞

John Seif

要点

- 固定颈部位置，并辨认胸锁乳突肌。
- 如不使用超声，一定要用另一只手感觉是否有扩散，以避免局麻药误入血管。
- 沿胸锁乳突肌的后缘向进针点上、下方注药。

体位

将病人去枕平卧，头部转向阻滞侧对侧（图45-1）。

解剖和技术要点

颈浅神经丛的支配范围为C1-C4腹侧支（前支）覆盖的皮肤（图45-2）。它包括枕小神经、耳大神经、颈横神经和锁骨上神经（图45-3）。在胸锁乳突肌后缘中点进针，局麻药注射并扩散于胸锁乳突肌锁骨头侧的后缘。

在超声下，使用线性探头放置在胸锁乳突肌上方进针点的横向位置。针在平面内与超声探头保持平行，观察到局麻药在胸锁乳突肌后缘的扩散是成功的关键（图45-4）。

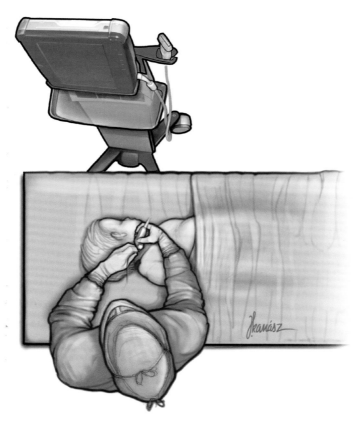

图45-1　取仰卧位，将头部转向对侧，超声位于对侧，屏幕面向医生

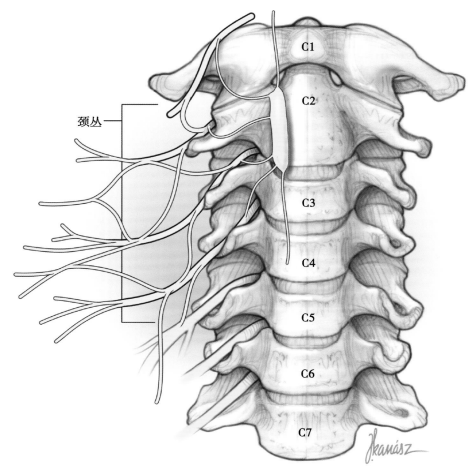

颈丛

图 45-2　颈浅丛阻滞覆盖 C1-C4 支配的皮肤

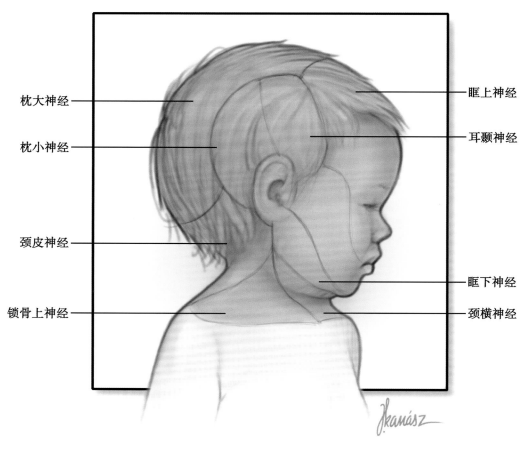

枕大神经

枕小神经

颈皮神经

锁骨上神经

眶上神经

耳颞神经

眶下神经

颈横神经

图 45-3　颈浅丛阻滞包括：枕小神经、耳大神经、颈横神经、锁骨上神经及其分支

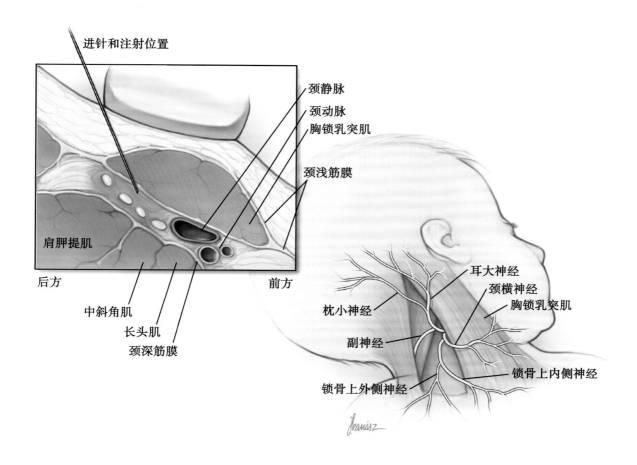

进针和注射位置

颈静脉
颈动脉
胸锁乳突肌
颈浅筋膜

肩胛提肌

后方　　　　　　　　　　　　前方

中斜角肌
长头肌
颈深筋膜

耳大神经
颈横神经
胸锁乳突肌

枕小神经

副神经

锁骨上内侧神经

锁骨上外侧神经

图 45-4　观察到针径直进入胸锁乳突肌后缘，局麻药在此区域扩散

经验

- 如果注射过深，可能会导致颈深丛神经阻滞和部分膈神经阻滞，可能会出现声音嘶哑、咳痰困难的情况。

- 建议用 22G 针在浅层注射局麻药。
- 颈浅丛阻滞仅阻滞皮肤感觉，可用于乳突切开和锁骨骨折（特别是锁骨外侧 1/3 处）的术后镇痛（图 45-4）。

（张扬　译，伍颖　校）

8

第46章
阴部神经阻滞

John Seif

要点

- 病人选择在阻滞过程中起着重要作用,肥胖病人的阻滞具有挑战性。
- 超声的使用经验能最大程度地提高阻滞成功率。
- 如果超声未显示局麻药扩散,则有血管内注射的风险。
- 注射区域靠近肛周区域,注意避免污染。

适应证

- 男性和女性的会阴部手术。
- 尿道下裂和包皮环切术。
- 阴囊和睾丸手术应辅以髂腹股沟神经阻滞。

禁忌证

- 感染或存在肛周炎症。

超声解剖学

- 阴部神经的纤维起源于 S2-S4 的腹侧分支。它通过坐骨大孔的下部离开盆腔,经过坐骨棘后方,然后从坐骨小孔重新进入骨盆。它沿坐骨结节内侧边界与阴部内血管相伴行(图 46-1)。
- 将病人置于蛙状位或截石位有助于暴露该区域并识别下方的结构。将线性超声探头放置于肛门外侧会阴的 3～9 点钟位置,并覆盖坐骨结节(图 46-2)。
- 阴部动脉可见于坐骨结节内侧。

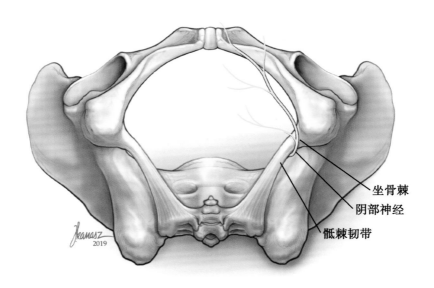

坐骨棘
阴部神经
骶棘韧带

图 46-1　阴部神经位于坐骨棘韧带下方的坐骨结节内侧

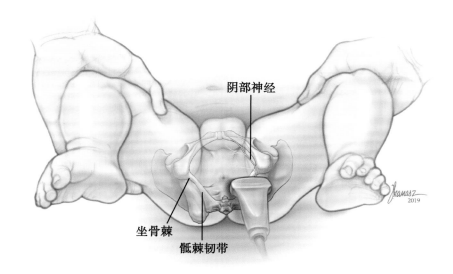

图 46-2 在截石位或蛙状位，坐骨结节是最内侧的骨性突起。线性
超声探头放置于坐骨结节上

技术要点

- 识别坐骨结节后，从平面外与皮肤呈 45° 角进针。针在超声探头正中，从前向后的方向进入，在坐骨结节内侧注入局麻药（图 46-3）。

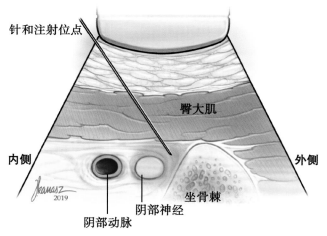

图 46-3 针尖目标位于坐骨结节的内侧，局麻药注射在此处

- 通过骶结节韧带时几乎不会感到阻力。
- 在超声旁使用 0.3～1.0mA 的神经刺激器，可以观察到阴茎和肛门的收缩，可用来确认阴部神经的位置。有时在超声下很难找到阴部神经。
- 对于儿童病人，建议使用 0.25% 布比卡因，最大剂量可达 1ml/kg。
- 双侧阻滞可达到最大程度的疼痛缓解。

经验

- 截石位或蛙状位有助于进行神经阻滞。
- 使用彩色多普勒超声观察坐骨结节内侧阴部动脉，即阴部神经所在位置。
- 观察到局麻药扩散至坐骨结节内侧可提高阻滞的成功率。

（高媛 译，夏苏云 校）

8

第47章
小儿椎旁置管

John Seif

适应证

- 接受胸部和上腹部手术的病人。
- 单侧阻滞适用于需保留肺功能的开胸手术、胆囊切除术、乳腺切除术和泌尿外科手术。
- 双侧阻滞置管适用于硬膜外阻滞效果不佳或失败。

禁忌证

- 正在使用抗凝和抗血小板治疗的人群慎用。

超声解剖学

- 胸椎旁间隙是脊柱外侧的一个小的三角形间隙。
- 后方以上肋横突韧带为界,前以胸膜壁层为界,上下以相邻肋骨的肋骨头和肋骨颈为界。
- 椎旁间隙可采用横向和旁正中入路扫描。
- 在横向入路(短轴)中,超声探头对准横突上方的两根相邻肋骨之间的间隙。此入路以肋间外肌和肋间膜为上界,以壁层胸膜为下界。
- 在旁正中入路(长轴)中,探头位于横突的旁正中平面。肋间外侧肌和肋横韧带位于横突之间,其更深处是壁层胸膜,两者中间的区域是椎旁间隙。

技术要点

- 在横向入路中,线性超声探头对准肋骨的长轴,识别横突内侧和肋间肌及其深处的壁层胸膜(滑动征)(图47-1)。
  - 使用18G Tuohy针可视化的从线性超声探头的外侧向内侧进针。针尖末端位于椎旁间隙,深至肋横韧带,在壁胸膜上方注射局麻药。然后,通过Tuohy针置入一根19G的椎旁导管,置入深度比针长5cm。
  - 注入局麻药0.2%罗哌卡因(1ml/kg),最大单次剂量为10ml,然后持续输注(最大0.4mg/(kg·h))。
- 在旁正中入路(长轴)中,使用线性超声探头显示横突和肋间肌,并识别更深的脏层胸膜。局麻药注入胸膜上方和肋间内膜下方之间。

经验

- 对于儿科病人,侧卧位是最好的选择。
- 通过观察肺的壁层胸膜和脏层胸膜相互摩擦的滑动征象区别肋横韧带和壁层胸膜。
- 操作前后胸膜滑动征的存在可排除气胸。

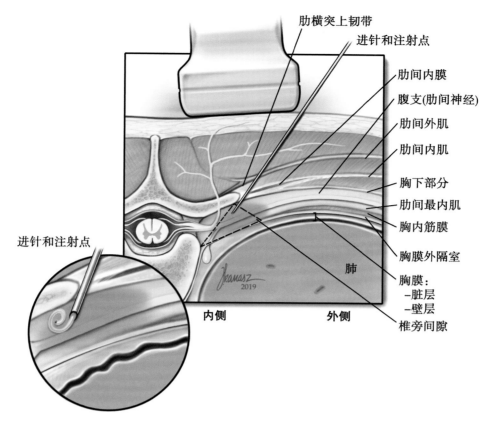

肋横突上韧带

进针和注射点

肋间内膜

腹支(肋间神经)

肋间外肌

肋间内肌

胸下部分

肋间最内肌

胸内筋膜

胸膜外隔室

胸膜：
－脏层
－壁层

椎旁间隙

肺

进针和注射点

内侧　　外侧

图 47-1　超声探头在横向入路中，针从外侧向内侧进入椎旁间隙

- 气胸、全脊麻和局麻药中毒是椎旁阻滞的 常见并发症，有经验的医生操作可以避免 这些并发症。

（张扬 译，夏苏云 校）

第九篇

产科区域麻醉

第48章
妊娠分娩的区域阻滞技术

Cynthia A. Wong

摘要：产科病人的麻醉主要以区域麻醉和镇痛为主，主要是椎管内技术（腰麻、硬膜外、腰硬联合麻醉）。这些技术应用在孕妇身上时需要进行调整，以适应怀孕带来的生理变化。产科病人的麻醉还必须考虑对胎儿/新生儿的影响。一般来说，与全身麻醉相比，椎管内给药通过胎盘转移向胎儿的药物较少。椎管内镇痛是唯一能为生产和阴道分娩提供完全镇痛的止痛技术。椎管内麻醉被认为是剖宫产的最适合的技术。剖宫产后分娩镇痛常用多模式镇痛，通常包括单次注射吗啡镇痛。椎管内局麻药和阿片类药物通常用于产科镇痛和麻醉，因为它们具有协同作用，所以仅需要较低剂量的两种药物，这有助于减少局麻药和阿片类药物的副作用。对于不能或不愿进行椎管内镇痛或麻醉的产妇，可以使用其他神经阻滞来提供分娩镇痛和术后镇痛（如腹横肌平面阻滞、腰方肌阻滞、阴部神经阻滞）。

关键词：产科麻醉，椎管内分娩镇痛，硬膜外分娩镇痛，剖宫产麻醉，腰硬联合麻醉

要点

- 椎管内镇痛/麻醉（腰麻、硬膜外、腰硬联合麻醉）是产科病人安全麻醉的主要手段。麻醉医生应首先关注母亲，然后胎儿。
- 妊娠期激素和解剖学变化会影响椎管内麻醉操作和用药。
- 椎管内镇痛（通常是硬膜外或腰硬联合麻醉）是唯一一种为分娩提供完全止痛效果的镇痛技术。

- 椎管内分娩镇痛通常始于腰椎中部；从T10-S4的感觉阻滞是完全分娩镇痛所必需的。
- 在剖宫产中，需达到T6阻滞水平，以阻断支配盆腔和腹部器官的传入神经。在椎管内局麻药中加入脂溶性阿片类药物可增强阻滞的强度。

引言

产科病人的麻醉以局部麻醉镇痛为主，主要是椎管内镇痛技术（腰麻、硬膜外、腰硬联合麻醉）。产科病人的麻醉还必须考虑对胎儿/新生儿的影响。总体而言，与全身麻醉相比，椎管内给药通过胎盘转移到胎儿的药物较少。

椎管内镇痛是唯一能为分娩和阴道分娩提供完全镇痛的技术。考虑到分娩持续的时间不确定（小于一小时到几天不等），持续性镇痛技术是最佳选择。椎管内分娩镇痛通常是通过向蛛网膜下腔或硬膜外间隙注射局麻药和脂溶性阿片类药物。放置硬膜外导管（很少是腰麻导管），用于分娩和分娩过程中持续镇痛。其他区域技术和神经阻滞通常由产科医生实施（双侧宫颈旁阻滞、双侧阴部神经阻滞），但这些阻滞不能提供持续、完全的镇痛。宫颈旁阻滞为第一产程提供了镇痛，此时疼痛来自宫颈和子宫下段。阴部神经阻滞对于第二产程是有用的，因为胎儿在产道下降时，此时疼痛源于阴道和会阴部。只有椎管内镇痛才能同时阻断这些疼痛冲动。

椎管内麻醉是剖宫产的最佳选择，无论是

择期剖宫产还是中转剖宫产。与全身麻醉相比，它的优点包括：①对母亲更安全（不需要管理呼吸道）；②药物更少通过胎盘并影响胎儿/新生儿；③允许母亲保持清醒，父亲陪伴分娩。单次腰麻经常用于择期手术。腰硬联合麻醉用于预计产程较长的情况（例如再次手术、肥胖病人）。硬膜外麻醉是已留置硬膜外导管用于分娩镇痛的产妇行剖宫产术常见的技术；由硬膜外镇痛过渡到硬膜外麻醉。

剖宫产后分娩镇痛最常使用多模式镇痛——多模式镇痛的一个常见组成部分是椎管内单次注射吗啡镇痛。对于不能接受椎管内注射吗啡的女性（例如，全身麻醉状态下），腹横肌平面阻滞（参见第36章）和腰方肌阻滞（参见第38章）可提供全身麻醉的镇痛补充。然而，这些阻滞并不能提升椎管内吗啡的镇痛效果，因此不适用于已接受腰麻或硬膜外吗啡治疗的女性。

病人选择

大多数产科病人是椎管内镇痛/麻醉的适用对象。禁忌证类似于其他非怀孕病人的禁忌证。绝对禁忌证包括病人拒绝、凝血障碍、穿刺部位感染和未纠正的母体低血压（例如大出血时）。全身感染是一个相对的禁忌证，在使用了抗生素且病人没有表现出明显的败血症迹象时，大多数临床医生就会继续选择椎管内技术。血栓栓塞是产妇并发症发病率和死亡率高的主要原因，因此许多孕妇接受药物抗凝治疗。接受药物抗凝治疗的产妇使用椎管内麻醉的指南通常与非产科人群相似，但是应该对每位病人进行全面的利弊评估。一些产科疾病与消耗性凝血病有关，包括胎盘早剥和羊水栓塞。在进行椎管内麻醉之前，应排除这些产妇的凝血功能障碍。

药物选择

在美国，用于产科椎管内镇痛/麻醉的局麻药通常有四种。布比卡因（0.062 5%～0.125%）和罗哌卡因（0.1%～0.2%）通常用于硬膜外分娩镇痛。剖宫产腰麻通常使用0.75%布比卡因配伍葡萄糖（重比重布比卡因），但是有些临床医生使用单纯布比卡因。在大多数病人中，这种比重偏低。硬膜外麻醉通常使用2%利多卡因联合肾上腺素1：200 000或3%的2-氯普鲁卡因（因起效迅速用于紧急手术）。通常情况下，剖宫产硬膜外麻醉需要18～25ml的局麻药。椎管内麻醉也适用于宫颈环扎术（包括择期和急诊手术）和产后输卵管结扎术，这些手术通常操作时间较短，使用短效的局麻药比较合适。

几乎所有情况都会在局麻药中加入脂溶性阿片类药物（芬太尼或舒芬太尼）。阿片类药物和局麻药有协同作用，因此只需较低剂量的两种药物即可，有助于减少局麻药和阿片类药物的副作用。10～25μg芬太尼和1.5～5μg舒芬太尼是无痛分娩腰硬联合麻醉和剖宫产腰麻的常用辅助用药。1.5～3μg/ml芬太尼或0.2～0.4μg/ml舒芬太尼常配伍低浓度局麻药用于连续硬膜外分娩镇痛。椎管内使用吗啡通常作为剖宫产后多模式镇痛技术的一部分（腰麻剂量0.05～0.15mg，硬膜外剂量2～4mg）。

布比卡因中加入肾上腺素（0.2mg）可延长腰麻持续时间。腰麻和硬膜外使用可乐定可以增强镇痛和麻醉效果，但是产科病人使用可乐定在美国是超适应证用药，因为它可能导致低血压和嗜睡。

操作

解剖

在分娩过程中，来自子宫和宫颈的疼痛冲动由内脏传入神经纤维传递，内脏传入神经与交感神经共同于下胸段和高腰段（T10-L1）进入脊髓。随着分娩的进行和胎儿在产道中下降，阴道和会阴扩张拉伸产生疼痛冲动，这些疼痛冲动通过阴部神经传递到S2-S4的脊髓。硬膜外导管通常放置于腰椎中段的硬膜外间隙。在分娩早期，感觉阻滞平面头端必须达到T10水平以阻断分娩

9

阵痛。在分娩后期，感觉阻滞平面必须达到骶尾部，以便在胎儿进入产道时提供完全的镇痛。

剖宫产时，必须阻滞支配腹部和盆腔器官的传入神经。这些神经与交感神经纤维都自 T5-L1 脊髓节段传入。因此，满意的剖宫产麻醉应提供从骶部到 T6 水平的运动和感觉阻滞。由于不同感觉阻滞的差异（即触觉比温觉平面更低），大多数临床医生的目标是阻滞到 T4 水平的冷刺激。剖宫产时麻醉范围和麻醉强度不足（硬膜外麻醉比腰麻更易发生），会导致术中恶心、呕吐和疼痛。

随着妊娠的进展，妊娠期间的解剖和激素改变会逐渐降低母体对麻醉药的需求。孕激素水平升高，以及其他激素变化，都会导致妊娠期间药效动力学的改变。妊娠期间进行性腰椎前凸改变了脊柱与皮肤表面的解剖关系，在妊娠时两侧髂后上棘连线与脊柱交叉点偏高（更偏向头侧），这可能会增加错误识别实际腰椎间隙的风险（也就是说麻醉医生使用标准定位方式可能会定位到比预期间隙高一到两级的间隙）。相邻棘突之间的间隙变窄，孕妇可能更难摆出有利于针头进入椎管内的屈曲位置。韧带变得更加"松弛"，导致黄韧带在腰麻或硬膜外麻醉进针时感觉不那么"致密"。血容量增加，妊娠中期增大的子宫压迫下腔静脉，阻碍下肢静脉回流，随着腹内压力的增加，会导致血液从下腔静脉分流到奇静脉系统。随着妊娠期间腰椎椎管内血容量的扩张以及脂肪体积的增加，硬膜囊被压缩，腰椎脑脊液转移到头侧，导致腰椎脑脊液体积减少。此外，正常腰椎前凸的顶点向尾侧移位，正常胸椎后凸变小并向头侧移位。最后，怀孕期间脑脊液比重下降。这些变化导致蛛网膜下腔高比重（或低比重）局麻药的分布发生改变。妊娠足月时，椎管内麻醉所需的局麻药剂量比非妊娠病人减少 25%～30%。

扩张的硬膜外静脉可能会增加针或导管误入静脉的风险。此外，椎间孔静脉扩张可能会阻碍注射到硬膜外间隙的局麻药的扩散，并导致妊娠期间硬膜外麻醉阻滞平面较低的现象出现。

体位

椎管内麻醉的体位在怀孕病人中并没有不同（参见第 40 章和第 41 章）。分娩的病人可能更喜欢侧卧或坐姿，而临床医生可能更喜欢其中一种姿势。有时，病人的并发症可能会决定病人的体位（例如，宫颈扩张和胎儿足臀先露的病人应选择侧位，以降低脐带脱垂的风险）。在使用高比重（或不常见的低比重）局麻药进行腰麻时，应考虑病人的体位。麻醉开始时的监测与非妊娠病人的监测类似，但增加了胎儿心率监测。麻醉医生可能需要与护士或助产士合作，使病人在椎管内麻醉和胎儿监护中摆出最佳体位。

术前使用超声来帮助定位腰椎越来越常见（参见第 39 章）。它在肥胖产妇中识别中线、棘间间隙和估计体表到硬膜外间隙的深度方面特别有用。通常使用低频（2～5MHz）凸阵探头，在旁矢状斜面和横断正中面获得两个切面。使用旁矢状斜面视图，声窗可能更大，特别是在椎管狭窄的女性中。通过使用旁矢状斜面或横断正中面视图获得后复合体的图像（黄韧带、硬膜外间隙和蛛网膜）来估计硬膜外间隙的深度。对硬膜外间隙深度的估计可能会比穿刺针测量的实际深度低 1cm，特别是肥胖女性。这种低估源于超声探头对软组织的挤压，但这通常是获得满意的视图所必需的。

腰麻始于腰椎中段（L2-L3 或更低）。硬膜外镇痛/麻醉通常也是在腰椎中段开始的，因为同时需要胸段和骶尾部的麻醉。很少使用双硬膜外导管技术，即在低胸段间隙放置一根导管用于第一产程的镇痛，并在尾侧放置第二根导管用于骶部镇痛。与腰麻一样，腰硬联合镇痛/麻醉始于 L2-L3 间隙或更低的间隙，因为需要避免损伤脊髓圆锥。

在椎管内麻醉的开始阶段即使用无菌技术是保证产妇安全的关键。坐位时，母亲应戴上手术帽，以防止头发和头皮屑污染无菌区。产房内所有人员均应佩戴口罩，一般情况下,产房内只允许一名辅助人员活动。穿刺点附近的皮肤通常用含氯己定的酒精消毒。麻醉医生应用含酒精的消毒液洗手,并在戴上无菌手套之前取下所有手部和手腕上的配饰。

穿刺

育龄期年轻女性穿刺术后头痛的发生率更高,因此蛛网膜下腔穿刺时应使用细针(通常为25~27G针)。

硬膜外镇痛/麻醉通常使用17G的Tuohy针或其他适合置管的硬膜外针。绝大多数情况下,使用单孔或多孔硬膜外导管(19或20G)穿过硬膜外针并固定。由于产科病人很年轻,棘间韧带很少钙化,所以常用正中入路。在怀孕期间,由于皮下脂肪的增加,硬膜外间隙的深度增加。悬滴法是确定硬膜外间隙的一种常见技术,但在妊娠期间,悬滴法不太可靠,因为腹内压增加导致硬膜外间隙压力增加。在硬膜外导管置入之前,可以通过硬膜外针注入小剂量局麻药。但更多的是将硬膜外导管置入硬膜外间隙,并通过导管逐步注射局麻药从而实现镇痛/麻醉。

腰硬联合麻醉结合了腰麻和硬膜外麻醉的优点:以小剂量药物迅速起效,然后提供持续的镇痛/麻醉。它既可用于分娩镇痛,也可用于剖宫产麻醉。最常见的做法是使用"针中针",先将硬膜外针置入硬膜外间隙(图48-1),然后硬膜外针充当腰麻针(64~69cm)的"引导器"。麻醉医生使用惯用手将腰麻针通过硬膜外针,而非惯用手用拇指和食指握住硬

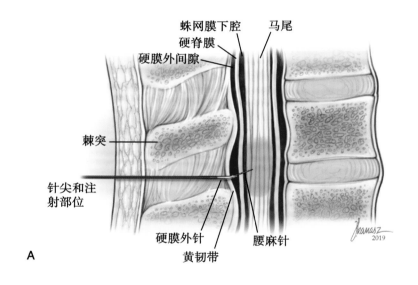

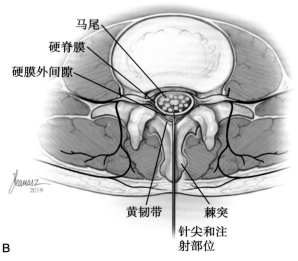

图48-1 腰硬联合麻醉硬膜外针位于标准位置,长腰麻针穿过硬膜外针刺破蛛网膜。A.矢状面。B.横断面

9

膜外针并将手背放在病人背部来固定硬膜外针。这项技术类似于腰麻,当非惯用手稳定引导针时,惯用手扶着腰麻针向前进针。当腰麻针尖通过硬膜外针尖时,通常会感觉到前进阻力的小幅增加。麻醉医生察觉突破感时,表明针尖已突破硬膜和蛛网膜,腰麻针应该停止前进。然后,用非惯用手的拇指和食指牢牢抓住腰麻针和硬膜外针的接头处,取出腰麻针芯。确认脑脊液通过腰麻针回流后,将配好麻药的注射器连接到腰麻针上然后注射,并将空注射器和腰麻针一起取出。然后像持续硬膜外麻醉一样将硬膜外导管放置在硬膜外间隙。

潜在问题

椎管内麻醉在产科病人中的不良反应和并发症与其他非妊娠病人相似。椎管内注射局麻药会导致交感神经阻滞。剖宫产麻醉开始时这种阻滞范围较为广泛;胸段椎管内麻醉会导致动脉血管扩张,全身血管阻力显著降低,心输出量增加,血压下降,有时幅度很大。子宫胎盘灌注量不是自动调节的,因此灌注量与母体血压直接相关。子宫胎盘灌注量减少会导致对胎儿的供氧量减少。尽管对于健康的胎盘和胎儿,供氧量的安全范围很大,但在一些产妇(例如,患有先兆子痫的产妇)中,这一安全阈值会降低。母体低血压与新生儿低 Apgar 评分和酸血症有关。因此,在椎管内镇痛 / 麻醉期间,麻醉医生将母体血压维持在接近基线的水平是至关重要的。麻醉开始后应仔细监测血压。病人在椎管内麻醉开始后 15min 内感觉呼吸急促、恶心或只是"感觉不适",这些一般是由低血压引起的。血压下降之前常常伴随着心率的增加。在麻醉开始时快速静脉补液,结合预防性使用血管升压药(如去氧肾上腺素)是维持血压的最好方法。低血压应该使用额外剂量的血管升压药。

椎管内镇痛 / 麻醉的其他不良反应包括瘙痒(椎管内注射阿片类药物注射引起)、尿潴留和寒战。大约 15% 接受椎管内麻醉的产妇会出现低热,其机制目前尚不清楚,但可能与非感染性炎症有关。

椎管内镇痛 / 麻醉可能会因多种原因而失败。最主要的原因是未能将药物注射到目的部位。处于分娩后期的产妇可能会感到骶骨疼痛。硬膜外间隙注射局麻药优先分布于头部而不是尾部。因此,分娩早期建立低胸段的感觉阻滞可以在分娩早期提供满意的镇痛效果,但随着分娩的进展,骶尾部阻滞是必须的,否则可能会导致疼痛爆发。注射大容量的稀释局麻药(10~15ml)可促进局麻药向骶管扩散。

产科病人椎管内麻醉的其他并发症与非产科病人类似,具体在第 40 章和第 41 章进行了讨论。包括意外将局麻药注射到硬膜外静脉,导致局麻药全身中毒;或注射到蛛网膜下腔,导致全脊麻。有时,硬膜外针尖或导管被错误地放置在硬膜下"间隙"(硬脊膜和蛛网膜之间的潜在间隙)。将局麻药注入该间隙导致典型的斑片状阻滞:起效时间与硬膜外麻醉相似,但头侧阻滞的范围可能比预期的要大。

已经有多种用药错误的报道,因此必须注意正确识别椎管内应用的所有药物,特别是那些要注射到蛛网膜下腔的药物。无意中注射神经毒性物质可能会导致永久性马尾综合征。

椎管内神经损伤可由脊髓、脊髓圆锥、马尾或脊神经的直接损伤引起。间接神经组织损伤可由椎管内血肿或脓肿引起的缺血或压迫造成。产科病人罹患血栓栓塞症和死于肺栓塞的风险增加,因此许多病人需要接受预防性药物抗凝治疗。在计划椎管内操作之前,必须详细了解病人用药史。

椎管内感染是椎管内镇痛 / 麻醉的一种罕见但是严重的医源性并发症。硬膜外脓肿通常是由穿刺点皮肤污染引起的——在开始椎管内操作之前,需要进行彻底的皮肤消毒;特别是在产房,与手术室相比,这不是一个干净且无菌的环境。椎管内操作相关的脑膜炎几乎总是与无菌区受污染有关。例如在水性介质(如脑脊液)中繁殖的草绿色链球菌,可从操作者的口咽部传播到用于椎管内麻醉的针头、导管和药物上。

硬脊膜穿破后头痛是椎管内麻醉的并发症之一。年轻女性比其他病人群体面临更高的风险。用大口径硬膜外穿刺针误入蛛网膜可能会在产后引起头痛，影响母亲和新生儿关系的建立。

产科椎管内麻醉手术后的短期背痛可能是由于局部组织损伤引起的。虽然没有证据表明产科椎管内麻醉与长期的背痛有关，但是许多妇女在产后会出现背痛。

经验

- 术前超声辅助的椎管解剖识别对肥胖产妇的穿刺特别有帮助；然而，后复合体可能仍然难以识别。在正中横断面，从皮肤到横突的深度接近于体表到硬膜外间隙的深度。虽然准确识别病态肥胖女性的间隙可能非常困难，但总是可以识别棘突的尖端。典型的成人腰椎棘突的长度（从后到前）是3～3.5cm。通过将此值与超声测量的从皮肤到棘突尖端的距离相加，可以估计体表到硬膜外间隙的深度。最后，有一种超声辅助的棘旁入路，在正中横断面视角下，可以识别相邻棘突的高回声尖端并标记在皮肤上。针在棘突尖端外上方1cm处入针，使用经典的旁正中入路进入椎板间隙（针略微向头部倾斜5°～10°，向中线倾斜5°～10°，如果碰到骨质就调整进针方向）。

- 肥胖病人可能需要较长的针（10～13cm）才能到达椎管内，使用较大规格的针（例如24号腰麻针）可以缓解小针在前进时偏向一侧的情况。或者，可以考虑腰硬联合技术，因为较大口径的硬膜外穿刺针更容易通过脊柱韧带进入硬膜外间隙。

- 产妇可能很难保持静止的姿势，在疼痛的宫缩期间，病人可能会反射性地移动和旋转脊柱。如果腰麻针进针困难（例如，反复接触椎骨），重新评估体位可能会有帮助。此外，大多数病人能区分针头在矢状面的左右移动；当遇到困难时，询问病人以下问题可能会有所帮助："你感觉到这是在左侧、右侧，还是在中间？"评估肩部高度有助于确定轴向旋转（如果脊椎没有旋转，肩部应该是水平的）。与病人持续的、安慰性的交流是成功的关键。

- 使用腰硬联合技术时，当腰麻针完全穿过硬膜外针时，腰麻针尖必须超出硬膜外针尖12～17mm（图48-2），否则当硬膜外针尖位于硬膜外间隙时，腰麻针尖可能未到达蛛网膜下腔。127mm腰麻针通常与标准的90mm硬膜外穿刺针一起使用。然而，由于制造商在针配置上的差异，一些腰麻针和硬膜外针可能不适合腰硬联合麻醉；腰麻针尖穿过硬膜外针的部分可能不够长。也有一些制造商提供腰硬联合麻醉"套件"，其中腰麻和硬膜外的针被包装在一起。

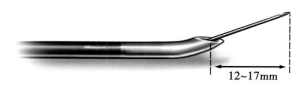

图 48-2　腰硬联合穿刺针套件。腰麻针伸出硬膜外针尖端12～17mm

- 若腰麻针穿过硬膜外针后不能刺穿蛛网膜，有图中所示的几个原因（图48-3）。如果医生非常确信硬膜外针尖位于硬膜外间隙，则可以选择放弃腰硬联合技术，继续进行硬膜外镇痛/麻醉。然而，在这种情况下，硬膜外麻醉更有可能失败，因为硬膜外针尖如果没有正确地放置在硬膜外间隙，或者它位于中线之外，会导致单侧麻醉。

- 在分娩过程中，特别是分娩后期，阻滞平面必须达到T10至骶骨水平以阻断分娩的疼痛。一般需要向硬膜外间隙注入大剂量局麻药或阿片类药物来阻滞疼痛。使用大容量低浓度局麻药（例如0.125%布比卡因）比小容量高浓度局麻药（例如0.25%布比卡因）的半数有效剂量（ED_{50}）低。

- 硬膜外麻醉比腰麻的阻滞"强度"要小。在对脏器进行操作时，尤其是在胎儿分娩后，比如产科医生在修复子宫和关腹时牵拉筋膜的过程中，病人经常会出现恶心和呕吐。

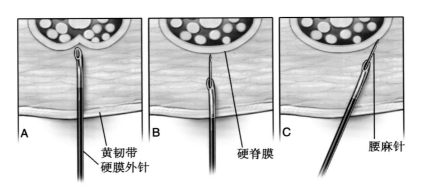

图 48-3　腰硬联合麻醉失败的原因：腰麻针未穿破蛛网膜。A. 腰麻针尖未超过硬膜外针尖，没有穿破硬脑膜。B. 腰麻针穿过硬膜外针的距离不够远，未能穿破蛛网膜。C. 硬膜外针在硬膜外隙倾斜，导致腰麻针偏向一侧

硬膜外阻滞的程度可以通过再次给药来加强"。在最初的局麻药注射后大约 20min，向硬膜外间隙注入额外剂量（初始剂量的 20%～25%），这是为了"加强"感觉/运动阻滞，而不是改善阻滞平面。另外，椎管内（或全身性）使用阿片类药物也可用于治疗脏器牵拉引起的恶心。用于此目的的阿片类药物可以治疗恶心和呕吐，而不是导致恶心和呕吐。

（张扬 译，夏苏云 校）

索 引

C

尺神经（ulnar nerve，UN） 74
充血性心力衰竭（congestive heart failure，CHF） 12
磁共振成像（magnetic resonance imaging，MRI） 10

D

低分子肝素（low-molecular-weight heparin，LMWH） 257
低共熔混合物局麻药（eutectic mixture of local anesthetics，EMLA） 7

F

分布容积（volume of distribution，VD） 7
腹横肌平面（transversus abdominis plane，TAP） 219，220，221
腹横筋膜（transversalis fascia，TF） 224

G

高级心脏生命支持（advanced cardiac life support，ACLS） 6
股外侧皮神经（lateral femoral cutaneous nerve，LFCN） 127

J

肌皮神经（musculocutaneous nerve，MCN） 74
肩胛上神经（suprascapular nerve，SSN） 53
局部麻醉药（local anesthetic，LA） 2
局麻药全身毒性（local anesthetic systemic toxicity，LAST） 6

M

慢性阻塞性肺疾病（chronic obstructive pulmonary disease，COPD） 75

N

脑脊液（cerebrospinal fluid，CSF） 237

P

平面内技术（in-plane technique，IP） 22
平面外技术（out-of-plane technique，OP） 22

Q

髂后上棘（posterosuperior iliac spines，PSIS） 266
髂筋膜阻滞（fascia iliaca compartmental block，FICB） 123
髂前上棘（anterior superior iliac spine，ASIS） 124，127，269

R

桡神经（radial nerve，RN） 74

S

时间增益补偿（time gain compensation，TGC） 20
竖脊肌平面阻滞（erector spinae plane block，ESPB） 210

T

"推、拉、捏、捏"（push，pull，pinch，pinch，4P） 29

X

星状神经节阻滞（stellate ganglion block，SGB） 169

48